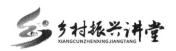

HEALTH
MANAGEMENT
FOR
THE
ELDERLY

老年健康管理

王小同　诸葛毅　俎德玲◎主编

U0221356

ZHEJIANG UNIVERSITY PRESS
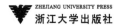
浙江大学出版社

图书在版编目（CIP）数据

老年健康管理 / 王小同，诸葛毅，俎德玲主编. —杭州 ：
浙江大学出版社，2021.7(2021.12重印)

ISBN 978-7-308-21480-3

Ⅰ．①老… Ⅱ．①王… ②诸… ③俎… Ⅲ．①老年人
－保健 Ⅳ．①R161.7

中国版本图书馆CIP数据核字(2021)第113595号

老年健康管理

主编 王小同 诸葛毅 俎德玲

策划编辑	张 鸽	
责任编辑	金 蕾	
责任校对	沈炜玲	
封面设计	雷建军	
出版发行	浙江大学出版社	
	（杭州市天目山路148号 邮政编码310007）	
	（网址:http://www.zjupress.com）	
排 版	杭州朝曦图文设计有限公司	
印 刷	广东虎彩云印刷有限公司绍兴分公司	
开 本	710mm×1000mm 1/16	
印 张	21.5	
字 数	400千	
版 印 次	2021年7月第1版 2021年12月第2次印刷	
书 号	ISBN 978-7-308-21480-3	
定 价	108.00元	

《老年健康管理》
主编简介

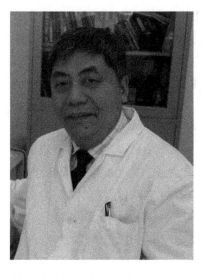

王小同，主任医师、二级教授，编审，硕士研究生导师、国内访问学者导师。1982年毕业于温州医学院（现为温州医科大学）。先后担任温州医科大学附属第二医院神经科主任、康复科主任；温州医科大学第二临床医学院神经精神病学教研室主任、医学心理学教研室主任；温州医科大学期刊社社长，康复系主任。中华医学会物理医学与康复学分会委员，浙江省康复医学会理事会副会长，浙江省医学会神经病学分会副主任委员，浙江省卫生厅医学重点学科康复医学学科带头人，浙江省教育厅重点学科神经病学后备学科带头人。《温州医科大学学报》副主编，《中华神经科杂志》《中国脑血管病杂志》等杂志编委。主持浙江省自然科学基金项目1项。获浙江省科学技术进步奖二等奖1项。发表论文160多篇。主编出版著作多部。第十一届全国人大代表，浙江省首届师德标兵。

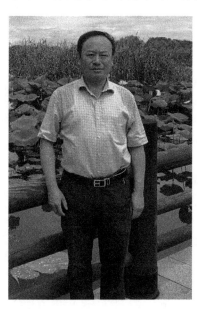

诸葛毅，二级教授、主任医师，医学硕士，硕士研究生导师、国内访问学者导师。1982年毕业于温州医学院（现为温州医科大学），长期从事医学教育、临床医学工作与研究。先后被评为浙江省高校教学名师，浙江省优秀科技特派员，获得全国五一劳动奖章。

主编出版《慢性阻塞性肺疾病社区管理实务》《健康评估》等著作10多部。负责浙江省高等学校精品慕课"健康评估"和普通慕课"失能老年人护理"。主持、参加省、市厅级科技计划项目40多项。主持和参加的项目获省、市级奖项共20余项，获国家授权专利4项。在科技期刊上发表论文200余篇，其中核心期刊70多篇，SCI收录1篇，发表的论文已被其他文献引用650多次。

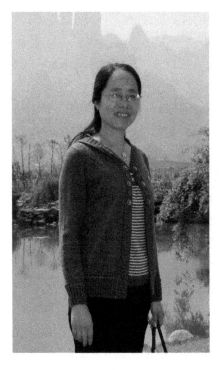

俎德玲，主任医师（专业技术二级），兼职教授，1982年毕业温州医学院（现为温州医科大学），长期从事临床医学工作，担任过衢州市中心医院心内科主任兼内科片区主任，连任多届衢州市名医，曾任中华医学会浙江省心血管病学分会委员，浙江省医师协会心血管病学分会常务委员，浙江省生物医学工程学会心律专业委员会委员，衢州市心血管病学分会主委。先后主持、参加省科技厅计划项目、衢州市科技项目等10多项，在学术期刊共发表论文140多篇，SCI收录1篇，主编出版学术著作2部。主持和参加完成的项目获省、市科技奖多项，获国家授权专利3项。先后被评为衢州市拔尖人才、浙江省优秀医生、浙江省优秀科技工作者、全国卫生系统先进工作者。

《老年健康管理》
编委会

主编：

王小同，温州医科大学，二级教授、主任医师、编审

诸葛毅，衢州职业技术学院，二级教授、主任医师

俎德玲，衢州市人民医院，主任医师（正高二级）、教授

副主编：

卢晓文，衢州学院，教授

何冬娟，衢州市人民医院，主任医师

吴国伟，开化县中医院，主任中医师

编委会成员（按姓氏笔画排序）：

王小同，温州医科大学，二级教授、主任医师、编审

王思思，浙江舟山群岛新区旅游与健康职业学院，讲师

毛圣力，衢州学院，讲师

毛春英，衢州市人民医院营养中心，主任营养师

卢晓文，衢州学院，教授

吕德钊，温州医科大学附属第二医院，主治医师

杨　健，衢州市第三医院老年科，主任护师

吴国伟，开化县中医院，主任中医师

何冬娟，衢州市人民医院，主任医师

汪新华，开化县音坑乡卫生院，副主任医师

胡晓晓，温州医科大学附属第二医院，主治医师

俎德玲，衢州市人民医院，主任医师（正高二级）、教授

徐文君，开化县中医院，主任中医师

诸葛毅，衢州职业技术学院，二级教授、主任医师

覃　琴，衢州职业技术学院，讲师

《老年健康管理》联合编写单位：

温州医科大学

衢州职业技术学院

衢州学院

衢州市人民医院

衢州市第三医院

浙江舟山群岛新区旅游与健康职业学院

开化县中医院

开化县音坑乡卫生院

前　言

对健康人群、亚健康人群、疾病人群的健康危险因素检测、分析、评估和干预的全面管理的过程，称之为健康管理。我国人口众多，老年人口基数大，目前已超过2亿人，老年健康管理成为社会重大需求，也是重大的公共卫生问题。

面临老龄化社会挑战，医务人员任重道远。《老年健康管理》是医学、康复、中医、护理、营养、社区卫生和管理等领域专家多年来工作经验的总结。本书以老年健康需求为导向，梳理现有文献资料，聚焦当前老年人的主要健康问题和影响因素，围绕疾病预防和健康促进两大核心，结合老年健康管理相关基础理论，对老年健康管理知识作了较为全面的论述，努力体现现实性、普适性、针对性、可操作性和推广性的特点，形成系统化的老年健康管理知识体系。全书分十六章，深入浅出地阐述了健康管理新理念和定义，健康管理的基本流程，老年健康管理技术，老年人健康的自我管理和社区管理，老年营养与膳食管理，运动与健康，心理与健康，社会适应能力与健康，健康环境促进，老年人亚健康的管理，休闲运动与旅游保健，健康生活方式，常见慢性病管理，中医养生，老年康复医学基础知识，传统健身体育项目，健康管理的职业技能等相关内容。

编者大多来自本科与大专院校、三甲医院、中医院、社区医院等医疗教学单位。这些专家和中青年技术骨干，分别从事于神经病学、老年医学、康复医学、中医学、临床护理、老年护理、临床营养、社区卫生服务等，有着丰富的临床、教学和科研经验。

该书注重理论联系实际，可作为专业教师、医学专业、中医学、预防医学、社区护理专业、健康管理专业、临床工作者、社区卫生服务工作的工具书，相关专业的本科生、专科生的参考书，社区健康教育的教材，城乡居民读物和科普读本。该书可应用于社会培训、老年大学、乡村振兴讲堂、城乡居民的老年健康教育。该书出版，有助于促进老年人健康，提高其生活质量。

该书的编写和出版得到了各编写单位的大力支持，得到了浙江大学出版社的大力支持，在此一并表示衷心感谢。

期待着读者通过阅读本书，能够系统掌握老年健康管理的知识体系，达到提高老年人健康水平和促进老年健康产业发展的目的。

限于作者学识、能力和时间等因素，本书难免存在不足之处，恳请读者在使用中批评指正，以期再版时改进。

编者

2021年2月

目 录

第一章

健康管理概论

随着社会文明的进步,人们对自身健康日益关注。近年来,我国政府颁发《关于实施健康中国行动的意见》(国发〔2019〕13号)、《健康中国行动组织实施和考核方案》(国办发〔2019〕32号)、《健康中国行动(2019—2030年)》等文件,成立了健康中国行动推进委员会,从国家战略高度关注全民健康问题。

健康中国行动聚焦当前的主要健康问题和影响因素,围绕疾病预防和健康促进两大核心,将开展15个重大专项行动,努力使群众不生病、少生病,特别是针对心脑血管疾病、癌症、慢性呼吸系统疾病、糖尿病四类重大慢性病的突出问题进行重点干预。健康管理从影响健康因素入手,通过健康促进手段,即自我健康管理、合理膳食、科学锻炼、良好的生活方式等,提高健康水平。

第一节 健康管理新理念

一、健康管理的定义

健康管理是一门综合的新兴学科。健康管理是对健康危险因素进行检测、分析、评估和干预的全面管理的过程。其宗旨是调动个人及群体的积极性,从医疗转为预防,不断提高个人的自我健康管理意识,有效利用有限资源,达到最佳健康效果。健康管理,在个人健康档案基础上,综合现代生物医学、营养学和信息化管理等学科,整合医疗、保健、保险机构等资源,提供系统、连续的个性化健康医疗保健服务。专业的健康管理组织,包括健康管理中心、体检中心、体检医院等,对个人和群体的健康状况、生活方式以及居住环境进行评估,为其提供有针对性的健康指导和干预,促使个人和群体采取有效行动,改善健康。

健康管理主要目标:①完善健康和福利;②减少健康的危险因素;③预防高危

人群患病;④提高疾病早期诊断;⑤提高临床疗效;⑥避免并发症发生;⑦减少或杜绝无效或不必要的医疗服务;⑧对疾病结局做出评估,并提供持续的评估和改进策略。

20世纪80年代,健康管理从美国兴起。1994年,我国出版的《健康医学》将"健康管理"作为完整的章节,比较系统地阐述了健康管理的概念、分类和具体实施方法等。自2000年以来,我国健康体检兴起。2003年以后,健康管理及相关服务机构明显增多,健康服务成为新兴产业。2005年,中华医学会健康管理分会成立;2007年,《中华健康管理学杂志》创刊,为学术交流和学科的发展奠定了基础。2011年,郭清教授主编的《健康管理学概论》,系统而完整地介绍了健康管理学的理论、技能和实践。

维护和促进国民健康是事关我国能否可持续发展的大事,通过健康管理来调动全社会的积极性,整合体制内和体制外的资源,全面促进国民的健康。健康促进和健康管理,两者相辅相成,缺一不可。

二、健康管理的新理念

(一)健康管理的新理念概述

健康管理是对健康危险因素进行全面管理的过程,其新理念是变被动管理为主动管理,并帮助人们科学地恢复健康、维护健康、促进健康,达到节约医疗支出、维护健康的目的。健康管理是在健康管理医学理论指导下的医学服务,其宗旨是有效地利用有限的资源来达到最大程度的健康效果。健康管理的具体做法是提供有针对性的科学健康信息并创造条件来采取行动进而改善健康,重点是慢性非传染性疾病的健康管理。

面向21世纪,WHO针对全人类的健康问题提出了响亮的口号:"健康新地平线,从理想到实践。"它要求卫生工作由传统的以疾病治疗为中心转移到以人为中心、以健康为中心、以人类发展为中心上来,其核心概念是维护健康和促进健康。

健康管理的特点是标准化、量化、个体化和系统化。健康管理的具体内容及工作流程,必须根据循证医学和学术界公认的预防及控制指南等来确定和实施。健康评估和干预的结果既要满足个体和群体的健康需求,又要注重服务的可重复性和有效性,强调多平台、多学科的合作服务。

在保证人人享有健康的前提下,如何有效使用现有的医药卫生资源来满足我国2.49亿老年人的医疗和健康需求,这是一个重大挑战。WHO关于健康长寿"遗传占15%,社会因素占10%,医疗条件占8%,气候条件占7%,而60%取决于自己"的观点,可以得出每个人的生命掌握在自己的手中。时下全球兴起的第四医学

(健康保健医学)，有别于第一医学(临床医学)、第二医学(预防医学)、第三医学(康复医学)，它不再仅仅以疾病、患者为对象，以达到消除疾病、挽救生命为目的，而是强调健康维护、健康管理，以提高生命质量、生活质量为目的，建立一套人性化的健康计划，达到健身祛病、推迟衰老、延年益寿的理想目标。健康管理不仅涵盖了医学的全部内容，而且把重点放在第四医学上。

(二)实施健康管理服务的策略

1.倡导健康管理

生活水平不断提高的同时，人们对健康的需求日益增加。人的寿命是由多种因素造成的，如遗传、环境、生物因素、生活行为习惯等。在这些综合因素里面加入管理因素，即通过健康管理，学习自我管理，当出现疾病风险时有效干预，从而提高健康水平。

2.多途径、多形式开展健康管理服务

我国的健康管理学科体系与相关技术方法还不够完善，完整的健康管理医学服务模式还没有形成。目前，国内主要有三类健康管理机构：三级甲等公立医院的体检中心；其体检中心设立的健康管理中心；民营投资的体检中心、健康管理中心。

3.努力培育健康文化

具有不良生活方式的人，在没有经历病痛之前，往往体会不到健康的重要性，从而不愿意改变生活方式。如果这个人处在一个具有健康管理文化的人群中，就会受到影响，可能会改变其不良的生活方式。

三、健康管理的意义和价值

健康管理作为一种新兴的卫生服务模式，尽管还处于起步发展阶段，但在普及健康知识、深化医疗体制改革方面，有着举足轻重的作用，将成为我国应对慢性病患病率上升和医疗费用增长的重要举措。

如今，越来越多的人不再满足"无病"状态，而是追求更高的生活质量、更健康、更长寿，人们比以往更倾向于投资健康。人们的健康状况与个人对健康的认识、周围环境、医疗保健、个人的生物学因素和生活方式以及自我保健有着密切的关系。其中，生活方式是由我们自己掌控的。我们能够调整不良生活方式，采取保健措施，达到最大限度地促进自身健康的目的。

生活方式包括饮食结构、工作、睡眠、运动、文化娱乐、社会交往等诸多方面。压力过大可以造成精神紧张；不良的生活习惯，如过多的应酬、吸烟、过量饮酒、缺乏运动、过度劳累等，都是危害人体健康的不良因素。例如，对于长期从事办公室工作的人来说，长时间坐位、运动不足、长期使用计算机等，可以会导致颈和腰肌劳

损、颈椎病、腰椎间盘突出、便秘、痔疮、皮肤损害等。

健康管理运用信息和医疗技术,在健康保健、医疗的科学基础上,形成完善、周密和个性化的服务程序,帮助健康人群及亚健康人群养成良好的生活方式,降低患病风险,远离疾病;而一旦出现症状,则安排就医,达到维护健康、促进健康的目的。

健康管理在发达国家已形成较完整的服务体系。它将"医院—医生—保险公司"等医疗机构组成医疗资源网络,健康管理组织为医院、医生等医疗提供者支付一定的酬金,而医疗收费标准比平常至少低20%;同时,通过庞大用户群来保证患者的数量与相对固定,以及医疗资源优化组合而得到补偿。因节省医疗费用,吸引用户加入健康管理组织。健康管理组织要求用户选择初级保健医生;用户需要享受专业服务,必须经初级保健医生的同意并推荐。

经过20年研究,美国专家指出:90%的个人和企业通过健康管理后,医疗费用降到原来的10%;而10%的个人和企业未做健康管理,其医疗费用比原来上升90%。

在美国,通过近几十年的健康管理系统实践,不良生活方式导致的慢性病数量已明显下降,近年来的医疗费用增长率下降到5%左右,基本实现医疗开支与GDP的增长持平。而在我国,自1994年至2000年,医疗费用年平均增长为24%;在2000年至2010年期间,这一数字也始终高于GDP的增长速度。

国内外研究数据发现,健康管理投入1元资金,在减少医疗费用和获得劳动生产率提高的回报上,实际效益可达到投入的8倍。美国马萨诸塞州自2006年将戒烟药纳入医疗保险范畴以后,2年当中戒烟成功者达到26%,医疗费用明显下降,心肌梗死住院患者减少38%,因哮喘于急诊和门诊就诊者减少17%,医疗保险完全覆盖戒烟药物可降低因心脏病发作需住院的次数,净节省1000万美元。心血管病预防的一个重要方面就是糖尿病的筛查和早期干预,包括行为改变和药物治疗。美国糖尿病预防计划表明,生活方式改善可使糖尿病发病率降低58%,二甲双胍治疗可使其危险性降低31%。

由此可见,健康管理不仅是一个概念,也是一种方法,更是一套完善、周密的服务程序,可维护健康、促进健康,节约开支,降低医疗支出。

第二节　健康中国行动

人民健康是民族昌盛和国家富强的重要标志。党的十八大以来,我国卫生健康事业取得新的显著成绩,医疗卫生服务水平大幅提高,居民主要健康指标总体优于中高收入国家平均水平。随着工业化、城镇化、人口老龄化发展及生态环境、生活行为方式变化,慢性病已成为居民的主要死亡原因和疾病负担。心脑血管病、癌症、慢性呼吸系统疾病、糖尿病等慢性病导致的负担占总疾病负担的70%以上,成为制约健康预期寿命提高的重要因素。同时,新型冠状病毒肺炎、结核、艾滋病等重大传染病防控形势仍然严峻,精神卫生、职业健康、地方病等问题不容忽视,重大安全生产事故和交通事故时有发生。党的十九大作出了实施健康中国战略的重大决策部署,充分体现了维护人民健康的坚定决心。《健康中国行动(2019—2030年)》方案,为积极应对当前突出健康问题,实施关口前移,采取有效干预措施,努力使群众不生病、少生病,提高生活质量,延长健康寿命。该方案以较低成本取得较高健康绩效的有效策略,是解决当前健康问题的现实途径,是落实健康中国战略的重要举措。

一、健康中国行动的指导思想

以习近平新时代中国特色社会主义思想为指导,全面贯彻党的十九大和十九届二中、十九届三中全会精神,认真落实党中央、国务院决策部署,坚持以人民为中心的发展思想,牢固树立"大卫生、大健康"理念,坚持预防为主、防治结合的原则,以基层为重点,以改革创新为动力,中西医并重,把健康融入所有政策。针对重大疾病和一些突出问题,聚焦重点人群,实施一批重大行动,政府、社会、个人协同推进。建立健全健康教育体系,引导群众建立正确健康观,形成有利于健康的生活方式、生态环境和社会环境,促进以治病为中心向以健康为中心转变,提高人民健康水平。

二、健康中国行动的总体目标

(一)近期目标

到2022年,覆盖经济社会各相关领域的健康促进政策体系基本建立,全民健康素养水平稳步提高,健康生活方式加快推广,心脑血管疾病、癌症、慢性呼吸系统疾病、糖尿病等重大慢性病发病率上升趋势得到遏制,重点传染病、严重精神障碍、地方病、职业病得到有效防控,致残和死亡风险逐步降低,重点人群健康状况显著改善。

(二)中期目标

到2030年,全民健康素养水平大幅提升,健康生活方式基本普及,居民主要健康影响因素得到有效控制,因重大慢性病导致的过早死亡率明显降低,人均健康预期寿命得到较大提高,居民主要健康指标水平进入高收入国家行列,健康公平基本实现,实现《"健康中国2030"规划纲要》有关目标。

三、健康中国行动的基本路径

(一)普及健康知识

把提升健康素养作为增进全民健康的前提,根据不同人群特点有针对性地加强健康教育与促进,让健康知识、行为和技能成为全民普遍具备的素质和能力,实现健康素养人人有。

(二)参与健康行动

倡导每个人是自己健康第一责任人的理念,激发居民热爱健康、追求健康的热情,养成符合自身和家庭特点的健康生活方式,合理膳食、科学运动、戒烟限酒、心理平衡,实现健康生活少生病。

(三)提供健康服务

推动健康服务供给侧结构性改革,完善防治策略、制度安排和保障政策,加强医疗保障政策与公共卫生政策衔接,提供系统连续的预防、治疗、康复、健康促进一体化服务,提升健康服务的公平性、可及性、有效性,实现早诊、早治、早康复。

(四)延长健康预期寿命

强化跨部门协作,鼓励和引导单位、社区、家庭、居民个人行动起来,对主要健康问题及影响因素采取有效干预,形成政府积极主导、社会广泛参与、个人自主自律的良好局面,持续提高健康预期寿命。

四、老年健康促进行动

我国是世界上老年人口最多的国家。截至2018年底,我国60岁及以上老年人口约2.49亿人,占总人口的17.9%;65岁及以上人口约1.67亿人,占总人口的11.9%。我国老年人整体健康状况不容乐观,近1.8亿人患有慢性病,患有一种及以上慢性病的比例高达75%。部分失能、完全失能老年人约4000万人。开展老年健康促进行动,对于提高老年人的健康水平和生活质量,实现健康老龄化具有重要意义。

(一)老年健康促进的行动目标

到2022年和2030年,65~74岁老年人失能发生率有所下降;65岁及以上人群痴呆患病率增速下降;二级以上综合性医院设老年医学科比例分别达到50%及以上和90%及以上;三级中医医院设置康复科比例分别达到75%和90%;养老机构为入住老年人提供医疗卫生服务比例、医疗机构为老年人提供挂号就医等便利服务绿色通道比例分别均达到100%;加强社区日间照料中心等社区养老机构建设,为居家养老提供依托;逐步建立支持家庭养老的政策体系,支持成年子女和老年父母共同生活,推动夯实居家社区养老服务基础。提倡老年人知晓健康核心信息;老年人参加定期体检,经常监测呼吸、脉搏、血压、大小便情况,接受家庭医生团队的健康指导;鼓励和支持老年大学、老年活动中心、基层老年协会、有资质的社会组织等为老年人组织开展健康活动;鼓励和支持社会力量参与、兴办居家养老服务机构。

(二)个人和家庭达标

1.改善营养状况

主动学习老年人膳食知识,精心设计食谱,选择营养食品,保证充足的食物摄入量,足量的鱼、虾、瘦肉、鸡蛋、牛奶、大豆及豆制品,多晒太阳,适量运动,有意识地预防营养缺乏,延缓肌肉衰减和骨质疏松。老年人的体重指数在全人群正常值偏高的一侧为宜,消瘦的老年人可采用多种方法增加食欲和进食量,吃好三餐,合理加餐。消化能力明显降低的老年人宜制作细软食物,少量多餐。

2.加强体育锻炼

选择与自身体质和健康状况相适应的运动方式,量力而行地进行体育锻炼。在重视有氧运动的同时,重视肌肉力量练习和柔韧性锻炼与平衡能力锻炼,强健骨骼肌肉系统,预防跌倒。参加运动期间,建议根据身体健康状况,及时调整运动量。

3.参加定期体检

经常监测呼吸、脉搏、血压、大小便情况,发现异常情况后及时做好记录,必要时就诊。积极配合家庭医生团队完成健康状况评估、体格检查、辅助检查,了解自身脑、心、肺、胃、肝、肾等主要器官的功能情况,接受家庭医生团队的健康指导。

4.做好慢病管理

患有慢性病的老年人应树立战胜疾病的信心,配合医生积极治疗,主动向医生咨询慢性病自我管理的知识、技能,并在医生指导下,做好自我管理,延缓病情进展,减少并发症,学习并运用老年人中医饮食调养,提高生活质量。

5.促进精神健康

了解老年是生命的一个过程,坦然面对老年生活身体和环境的变化。多运动、多用脑、多参与社会交往,通过健康的生活方式延缓衰老、预防精神障碍和心理行为问题。老年人及其家属要了解痴呆等疾病的有关知识,发现可疑症状后及时到专业机构检查,做到早发现、早诊断、早治疗。一旦确诊老年人患有精神疾病,家属应注重对患者的关爱和照护,帮助患者积极遵循治疗、训练方案。对认知退化严重的老年人,要照顾好其饮食起居,防止走失。

6.注意安全用药

老年人共病发病率高,而且药物代谢、转化、排泄能力下降,容易发生药物不良反应。生病要及时就医,在医生指导下用药。主动监测用药情况,记录用药后的主观感受和不良反应,复诊时及时向医生反馈。

7.注重家庭支持

提倡家庭成员学习了解老年人健康维护的相关知识和技能,照顾好其饮食起居,关心和了解老年人心理、身体和行为变化情况,及早发现异常情况,及时安排就诊。要保证家居环境中有足够的照明亮度;地面采取防滑措施,保持干燥。在水池旁、马桶旁、浴室安装扶手,预防老年人跌倒。

(三)社会达标

1.形成尊老爱老的社会氛围

全社会进一步关注和关爱老年人,构建尊老爱幼的社区环境,鼓励老年大学、老年活动中心、基层老年协会、有资质的社会组织等宣传心理健康知识,组织开展有益身心的活动;培训专兼职社会工作者和心理工作者。引入社会力量,为有需要的老年人提供心理辅导、情绪疏解、悲伤抚慰等心理健康服务。

2.加强社会支持

支持社会组织为居家、社区、机构的失能、部分失能老年人提供照护和精神慰藉服务。鼓励和支持社会力量参与、开展居家养老服务。

3.研发老年保健产品

鼓励和支持科研机构与高新技术企业深度合作,充分运用互联网、物联网、大数据等信息技术手段,开展大型队列研究,研究判定与预测老年健康的指标、标准与方法,研发可穿戴老年人健康支持技术和设备。

4.健康服务的多样化

鼓励健康服务相关企业结合老年人身心特点,大力开展健康养生、健康体检、咨询管理、体质测定、体育健身、运动康复、健康旅游等多样化服务。

(四)政府达标

1.开展老年健身、老年保健、老年疾病防治与康复等内容的教育活动

积极宣传适宜老年人的中医养生保健方法。加强老年人自救互救卫生应急技能训练。推广老年期常见疾病的防治适宜技术,开展预防老年人跌倒等干预和健康指导。

2.实施老年人心理健康预防和干预计划

为贫困、空巢、失能、失智、"失独"和高龄独居老年人提供日常关怀和心理支持服务。加强对老年严重精神障碍患者的社区管理和康复治疗,鼓励老年人积极参与社会活动,促进老年人心理健康。

3.建立和完善老年健康服务体系

优化老年医疗卫生资源配置,鼓励以城市二级医院转型、新建等多种方式,合理布局,积极发展老年医院、康复医院、护理院等医疗机构。推动二级以上综合医院开设老年医学科,增加老年病床位数量,提高老年人医疗卫生服务的可及性。

4.强化基层医疗卫生服务网络功能

发挥家庭医生(团队)作用,为老年人提供综合、连续、协同、规范的基本医疗和公共卫生服务。为65岁及以上老年人免费建立健康档案,每年免费提供健康体检。为老年人提供家庭医生签约服务。研究制订上门巡诊、家庭病床的服务标准和操作规范。

5.扩大中医药健康管理服务项目的覆盖广度和服务深度

根据老年人不同体质和健康状态提供更多中医养生保健、疾病防治等健康指导。推动中医医院与老年护理院、康复疗养机构等开展合作,推动二级以上中医医院开设老年医学科,增加老年服务资源,提供老年健康服务。

6.完善医养结合政策

推进医疗卫生与养老服务融合发展,推动发展中医药特色医养结合服务。鼓励养老机构与周边的医疗卫生机构开展多种形式的合作,推动医疗卫生服务延伸至社区、家庭。支持社会力量开办非营利性医养结合服务机构。

7.全面推进老年医学学科基础研究

提高我国老年医学的科研水平。推行多学科协作诊疗,重视老年综合征和老年综合评估。大力推进老年医学研究中心及创新基地建设,促进医研企共同开展创新性和集成性研究,打造高水平的技术创新与成果转化基地。

8.支持高等院校和职业院校开设老年医学相关专业或课程

以老年医学、康复、护理、营养、心理和社会工作等为重点,加快培养适应现代老年医学理念的复合型多层次人才。将老年医学、康复、护理人才作为急需紧缺人才纳入卫生人员培训规划,加强专业技能培训。

9.加快提出推开长期护理保险制度试点的指导意见

抓紧研究完善照护服务标准体系,建立健全长期照护等级认定标准、项目内涵、服务标准以及质量评价等行业规范和体制机制。

10.逐步建立完善支持家庭养老的政策体系

支持成年子女与老年父母共同生活。从老年人实际需求出发,强化家庭养老功能,从社区层面整合资源,加强社区日间照料中心等居家养老服务机构、场所和相关服务队伍建设,鼓励为老年人提供上门服务,为居家养老提供依托。弘扬敬老、养老、助老的社会风尚。

11.优化老年人住、行、医、养等环境

营造安全、便利、舒适、无障碍的老年宜居环境。推进老年人社区和居家适老

化改造,支持适老住宅建设。

12.鼓励专业技术领域人才延长工作年限

各地制订老年人力资源开发利用专项规划,鼓励引导老年人为社会做更多贡献。发挥老年人优良品行传帮带作用,支持老党员、老专家、老军人、老劳模和老干部开展关心教育下一代活动。鼓励老年人参加志愿服务,繁荣文化,做到"老有所为","老有所乐"。

 五、健康中国行动中的其他重要行动简介

有健康知识普及行动、合理膳食行动、全民健身行动、控烟行动、心理健康促进行动、健康环境促进行动、妇幼健康促进行动、中小学健康促进行动、职业健康保护行动、心脑血管疾病防治行动、癌症防治行动、慢性呼吸系统疾病防治行动、糖尿病防治行动、传染病及地方病防控行动。

 六、健康中国行动的保障措施

(一)加强组织领导

健康中国行动推进委员会负责《健康中国行动》的组织实施,统筹政府、社会、个人参与健康中国行动,协调全局性工作,指导各地根据本地实际情况,研究制订具体行动方案,研究确定年度工作重点并协调落实,组织开展行动监测评估和考核评价,下设的专项行动工作组负责推动落实有关任务。各相关部门通力合作、各负其责。各省(区、市)要将落实本行动纳入重要议事日程,健全领导体制和工作机制,针对本地区威胁居民健康的主要健康问题,研究制订具体行动方案,分阶段、分步骤组织实施,确保各项工作目标如期实现。推动将健康融入所有政策,巩固提升创建卫生城镇成果,推进健康城市、健康村镇建设,并建成一批示范市(乡村),开展全民运动健身模范市(县)评选,有效整合资源,形成工作合力,确保行动实效。

(二)开展监测评估

监测评估工作由健康中国行动推进委员会统筹领导,各专项行动工作组负责具体组织实施。在其领导下,各专项行动工作组围绕行动提出的目标指标和行动举措,健全指标体系,制订监测评估工作方案。

(三)建立绩效考核评价机制

把《健康中国行动》实施情况作为健康中国建设国家总体考核评价的重要内容,强化各地党委、政府和各有关部门的责任。建立督导制度,制订考核评价办法,建立考核问责机制。充分调动社会组织、企业的积极性,发挥行业协(学)会作用,做好专项调查,探索建立第三方考核评价机制。

（四）健全支撑体系

在健康中国行动推进委员会的领导下,从相关领域遴选专家,成立国家专家咨询委员会,各省(区、市)成立省级专家咨询委员会,为行动实施提供技术支撑,及时提出行动调整建议,并完善相关指南和技术规范。建全医疗保障制度,治疗方案标准、评估指标体系,鼓励医疗机构做好健康管理。促进"互联网+医疗健康"发展,创新服务模式。加大政府投入力度,强化支持引导,确保行动落实到位。依托社会力量依法成立健康中国行动基金会,为行动重点工作实施提供支持。鼓励金融机构创新产品和服务,推动形成资金来源多元化的保障机制。针对行动实施中的关键技术,结合国家科技重大专项、重点研发计划,加强科技攻关,对各项行动给予支持;同步开展卫生技术评估,不断增强行动的科学性、有效性和经济性。完善相关法律法规体系,以法治保障健康中国建设任务落实和目标实现。

（五）加强宣传引导

设立健康中国行动专题网站,大力宣传实施行动、促进全民健康的重大意义、目标任务和重大举措。设立健康形象大使,评选一批"健康达人",发挥形象大使和"健康达人"的示范引领作用。加强正面宣传、科学引导和典型报道,增强社会的普遍认知,营造良好的社会氛围。高度重视医疗卫生机构和医务人员在行动实施中的重要作用,完善培养培训、服务标准、绩效考核等制度,鼓励引导广大医务人员践行"大卫生、大健康"理念,做好健康促进与教育工作。

第三节 健康管理的基本流程

一、健康体检

以个人或人群的健康需求为基础,按照"早发现、早诊断、早干预"的原则来选定体格检查的项目,检查的结果对后期的健康干预有明确的指导意义。

二、健康评估

通过分析个人健康史、家族史、生活方式、精神状况等方面的资料,为服务对象进行一系列的评估,其中包括反映各项检查指标状况的个人健康体检报告、个人总体健康报告、精神压力报告、心理健康报告等。

三、个人健康管理咨询

完成上述两个流程以后,个人可以得到不同层次的健康咨询服务。个人可以去健康咨询中心,也可以由健康管理师通过电话、邮件、上门等方式进行沟通交流。内容主要包括:解释个人健康信息、健康评估结果及其对健康的影响,制订个人健康管理计划,提供健康指导,制订随访跟踪计划等。

 ### 四、个人健康管理后续服务

服务的内容主要取决于被服务者的情况以及资源的多少,可以根据个人或人群的需求提供不同的服务。后续服务的形式可以是通过互联网查询个人健康信息和接受健康指导,定期寄送健康管理通讯和健康提示,以及提供个性化的健康改善行动计划。监督随访是后续服务的一个常用手段。

 ### 五、专项的健康及疾病管理服务

除了常规的健康管理服务以外,还可以为个体或群体提供专项的健康管理服务,这些服务的设计通常会按患者及健康人来划分。对已有慢性病的个体,选择针对特定疾病或疾病危险因素的服务,如糖尿病的管理、心血管疾病及相关危险因素的管理,包括戒烟、运动、营养及饮食咨询等。对没有慢性病的个体,可选择的服务也很多,如个人健康教育、生活方式改善咨询、疾病高危人群的教育及维护项目等。

第四节　四级预防健康管理

新中国成立后,"预防为主"方针为新中国卫生工作指明了方向,要求全体医疗卫生工作者不但要勤勤恳恳地为人民治好病,而且要发动群众主动地与疾病作斗争。这种主动的斗争就是预防。所以,治疗与预防兼顾,以预防为主的方针,是根据为人民服务这一出发点而提出的。中国在20世纪50年代至60年代初期,在卫生工作上取得了举世瞩目的成就,其重要原因之一正是执行了"预防为主"的方针。

 ### 一、传统三级预防

传统上,疾病预防分为三级预防:一级预防是指针对疾病病因所采取的措施,即病因预防;二级预防指在疾病的临床前期做好早期发现、早期诊断、早期治疗,从而控制疾病的发展和恶化,即三早预防;三级预防是指对已患疾病的人,采取及时有效的治疗措施,防止病情恶化,预防并发症和伤残,促进功能恢复,提高生存质量,延长寿命,降低病死率。

二、零级预防

美国学者 Strasser 于 1978 年提出了零级预防的概念,它是指通过全人群健康干预,全面预防疾病危险因素在整个社会流行,从而提高人群的健康水平。而"零级预防"的概念在我国刚提出不久,我国流行病学专家曾光于 2008 年提出要建立"零级预防"的概念,把公共卫生的堤坝前移,要避免像 SARS 样的危机重演,各级政府必须做好"零级预防",将传统的预防疾病发生的三级预防更加提前。比如,吸烟可能导致慢性支气管炎、心脑血管疾病、癌症等疾病,如果按传统的"三级预防"观点,要减少因为烟草引发的疾病,一级预防是控制危险因素,就是要老百姓自己加强预防,拒绝烟草;而现在提出的所谓"零级预防",则需要政府做好预防工作,通过提高烟草税等办法,控制烟草的消费。再以心血管病为例,儿童期和青春期的主要心血管危险因素水平与成年后具有显著预后意义的动脉粥样硬化的早期指标颈动脉内中膜厚度有关,而青春期存在多种危险因素(包括低密度脂蛋白升高、体重指数增加、吸烟和收缩压升高)者成年后颈动脉内中膜厚度增加。目前,美国已经有多个有关在儿童和青少年时期进行零级和一级预防的指南发布,强调树立健康生活方式是零级和一级预防的基石,其最终目标是将促进心血管健康从儿童和青少年做起并贯穿于整个生命过程的始终,从而降低心血管病的风险及由此带来的经济和社会负担。

三、四级预防

四级预防贯穿了疾病的零级、一级、二级、三级预防,侧重零级和一级预防。以糖尿病为例,糖尿病的健康管理侧重预防糖尿病相关危险因素的出现(零级预防)及控制已出现的危险因素(一级预防),从而达到预防或延缓糖尿病的发生;而疾病管理主要贯穿疾病的二级预防和三级预防。同样以糖尿病为例,糖尿病管理包括针对不同人群定期开展糖尿病筛查,争取及早发现、及早开始治疗(二级预防),针对已诊断为糖尿病的患者,及早纳入糖尿病管理计划,制订糖尿病饮食处方及运动处方、监测服药依从性、定期监测血糖、定期给予糖尿病教育和咨询(三级预防),从而预防糖尿病并发症的出现、提高生存质量、延长寿命。可见,研究型医院开展健康管理和疾病管理服务是把"预防为主"方针和四级预防策略落到实处,是在新时期对"预防为主"方针的创新性体现。

（王小同　诸葛毅）

第二章

老年健康管理技术

老年人健康体检与健康管理的目标是尽早防治老年疾病或延缓老年疾病的发生,尽可能提高或维持老年人的功能,尽最大努力提高老年人的健康期望寿命和生命质量。老年人健康体检是老年健康管理过程中健康信息采集的重要途径之一,其数据信息是老年健康管理中必不可少的数据内容,从健康体检中能发现许多老年健康问题。随着我国人口老龄化进程的加快,加强我国老年人健康体检管理势在必行。

第一节　健康体检的管理

健康体检是指通过医学手段和方法对受检者进行身体检查,了解其健康状况、早期发现疾病线索和健康隐患的诊疗行为。

一、健康信息采集

健康信息指老年人既往重大疾病史、家族疾病史以及正在接受治疗的情况等,也包括影响老年人健康状况的重大生活事件和重要因素。

1.基本资料

基本资料包括姓名、性别、年龄、籍贯、出生地、民族、职业、工作单位、文化程度、宗教信仰、婚姻状况、家庭地址及居住情况、联系电话、资料来源及可靠程度、收集资料的时间等个人基本信息,还包括经济来源、主要照顾者等社会信息。

2.健康史

健康信息由受检者或家属及照护者提供,是关于老年人目前、过去健康状况及生活方式的资料。内容包括现病史和既往病史、家族疾病史、外伤史、药物过敏史、目前接受的治疗护理方案等信息,还应包括饮食、营养和皮肤等需要特别关注的信息。

当询问1个月内症状时,重点询问老年人常见疾病的典型症状,并填写健康档案"健康体检表"相应内容。例如:"你最近经常感到头痛、头晕吗?"注意高血压的可能。"最近常有心慌、胸口发闷发紧、心前区疼痛吗?"警惕冠心病的可能。"经常咳嗽、咳痰、行走或上楼感到憋气吗?"注意慢性阻塞性肺疾病的可能。"你最近瘦了吗? 经常感到口渴、想喝水、尿量增多吗?"警惕糖尿病的可能。"你感到疲乏无力吗?"可能有贫血。"你感到关节疼痛或浑身疼痛?"警惕骨关节炎和骨质疏松症的可能。

3.精神状况

精神状况包括认知、情感和意志行为等方面的信息,还应包括自杀、伤人等需要特别注意的异常心理和行为问题的信息。可以有选择地使用精神卫生评定量表进行初筛,初步评估认知和情感状态。

(1)老年人认知功能粗筛。

开始筛查时告知被检查的老年人:"我现在想检查一下您的记忆力,请您注意听。"告知被检查的老年人"我将要说三件物品的名称(铅笔、卡车、书),请您立刻重复。"1min后再次重复。如被检查的老年人无法立即重复或1min后无法完整回忆三件物品名称,为粗筛阳性。在老年人认知功能上粗筛阳性的老年人进行简易智力状态检查。

(2)老年人情感状态粗筛。

问被检查的老年人两个问题:"心情怎么样?""经常感到伤心或不愉快吗?"如果回答"是"或"我想不是十分好",提示老年人情感状态粗筛阳性。粗筛阳性的老年人可由经过培训的医务人员进行老年人抑郁量表等检查。

4.功能活动

功能活动包括言语、视力、听力等沟通能力的信息,还应包括完成进食、个人卫生等日常功能活动的信息。应注明眼镜、助听器、拐杖等辅助器具的使用情况。

5.社会功能

社会功能应包括社会活动的参与程度、自身感受等信息,还应包括社会支持、社会评价等信息。

6.其他专门项目的评估

应对褥疮、跌倒意外、自杀等需要特别注意的健康问题进行专门评估。

注意事项:体检人员应遵守职业道德,保证评估资料真实、有效和可靠;规范着装,佩戴检查者的身份标识证件;态度和蔼,使用礼貌用语。健康评估前应首先表明自己的身份,向老年人及其监护人说明评估的目的、程序并征得老年人的同意。评估应使用老年人可以理解的语言,并随时对老年人提出的疑问进行解释。健康评估结束后应及时将评估结果告知老年人及其监护人,并说明该结果将作为制订健康管理计划的依据。健康评估结束后,体检人员记录结果并签字。不同体检人员对同一老年人分阶段进行评估时应分别签字。

 二、辅助检查

检查血常规,大便潜血,尿常规,肝功能(血清谷草转氨酶、血清谷丙转氨酶和总胆红素),肾功能(血清肌酐和血尿素氮),空腹血糖,血脂(总胆固醇、甘油三酯、低密度脂蛋白胆固醇、高密度脂蛋白胆固醇),乙肝表面抗原,心电图检查和腹部B超(肝胆胰脾),眼底检查,X射线胸片。如果社区医院或体检站没有相应的检查条件,建议老年人到上级医院检查。在健康档案中,填写与记录最近一次的检查结果。

 三、体格检查

检查人员采用视、触、叩、听等方法了解老年人的身体健康状况。

1.一般状况和形态

一般状况和形态包括步态、活动度,有无运动功能减退或丧失和共济失调等。测量身高、体重,正常人从50岁起身高可缩短,男性身高平均缩短2.9cm,女性身高平均缩短4.9cm。由于肌肉和脂肪组织的减少,因此至80~90岁时,体重明显减轻。检查老年人的身高、体重、腰围,计算体质指数(body mass index,BMI)。BMI=体重(kg)/[身高(m)]^2。

2.生命体征

老年人的生命体征通常具有以下特点:老年人的基础体温和最高体温相对较低,若下午体温比早晨高1℃以上,则应视为发热;脉率接近正常成年人;呼吸次数比正常成年人稍增多。

3.体表

(1)皮肤。在自然光下观察皮肤是否黄染或苍白。老年人皮肤变薄及不透明;弹性和体毛缺失;皮肤干燥,有皱纹,有皮脂腺角化过度等。40岁后常可见浅表的毛细血管扩张。由于汗腺、皮脂腺萎缩和分泌减少,因此表皮粗糙而干燥。老年斑,又称"褐色斑",是由老年人体内过氧化物歧化酶活力降低,脂褐素形成过多而沉积于皮下引起的。老年斑为多发性、扁平的棕褐色斑点,圆形,边界清楚,大小不等,可相互融合。其数量可随年龄而递增,可分布于全身,较常见于面部、颈、手背、前臂等暴露部位。老年疣,又称脂溢性角化症或基底细胞乳头状瘤,为褐色扁平丘疹,圆形或椭圆形,单发或多发,表皮常有一层薄的油腻性鳞屑,大小自数毫米至数厘米不等。老年疣多见于50岁以上的人群,好发于面部、颈部、手背、躯干上部等部位。

（2）淋巴结。①锁骨上淋巴结：被检者平卧位，暴露颈部和锁骨区。检查者用左手检查右侧，用右手检查左侧，将中间三指并拢，指腹平放于患者锁骨与胸锁乳突肌所形成的夹角区域滑动触诊。②腋窝淋巴结：被检者平卧位。检查者用右手握患者右手，用左手检查右侧腋窝，对侧反之。触诊时按浅表淋巴结的尖群、中央群、胸肌群、肩胛下群和外侧群的顺序进行。

（3）头发。随年龄增长，头发变成灰白色，发丝变细，头发稀疏，并有脱发，毛发变白先后顺序为头发→鼻毛→睫毛。秃发从额部或额顶部开始，逐渐扩展，最后累及颞、枕部。

（4）指甲。指甲变黄，变厚，变硬。

4.头面部

（1）眼。老年人由于脂肪组织缺失，眼眶常呈凹陷状，眼睑下垂；由于泪腺分泌减少，会出现干眼症状；常出现老年环（角膜外环因脂质沉淀而形成一圈灰白色的环）。在自然光下观察巩膜是否黄染或苍白。结膜呈现微黄，角膜敏感度降低，角膜反射迟钝。晶状体混浊，瞳孔缩小，反应变慢，视野缩小。此外，区分色彩、适应暗室或强光的能力降低。用标准视力表测视力，戴眼镜者要测矫正视力。眼底检查有助于了解动脉硬化程度和发现眼底疾病，如高血压患者眼底血管变化、糖尿病患者微血管损伤等。眼部病变可有视力下降、屈光不正、白内障、青光眼、老年性黄斑变性等，应及时到眼科或相关科室诊治。

（2）耳。外耳检查可发现老年人的耳郭增大，皮肤干燥，失去弹性，外耳道萎缩；由于耳蜗纤毛细胞萎缩、听骨萎缩，出现老年性耳聋，听力丧失。听力检查可通过询问、控制音量、手表的嘀嗒声、耳语等进行。老年人对高音量或噪声易产生焦虑。老年人常有耳鸣，特别在安静的环境下尤为明显。粗测听力：测听力前告知被检者"下面我们简单检查一下您的听力情况"，在被检查老年人耳旁轻声耳语："您叫什么名字？"（不应让老年人看到你说话的口型）。健康档案中记录老年人能否听见并做出准确应答。

（3）鼻。鼻腔黏膜干燥，嗅觉下降。

（4）口腔。口唇周围失去红色；毛细血管血流减少，口腔黏膜及牙龈显得苍白；唾液分泌减少，使口腔黏膜干燥；味蕾的退化和唾液的减少使味觉减低。老年人多有牙齿缺失，常有义齿。

5.颈部

颈项强直是脑膜刺激征之一，也见于颈椎病、颈部肌肉损伤、帕金森病患者。颈部血管杂音可能为颈动脉硬化狭窄所致（杂音为单侧，以颈部最响），也可能是心脏杂音传向颈部（杂音为双侧，心底部最响）。颈静脉充盈程度可反映右心房的压力和容积,右侧较左侧可靠,但肺气肿常影响其准确性。老年人多有甲状腺结节性病变及颈部血管杂音,宜仔细检查。

6.胸部

(1)胸廓。胸廓前后径增大,胸廓横径缩小,胸腔扩张能力减弱,呼吸音减轻。老年人肺活量减低,纤毛运动下降,残余气增多,可致运动耐力下降,易发生肺部感染等。

(2)乳腺。被检者处平卧位,将手臂置于枕后,充分暴露双侧乳房。检查时将中间三指并拢,用指腹轻轻按压进行触诊。触诊由外上象限开始,左侧按顺时针方向,右侧按逆进针方向,注意有无肿块和压痛,触诊需包括乳腺的每一个象限及副乳。然后触诊乳头、乳晕,每侧乳头以轻柔的力量挤压,注意有无分泌物。随着年龄的增加,乳腺组织减少,女性乳房变得平坦,如发现肿块,则要高度怀疑癌症。男性如有乳房发育,常由体内激素改变或药物的不良作用所致。对乳头萎陷者,在乳头四周轻轻施压,如果不能使乳头立起,要注意其下面有无新生物。对大而下垂的乳房下面的皮肤,应注意有无真菌感染。

(3)肺部。由于肺泡生理性无效腔增多,因此肺部叩诊常示过清音。在肺部听诊时,部分老年人肺底部可有少量湿性啰音,可在深呼吸后消失。这是由老年人胸廓弹性丧失、胸廓扩张受限、肺边缘组织膨胀不全所致。部分慢性支气管炎患者的湿性啰音长期存在且部位固定,有时规范的抗感染治疗也难以消退。

(4)心前区。老年人肩部狭窄,脊柱后凸,心脏下移,可使心尖搏动出现在锁骨中线旁。胸廓前后径增加,可使心尖搏动幅度减小,老年人静息时心率减慢,心排血量减少,听诊第一及第二心音减弱,心室顺应性减低,可闻及第四心音。主动脉瓣、二尖瓣的钙化、纤维化导致瓣膜僵硬和关闭不全,听诊时可闻及异常的收缩或舒张期杂音,并可传播到颈动脉。老年人的阻塞性肺气肿可使心脏体征不明显,但合并肺源性心脏病时可见剑突下搏动并可闻及心音。老年人第四心音多无临床意义,而病理性第三心音(舒张早期奔马律)则提示心脏负荷过重可能(心力衰竭)。

7.腹部

老年人皮下脂肪堆积在腹部,常使腹部隆起,但腹肌松弛易于触诊。肺气肿使膈肌下降,致肋缘下可触及肝脏。注意腹部有无压痛,有无肿块。消瘦的老年人腹壁变薄、松弛,部分腹膜炎患者可无腹壁紧张;肠梗阻时易出现腹部膨胀,并可触及便秘所致的粪块,可能误诊为恶性肿瘤。老年人常出现胃肠功能减退。便秘的老年人常有胀痛,可有触痛;而内脏穿孔时可无临床症状。老年人的主动脉弯曲、硬结,易被误认为肿瘤。对于腹部搏动性肿块,应考虑腹主动脉瘤和主动脉前方的包块,前者向侧面和前面搏动,水平直径>3cm,有血管杂音,后者仅仅是传播搏动。

肾动脉狭窄者可在脐周或腰部闻及血管杂音。听诊时,肠鸣音减少,注意肠鸣音有无亢进或减弱。随年龄增加,膀胱容量减小,很难触诊到膨胀的膀胱。嵌顿的腹股沟疝或股疝易被误诊,应注意检查疝口。通过叩诊耻骨上区可鉴别有无尿潴留。

8.会阴部检查

老年女性应定期进行妇科检查,注意有无子宫脱垂等病变。老年女性雌激素缺乏可使外阴发生变化:阴毛稀疏,呈灰色;阴唇皱折增多,阴蒂变小;由于纤维化,阴道变窄,阴道壁干燥、苍白,皱折不明显。子宫颈变小,子宫及卵巢缩小。男性外阴改变与激素水平降低亦相关,如阴毛变稀及变灰,阴茎、睾丸变小,阴囊变得无皱折和晃动。常规直肠指检有助于直肠癌、前列腺增生及其癌变的发现。

9.脊柱四肢

老年人肌张力下降,脊柱生理性弯曲减退,导致上部脊柱和头部前倾。骨关节炎及退行性改变可使某些关节活动范围受限。骨质疏松等改变使脊柱后凸,步态变小,速度变慢。四肢检查包括关节及其活动范围、水肿及动脉搏动情况等。下肢皮肤溃疡、足冷痛、坏疽等提示下肢动脉供血不足。用手指按压被检者胫骨下1/3前内侧3~5s,若加压部位组织发生凹陷,则为凹陷性水肿,注意比较双侧是否对称。若观察到胫前皮肤水肿但指压后无组织凹陷,需考虑黏液性水肿。对长期卧床的,尚需用手指按压检查腰骶部及大腿有无凹陷性水肿。足背动脉检查时,检查者用左手轻握被检查的足趾以免被检者足部摆动。右手手指沿第一、第二趾骨之间的沟向上移向踝关节,指腹偏向第一跖骨,一般可在这条线的近端拇长肌腱外侧(腓侧)扪到足背动脉搏动。动脉搏动可分为:正常、减弱、可疑和消失。注意比较双侧是否对称。

10.神经系统

老年人神经传导速度减慢,感觉敏感度下降,可出现反应迟钝、动作不协调等症状。检查内容应包括颅神经、运动功能、感觉功能及精神状态。简单运动功能检查,告知被检者"请您根据我的指令完成":"两手触后枕部"、"捡起这支笔"、"从椅子上站起,行走几步,转身,坐下"。注意老年人从椅子上站起来后走几步并转身时的表现。健康档案中记录完成动作的情况。

11.肛门指诊

被检者处左侧卧位,其右腿向腹部屈曲,左腿伸直,臀部靠近检查台右侧。检查者位于被检者背后进行检查。检查者右手食指戴指套,涂以适量润滑剂,如液体石蜡、凡士林等。先将探查的食指指腹徐徐插入肛门,顺时针或逆时针方向触摸整个肛门和直肠内壁,注意有无包块。对男性触诊前列腺,注意中间沟有无消失。指诊后观察指套表面是否带血或脓液。

12.眼底检查

眼底检查是国家规定的全科医生临床技能,需要在眼科医生指导下接受特别培训并达到要求。眼底检查对于高血压、糖尿病的整体管理,特别是早期发现微血管损伤尤为重要。同时,还有利于早期发现眼底疾病,以便及时诊治。眼底检查宜在暗室中进行,被检者多取坐位,检查者处坐位或立位均可。检查右眼时,检查者位于被检者的右侧,用右手持检眼镜,右眼观察;检查左眼时,则位于被检者左侧,左手持检眼镜,用左眼观察。检查眼底前应先检查有无白内障。检查眼底时嘱被检查者向正前方直视,将镜盘拨回到"0",同时将检眼镜移近到受检眼前约2cm处观察眼底。观察眼视神经乳头的形状、大小、色泽,边缘是否清晰。观察视网膜动脉、静脉,注意血管的粗细、行径、管壁反光、分支角度以及动脉、静脉交叉处有无压迫或拱桥现象。观察黄斑部,注意其大小、中心凹反射是否存在,有无水肿、出血、渗出及色素紊乱等。观察视网膜,注意有无水肿、渗出、出血、剥离及新生血管等。

四、健康分级

健康分级包括健康总体等级划分和各维度的健康等级划分。

(一)健康完好

自理能力完好。经过测试,工具性日常活动能力得分<12分,日常生活活动能力量表测评(巴氏指数)得分>60分。最近3个月内无新发或处于活动期的躯体疾病和功能残疾,无须治疗。无精神健康问题,社会功能完好。

(二)健康受损

依赖他人帮助完成日常生活活动,存在发生意外的现实风险。存在必须使用药物维持疗效的躯体疾病。最近3个月内罹患严重外伤、器质性疾病,已经患有的疾病处于活动期或出现恶化的倾向。存在病理性的精神问题。

(三)健康堪忧

自理能力严重受损。出现危及生命的紧急情况。躯体疾病出现明显的恶化。存在严重的精神健康问题,或者存在伤害自身或他人的较高风险。

五、健康老年人的五条标准

(1)重要脏器的增龄性改变未导致功能异常;无重大疾病;将相关高危因素控制在与其年龄相适应的达标范围内;具有一定的抗病能力。

(2)认知功能基本正常;能适应环境;处事乐观、积极;自我满意或自我评价好。

(3)能恰当处理家庭和社会人际关系;积极参与家庭和社会活动。

（4）日常生活活动正常，生活自理或基本自理。

（5）营养状况良好，体重适中，保持良好的生活方式。

健康老年人这一标准的确立是不断演变和完善的，并建立在躯体健康、认知功能、精神心理、社会参与度以及自我感受等多个维度上，而且受到社会、文化等因素的影响。《中国健康老年人标准》由中华医学会老年医学分会于1982年首次发布，经1995年、2013年两次修订。2013年版《中国健康老年人标准》通俗易懂，倡导健康生活习惯，同时考虑到机体增龄性改变，引入了自我评价和参与社会活动等指标，对积极老龄化起到重要作用。

 ## 六、评估文件和记录管理

老年人入住养老机构的健康评估、例行评估、即时评估资料应纳入个人健康档案管理。其他各种记录归档的时间和范围应按照《医药卫生档案管理暂行办法》第四章的有关条款执行。健康评估文件和记录保存期不得少于15年。

七、健康体检质量控制

充分利用先进的管理理论，从结构质量、过程质量、结果质量3个维度，开展覆盖检前、检中、检后全过程的体检质量控制，并通过改善硬件条件、制订相关制度、组织培训学习等方式不断完善，使健康体检机构的管理工作变得更加成熟，对健康体检的全过程控制变得更加有效；使体检质量得到有效保障，使体检机构的服务能力和水平得到全面提升。

（一）结构质量

结构质量由体检机构资源配置、规章制度和服务质量等三方面组成。在现有医学科学技术条件下为满足受检者的检查需求，努力为受检者提供准确、适宜、便捷的体检服务。

（二）过程质量

健康体检工作由多个医疗护理和辅助岗位医技人员共同协作完成，是多个相对独立又相互联系的检查环节序贯组合。应建立涉及检前、检中及检后全过程的质控体系，确保检查项目科学适用、检查操作规范熟练、检查结果准确可靠。

（三）结果质量

体检后形成了大量受检者健康信息，医务人员需借助信息系统对其进行归纳整理、统计分析，完成对体检质量的最终评价。信息系统是体检信息的载体，体检报告是体检质量的最终呈现，两者缺一不可。

第二节　健康体检异常发现的处理

目前各级医疗机构及各类体检中心广泛开展了健康体检服务,提供多种类型的健康体检套餐,在一定程度上满足了人们的健康体检需求。做好健康管理,及时处理健康体检中的各种异常发现,早期诊疗恶性疾病。

 一、一般状况

（一）体　温

体温>37℃,按发热常规诊疗思路处理。

（二）血　压

血压高于正常或双侧血压相差超过20mmHg,转上级医院明确诊断。

（三）腰围与体质指数

如超过正常上限,进行体重管理。

（四）认知功能

被检者认知功能粗筛阳性且简易智力状态检查总分达痴呆标准的老年人为可疑痴呆患者,转上级医院诊治;粗筛阳性且简易智力状态检查总分未达痴呆标准的老年人,继续观察,预约老年人3个月后复查认知功能。

（五）情感状态

被检者情感状态粗筛阳性且老年人抑郁评分≥15分的老年人,提示可能为老年抑郁患者,转上级医院精神心理科诊治;粗筛阳性且老年人抑郁评分<15分的老年人,继续观察,预约老年人3个月后复查情感状态。

 二、阳性体征

（一）皮肤巩膜

1.发现皮肤巩膜黄染

有条件的机构可进行胆红素及肝功能检查鉴别诊断,或转上级医院进一步检查。

首先,根据总胆红素(total bilirubin,TBIL)结果判断有无黄疸:胆红素异常(≥34μmol/L)。其次,鉴别黄疸性质:直接胆红素/总胆红素(DBIL/TBIL<20%,考虑溶血性黄疸,转上级医院血液科诊治;DBIL/TBIL>20%,考虑肝细胞性或梗阻性黄疸。然后,观察谷丙转氨酶(alanine aminotransferase,ALT)是否正常:ALT明显升高(在正常上限5倍以上),立即转上级医院传染科诊治,排除急性肝炎;ALT正常或轻度升高,转上级医院消化科。

2.发现皮肤巩膜苍白

根据血常规中血红蛋白结果判断是否为贫血,如为社区无法处理的贫血,需转上级医院血液科诊治。

（二）淋巴结

发现锁骨上或腋窝淋巴结肿大,立即转上级医院。

（三）乳　腺

发现以下情况,立即转上级医院外科/乳腺外科明确是否为乳腺癌:①乳房包块;②乳头分泌物呈血性;③乳房皮肤局部橘皮样改变或下陷;④近期发现的乳头内陷。

（四）肺

1.有以下情况之一者建议转上级医院呼吸科就诊

①长期吸烟或粉尘接触史;②每年秋冬季有咳嗽、咳痰病史;③活动后呼吸困难者;④反复呼吸道感染者。

2.听诊发现有异常呼吸音或干湿啰音者

(1)如被检者同时有发热、咳嗽、咳痰、呼吸困难等呼吸道症状者,建议立即转上级医院呼吸科就诊。

(2)有心功能不全表现(如活动后心悸、胸闷,不能平卧,夜间呼吸困难等),心功能分级Ⅱ级以上者,建议转上级医院心内科就诊。

(3)如被检者同时有发热、轻咳、无痰,予对症处理,3~5d复诊,如无效或病情加重者转上级医院呼吸科就诊。

(4)如被检者无任何症状且X射线胸片正常,可继续观察。

（五）心　脏

(1)心率过快或过慢(<40次/min),立即转上级医院急诊处理。

(2)首次听诊发现心律不齐,建议转上级医院心内科就诊。

(3)听诊发现有杂音:①二级以下收缩期杂音,可继续观察;②三级以上收缩期杂音或舒张期杂音,建议转上级医院心内科就诊。

（六）腹　部

(1)腹部触及包块,建议转上级医院(内科、消化科、普通外科)就诊。

(2)肋下触及肝脏,肝上界正常,提示肝大,建议转上级医院消化科就诊。

(3)肋下触及脾脏(合并发热、淋巴结肿大者),建议转上级医院消化科或血液科就诊。

(4)移动性浊音阳性或蛙状腹,建议转上级医院消化科就诊。

（七)肛门指诊

(1)诊触及肿物,建议转上级医院普通外科就诊。

(2)指诊后指套表面有黏液、脓液或血液,建议转上级医院消化科就诊。

(3)男性被检者指诊前列腺中间沟变浅或消失,同时有尿频、排尿困难等症状,建议转上级医院泌尿外科就诊。

（八)运动功能

(1)因关节疼痛无法完成简单运动功能检查,建议转上级医院骨科或风湿免疫科就诊。

(2)因肌肉无力无法完成简单运动功能检查,建议转上级医院神经科就诊。

（九)下肢水肿

(1)详细询问症状,包括既往如高血压、心脏病、糖尿病、肾脏病、肝脏疾病等。

(2)检查尿常规。

(3)如有心脏病史、高血压史等,特别是合并有胸闷、心悸、尿少,建议转上级医院心内科就诊。

(4)如果既往有高血压、肾脏疾病、糖尿病,或近期有尿量减少或尿常规有尿蛋白阳性,建议转上级医院肾内科就诊。

(5)如果有肝脏疾病,有条件的机构可检查血白蛋白(albumin,ALB)。如果ALB下降,尿蛋白阴性,建议转上级医院消化科就诊。

(6)如未发现心脏、肾脏、肝脏等明显异常,下肢水肿随体位改变,平卧时减轻,可随访。

(7)如果有单侧肢体肿胀,应及时转上级医院血管外科就诊。

（十)足背动脉搏动

(1)糖尿病患者应特别重视足背动脉的检查,若有足背动脉搏动减弱或消失,建议转上级医院血管外科,同时积极调整糖尿病的治疗。

(2)非糖尿病患者双侧足背动脉搏动消失,建议转上级医院血管外科或风湿免疫科就诊。

(3)非糖尿病患者单侧足背动脉搏动消失或减弱,特别是行走中有间断的下肢疼痛,或有足趾剧痛、颜色变化、足趾麻木等,建议转上级医院血管外科就诊。

第三节　老年人健康管理工作流程

健康体检管理应用主要包括:基本信息管理,各科体检信息管理(身高体重、内科、外科、耳鼻喉科、眼科),检查检验信息管理(实验检查室、放射、B超、心电),体检总结评价,健康处方管理,健康体检信息查询与统计报表管理等管理功能。

健康体检管理应用主要与以下相关系统进行数据交换服务:社区卫生服务中心内部的挂号收费、药品管理、B超报告、心电报告及健康档案、健康教育、团队管理、报表管理等业务应用本院的体检系统及卫健委系统报表。

一、开展健康体检的条件

医疗机构向核发医疗机构执业许可证的卫生行政部门申请开展健康体检,并应具备下列条件:①具有相对独立的健康体检场所及候检场所,建筑总面积不少于400平方米,每个独立的检查室使用面积不少于6平方米;②登记的诊疗科目至少包括内科、外科、妇产科、眼科、耳鼻咽喉科、口腔科、医学影像科和医学检验科;③至少有2名具有内科或外科副高以上专业技术职务任职资格的执业医师,每个临床检查科室至少具有1名中级以上专业技术职务任职资格的执业医师;④至少具有10名注册护士;⑤具有满足健康体检需要的其他卫生技术人员;⑥具有符合开展健康体检要求的仪器设备。

二、院内健康体检

医疗机构应当根据卫生部制订的"健康体检基本项目目录"制订本单位的健康体检项目目录,并按照健康体检项目目录开展健康体检;其健康体检项目目录应向登记机关备案。不设床位和床位在99张以下的医疗机构还应向登记机关的上一级卫生行政部门备案。医疗机构应用医疗技术进行健康体检,应当遵守医疗技术临床应用管理有关规定,应用的医疗技术应当与其医疗服务能力相适应,不得使用尚无明确临床诊疗指南和技术操作规程的医疗技术用于健康体检。严格遵守有关规定和规范,采取有效措施保证健康体检的质量,保证受检者在健康体检中的医疗安全。应当按照有关规定履行对受检者相应的告知义务。应当按照《医疗机构临床实验室管理办法》开展临床实验室检测,严格执行有关操作规程出具检验报告。各健康体检项目结果应当由负责检查的相应专业执业医师记录并签名。健康体检报告应当包括受检者的一般信息、体格检查记录、实验室和医学影像检查报告、阳性体征和异常情况的记录、健康状况描述和有关建议等,应当符合病历书写基本规范。医疗机构应当指定医师审核签署健康体检报告。负责签署健康体检报告的医师应当具有内科或外科副主任医师以上专业技术职务任职资格,经设区的市级以上人民政府卫生行政部门培训并考核合格。

做好医院感染防控和生物安全管理。开展健康体检时不得以赢利为目的对受检者进行重复检查,不得诱导需求。不得以健康体检为名出售药品、保健品、医疗保健器械等。未经受检者同意,不得擅自散布、泄露受检者的个人信息。受检者健康体检信息管理参照门诊病历管理有关规定执行。

 三、外出健康体检

外出健康体检是指医疗机构在执业地址以外开展的健康体检。要按照有关规定执行。

 四、转　诊

区域医疗协同应用主要针对区域范围内,各医疗机构之间进行跨机构的医疗协同业务所涉及的主要信息处理过程、主要数据存储及与相关系统的数据交换服务。

（一）区域转诊

区域转诊应用主要包括转诊资源查询,转诊申请,转诊申请的审核,转诊审核结果反馈(查询),转诊登记,患者历史病历共享调阅,转诊(同门急诊、住院过程),转诊诊疗记录共享及转诊管理(统计、查询)管理功能。

区域转诊应用主要与以下相关系统进行数据交换服务:医疗机构的预约平台、挂号收费、出入院管理及医生站、医技平台等应用。

（二）区域会诊

区域会诊应用主要包括会诊资源查询,会诊申请,会诊组织登记,患者历史病历共享调阅,会诊诊疗记录共享及会诊管理(统计、查询)等管理功能。区域会诊应用主要与以下相关系统进行数据交换服务:医疗机构的电子病历系统及相关临床诊疗系统等应用。

 五、老年人健康管理的常规工作流程

医疗机构应当制订合理的健康体检流程,严格执行有关规定。

（一）准备工作

(1)了解本辖区65岁及以上老年人愿意加入健康管理的人数,准备健康档案记录表,包括个人基本信息表、健康体检表。

(2)为每位签约老年人准备一个文件夹或文件袋,用以保存完整档案,或建立电子档案。

(3)健康查体每年一次,实行预约制,根据预约人数决定参加查体医生与护士数量,建议每单元(一上午或一下午)中护士、医生、老年人比例为1∶1∶10。

（4）提前告知老年人参加健康查体的注意事项。

①查体前7d低脂饮食，尽量素食（肉食有可能影响大便潜血结果）。

②查体当天在家留晨尿和大便标本，将其装在干净的容器（基层医疗卫生服务机构负责提供）内带到基层医疗卫生服务机构。

③查体当天空腹来基层医疗卫生服务机构，采血后方可进食。

（二）健康评估流程

1.基本流程

为完成整个健康评估内容，老年人需到基层医疗卫生机构两次。第一次为完成健康查体及留取相应辅助检查标本，约需1h。第二次为了解健康评估结果，接受相应处理，约需15~30min。

（1）第一次评估。

①应向第一次来基层医疗卫生服务机构参加健康评估的老年人发放家庭医生服务卡。

②医护人员为每位老年人准备文件夹/袋，在文件夹表面填写老年人编号、姓名、性别、联系电话等，用以存放评估表格。

③医护人员为老年人抽血留取血标本，或检测快速血糖，填写在健康体检表的相应部分。指导老年人留取尿和大便标本。

④医护人员指导帮助填写个人基本信息表及健康体检表中的生活方式部分，指导老年人做生活自理能力自我评估。

⑤测量体温、脉搏、呼吸、血压、身高、体重和腰围，填写在健康检查表的相应部分。

⑥行心电图检查。

⑦医护人员将老年人及资料转至基层医生手中，医生浏览医护人员填写的内容，复测血压，注意生命体征、血糖及心电图，判断是否需转诊。

⑧对不需要转诊的老年人，医生行全面查体（包括眼底和妇女宫颈刮片），填写健康检查表，再次判断是否需转诊。

⑨做X射线胸片检查。完成查体。

⑩医护人员检查老年人评估表格是否填写完整，预约下次就诊时间（一般不超过1周），并在健康评价表上标明时间。

（2）第二次评估。

①老年人按照预约时间第二次到基层医疗卫生服务机构，应将第一次查体文件夹及化验检查结果转给基层医生。

②医生填写完成健康体检表。

③医生根据老年人年检资料全面评价老年人的健康状况。告诉老年人检查的结果、是否需转诊、转诊注意事项等。

④医生对老年人进行个体化健康教育,开具健康教育处方,对于需干预的危险因素提出下次年检目标。

⑤与老年人预约第二年的健康评估时间。

（3）随访流程。

对于评估中发现需转诊的老年人,基层医生需在2周内随访,可预约老年人到基层医疗卫生服务机构随访或电话随访,并将随访结果及时填写到登记中。评估中发现有任何异常(包括症状、检查异常、存在危险因素等)的老年人,医生需每3个月随访一次,可预约老年人来基层医疗卫生服务机构随访或电话随访,了解老年人的症状变化、危险因素干预情况、健康教育处方执行情况等,并填写随访表格。

老年人健康管理工作流程包括:健康体检;健康评估;个人健康管理咨询;个人健康管理后续服务;专项的健康及疾病管理服务。老年健康管理工作流程,见图2.1。

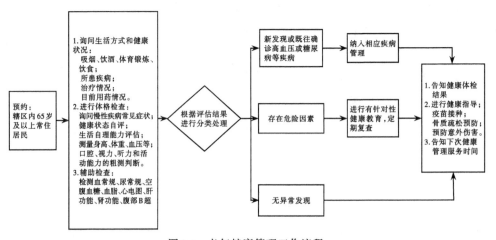

图2.1　老年健康管理工作流程

（俎德玲）

老年人健康的自我管理和社区管理

　　每个人应该是自己健康的第一责任人，对自己健康负责，就是对自己、对家庭、对社会责任。普及健康知识，提高全民健康素养水平，是提高全民健康水平最根本、最经济、最有效的措施。健康素养是指个人获取和理解基本健康信息与服务，并运用这些信息和服务做出正确决策以维护和促进自身健康的能力。我国居民健康素养水平尽管有所提高，2012年为8.8%，2018年上升为17.0%，但总体水平还是比较低，而农村、中西部地区和老年人群等健康素养水平亟待提高。城乡居民关于疾病预防、早期发现、紧急救援、及时就医、合理用药、应急避险等维护健康的知识和技能比较缺乏，不健康生活行为方式比较普遍。普及健康知识，提升健康素养，有助于提高居民自我健康管理能力和健康水平。

　　预期到2022年和2030年，全国居民健康素养水平分别不低于22%和30%，其中基本知识和理念素养水平、健康生活方式与行为、基本技能素养水平分别提高到30%、18%、20%及以上和45%、25%、30%及以上，居民基本医疗素养、慢性病防治素养、传染病防治素养水平分别提高到20%、20%、20%及以上和28%、30%、25%及以上；提倡个人定期记录身心健康状况；了解基本中医药健康知识；掌握基本的急救知识和技能。

第一节　老年人健康的自我管理

　　加强自我健康管理意识意义重大。首先，改善老年人的整体健康状态，推迟机体重要脏器功能性、结构性的增龄性改变；其次，积极防治慢性病，如高血糖、高脂血症、高血压、代谢综合征、骨质疏松症、老年性痴呆、营养失调等，改变不良生活习惯（如吸烟、酗酒），提高生命质量。

　　自我健康管理从自我保健的角度，研究和探讨影响老年人健康的因素，选择适当的切实可行的保健和预防措施,积极倡导,认真组织实施,提高健康自我管理,自我保健,自我服务水平,实现老有所为,老有所乐、安度晚年的目标。

 一、健康自我管理的要点

(一)正确认识健康

健康包括身体健康、心理健康和良好的社会适应能力。遗传因素、环境因素、生活方式和医疗卫生服务是影响健康的主要因素。每个人应对自己的健康负责,提倡主动学习健康知识,养成健康生活方式习惯,自觉维护和促进自身健康,理解生老病死的自然规律,了解医疗技术的局限性,尊重科学,尊重医学,尊重医务人员,共同应对老龄化及健康问题。

(二)养成健康生活方式习惯

注重饮食有节、起居有常、动静结合、心态平和。讲究个人卫生、环境卫生、饮食卫生,勤洗手、常洗澡、早晚刷牙、饭后漱口,不共用毛巾和洗漱用品,不随地吐痰,咳嗽、打喷嚏时用胳膊或纸巾遮掩口鼻。没有不良嗜好,不吸烟,吸烟者尽早戒烟;少喝酒,不酗酒,拒绝毒品。积极参加健康的文体活动和社会活动。关注并记录自身健康状况,定期健康体检。

(三)关注健康信息

学习《中国公民健康素养——基本知识与技能》和中医养生保健知识。遇到健康问题时,积极主动获取健康相关信息。提高理解、甄别、应用健康信息的能力,从卫生健康行政部门及卫生医疗专业机构等正规途径获取健康知识。

(四)掌握必备的健康技能

《中国公民健康素养——基本知识与技能》所介绍的知识、技能比较全面、实用,公民应当掌握。学会关注、应用健康信息。掌握基本技能,如会测量体温、脉搏;能看懂食品、药品、化妆品、保健品的标签和说明书。学会识别常见的危险标识,如高压、易燃、易爆、剧毒、放射性、生物安全等,远离危险物品。积极参加逃生与急救培训,学会基本逃生技能与急救技能。需要紧急医疗救助时拨打120急救电话。发生创伤出血量较多时,立即止血、包扎。对怀疑骨折的伤员不要轻易搬动。遇到呼吸、心脏骤停的伤病员,会心肺复苏。抢救触电者时,首先切断电源。发生火灾时,会拨打119火警电话;会隔离烟雾,用湿毛巾捂住口鼻,低姿逃生。应用适宜的中医养生保健技术方法,开展自助式中医健康干预。

(五)科学就医

平时主动与全科医生、家庭医生联系,遇到健康问题时,及时到医疗机构就诊,早诊断、早治疗,避免延误最佳治疗时机。选择合适的医疗机构。遵照医嘱,不轻信"偏方"。

(六)合理用药

遵照医嘱按时、按量使用药物。用药过程中如有不适,要及时咨询医师或药师。每次就诊时,向医生或药师主动出示正在使用的药物记录和药物过敏史,避免重复用药或者不良反应。服药前检查药品有效期,不使用过期药品,及时清理家庭中的过期药品。妥善存放药品,谨防儿童接触和误服。保健食品不是药品,学会正确选用保健食品。

(七)营造健康家庭环境

家庭成员要主动学习健康知识,树立健康理念,养成良好生活方式习惯,互相提醒定期体检,优生优育,尊老爱幼,家庭和谐,崇尚公德,邻里互助,支持公益。有婴幼儿、老年人和残疾人的家庭要主动参加照护培训,掌握有关护理知识和技能。由消化道传播疾病的患者家庭实行分餐制。有家族病史的家庭,要针对性地做好预防保健。配备家用急救包,内含急救药品、急救设备和急救耗材等。

二、体重管理

体重管理,就是管理好自己的体重。通过调节饮食,改变不良生活习惯,合理运动等方式,并获得家人及朋友支持,维持正常体重。体重管理是降低慢性病发病率,提高健康水平的有效方法。对于体重异常者,需要减肥或增重。维持正常体重,取决于每日摄入食物的能量和消耗能量的平衡。

(一)标准体重

体重是个人健康状况的重要标志之一。过胖和过瘦都不利于健康。衡量体重的较理想和简单的指标,可用身高体重的关系来表示,即体质指数(body mass index,BMI)。

成年人体质指数法:体质指数(kg/m^2)=体重$(kg)\div[身高(m)]^2$

正常体重:体质指数为18.5~23.9;低体重:体质指数<18.5;超重:体质指数为24.0~27.9;肥胖:体质指数≥28.0。

(二)体重异常

1.肥胖

肥胖是指人体脂肪的过量储存,表现为脂肪细胞增多和(或)脂肪细胞体积增大。虽然肥胖常表现为超重,但是超重不一定全都是肥胖。如果肌肉组织和骨骼特别发达,或机体组织钠水潴留,也可表现为超重。长时间能量摄入大于能量消耗,从而使多余的能量以脂肪形式储存,最终导致肥胖,其原因和遗传因素与社会、饮食、行为心理等因素有关。判断肥胖的常用方法可分为三大类：人体测量法、物理测量法、化学测量法。人体测量法包括身高、体重、胸围、腰围、臀围、肢体的围度和皮褶厚度等参数的测量。常用的指标有BMI和皮褶厚度等。物理测量法是指根据物理学原理测量人体成分，从而可以推算出个体的体脂含量，包括全身电传导、生物电阻抗分析、双能X射线吸收、计算机控制的断层扫描和磁共振扫描。化学测量法是以无脂的成分为基础计算机体的组织成分，包括稀释法等。

老年性肥胖特点为脂肪细胞数正常，而脂肪细胞体积增大，一般通过节制饮食和锻炼身体就可达到减肥目的。许多疾病如高血压、冠心病、糖尿病、痛风、胆囊疾病等与肥胖有关。肥胖还限制关节炎、骨折和偏瘫恢复期老年人的行动，不利于康复。

2.体重不足

体重不足是指体重小于标准体重的80%。导致体重不足的原因包括遗传因素、饮食因素、家庭经济因素以及恶性疾病等。

由于慢性疾病、贫血、厌食、牙齿状况、经济问题、孤独，没能力获得或准备食物以及液体不平衡等均会引起营养缺乏和体重下降。合理的营养对保持身体健康、器官功能和身体完好状态非常必要。体质指数有助于识别蛋白质-能量营养不良（protein energy malnutrition，PEM）或肥胖。PEM是老年人最常见的营养不足，是体重减轻的重要原因。许多老年人肌肉重量和体内脂肪减少，导致体重不足。严重体重不足时，骨头突出，头部太阳穴凹陷，皮肤苍白、发冷、瘦削、干燥、没有弹性，头发干枯而稀疏。患者感到疲劳、虚弱、嗜睡，晕厥，容易跌倒，容易感染，伤口不易痊愈。尽管其家人常注意到这些改变，但老年人可能对此没有关注。体重不足与住院率升高、住院时间延长和更高的死亡危险相关。

护理院中1/4~2/3的老年人患有营养不良。营养不足和体重不足也是长期住院的老年患者中常见的严重问题。

（三）超重和肥胖的健康干预

体重管理包括运动和膳食管理两大措施，两者有机结合是有效体重管理的保障。老年人体重管理要在医护人员指导下进行。实施体重管理前，首先要考虑其他引起超重或肥胖的因素，如有无内分泌疾病，有无潜在的糖尿病、高脂血症、心血管疾病等；其次，分析超重或肥胖的原因，选择适合自己的减重方法，要经济、有效、易于坚持。单纯依靠药物减肥可能会导致机体功能紊乱，影响健康，达不到控制体重目的。如无禁忌证，超重、肥胖者均要体重管理，即膳食和运动干预：应控制总热量，进食低热量、高蛋白质、低碳水化合物和低脂肪的食物；适度的体育锻炼。必要时筛查抑郁。鼓励家人参与和支持。

1.运动管理

体育锻炼能增加机体的热量消耗,促进体内脂肪代谢,有效减轻体重。热量消耗主要有3个途径:基础代谢、身体活动和食物热量效应。基础代谢是人体在清醒而静息情况下,不受精神紧张、肌肉活动、食物和环境温度等因素影响时的能量代谢,受体表面积、年龄、性别、环境温度、气候和甲状腺功能等因素影响。改变基础代谢来减肥,不可取。宜采用低强度体育活动,如散步、骑自行车等。这些活动较易坚持。每天散步1h所消耗的热量约相当于少吃150g米饭。坚持长期体育锻炼还可降低血糖,改善胰岛素的敏感性,从而使血中胰岛素浓度降低,减少脂肪合成,实现有效的体重管理。其他慢性病患者,如身体条件允许,要量力而行,参加合适运动。老年人一般不适宜参加高强度的体育活动。

2.养成良好的生活习惯

不良饮食方式是超重或肥胖的重要因素之一。有人为了控制体重而不吃早餐,效果不理想。究其原因,若不吃早餐,整个上午都处于饥饿状态,午餐的摄入量随之增加;饥饿还使人体储存热量的功能增强,食物更容易被人体吸收,多余的能量转化为脂肪储存,反而导致体重上升。细嚼慢咽有利于控制体重。由于饱食感由消化道传递到大脑的反射弧激活时间需要20min左右,若进食速度过快,不容易产生饱食感,导致进食过多。食物的种类要多样化,减少用油量。多吃高纤维素食物,有利于肠道蠕动,不易便秘。吸烟、酗酒等不良生活习惯会使机体功能紊乱,导致体重异常。

3.膳食管理

超重与肥胖人群的体重管理,以减少过多脂肪、体重为目的。人体能量摄入主要来自食物中的产能物质,如蛋白质、脂肪和碳水化合物。减少能量摄入来控制体重。控制总热量的摄入,使每天摄入量小于或等于消耗量。超重或肥胖者,每天摄入量等于消耗量,仅使体重不增加,只有小于消耗量才能达到减重的目的。一般而言,每天摄入量按年龄段所需基本热量的2/3进食即可达到减轻体重的目的。同时,控制三大营养素的供能比十分重要,即蛋白质占总能量的25%,脂肪占10%,碳水化合物占65%。按照中国居民膳食指南推荐的供给量标准,要确保足够的蛋白质、维生素、无机盐和微量元素等摄入量,满足正常生理活动的需要。膳食应当以谷类为主,多吃蔬菜、水果和薯类,注意荤素、粗细搭配。提倡每天食用奶类、豆类及其制品。应逐步减少热量供给,速度不宜过快。在体重达到正常水平后,将每天总热量限制在基本需要量水平,长期坚持,防止反弹。

(四)增重方法

体重不足不仅影响美观,也影响健康。增重方法为增加饮食和适量运动,使摄入的热量大于消耗的热量。增加饮食的摄入量,可有效增加体重。此外,还要适当补充高热量的物质,如营养要素、酪蛋白等。老年人由于生理老化,会影响食物摄取、消化、吸收,从而会造成营养不良、体重减轻。味蕾的萎缩,使其对食物的正常感受减弱,不适应低盐、低糖饮食。营养专业人员和社会饮食业应予高度重视,研究可以替代糖和盐的调味品,以刺激老年人的食欲。另外,老年人的饮食要提倡少量多餐,有助于消化和维持血糖稳定。医护人员要指导老年人的饮食方式和合理营养,改善营养不良状况。适量体育运动可增强体质,还可增加食欲,增加吸收能力,从而达到增重的目的。如果体重不足已经持续较长时间,应排除消化道疾病、癌症、结核病等的影响。

(五)跟踪随访

每个月按需随访,电话联系,给予积极的鼓励;回顾一日膳食和运动;监测BMI;测量血压,必要时测血糖。达到目标体重后,每3个月回顾一日膳食和运动;监测血压,必要时测血糖;给予积极的鼓励。每年询问病史;测BMI;腰围;健康教育;给予积极的鼓励;评估超重、肥胖的其他相关指标,如血糖、血脂和血压。

定期监测每日膳食、运动情况、体重和BMI。首先保持体重不增加;逐渐增加运动量;逐渐减轻体重(0.5~1.0kg/周);或半年内目标体重:下降目前体重的5%~7%。最终目标体重:达到理想体重,BMI在18.5~23.9。

三、睡眠与健康

充足有效的睡眠,是老年人健康长寿的基础。每天睡个好觉,有利于健康长寿。老年人睡眠不足可加快衰老,还会加剧各种疾病。要保证睡眠质量,必须养成好的睡眠习惯和具有良好的睡眠环境。

(一)睡眠与健康的关系

睡眠具有重要的生理功能,与健康息息相关。只有充足睡眠,才使机体功能得以恢复。我国古代养生家有"不觅仙方觅睡方"的经验之谈;莎士比亚将睡眠誉为"生命筵席上的滋补品";WHO将"睡得香"定为衡量人体健康的标准之一。

俗话说:"睡觉睡得好,八十不见老。"步入老年后,容易疲劳和易受疾病的侵袭。充足睡眠可使中枢神经系统得到很好休整,延缓器官老化过程,补充能量,消除疲劳,增强体力和抗病能力。睡眠不足,就容易频繁打哈欠、爱瞌睡。此外,老年人睡眠极易受环境因素的影响,如光、声音、气温变化等。因此,老年人对睡眠环境的要求较高。

睡眠不足或过多,都不利健康。合理的睡眠时间,学龄前儿童每日10h左右;学龄儿童每日应睡9~10h;20岁以下青年每日可睡9h左右;成年人每日睡8h。

老年人的睡眠时间一般比青壮年少,因为其大脑皮质功能减退,新陈代谢减慢,体力活动减少,所需睡眠时间也随之减少。一般情况下,老年人每天睡5~7h即可,平均每天约6h;也有些长寿老年人,每天睡8~10h。由此可见,老年人的睡眠时间因人而异。不少老年人有午睡的习惯。午餐后要休息15~30min再睡。午睡时间以30~60min为宜,不宜过长。不要对着风口,胸腹部要避免受寒。偶尔打瞌睡是正常生理现象,可以"为生命充电"。如果呵欠连连,要考虑是否为脑血管病的前奏,要及时就诊。

离退休后,没有了在工作岗位上的紧张节奏,睡眠时间可以自由安排了,不管白天或是晚上,什么时候想睡觉都可以安心睡觉。但也容易造成睡眠节律紊乱。过多的睡眠对健康有害,可能会引起四肢无力,精神不振,食欲不佳;血流速度减慢,血液黏稠度增加,容易引起心脑血管病。

(二)睡眠质量的评价

1.Monroe睡眠质量的评价标准

(1)良好睡眠质量的标准:①入睡顺利,能在10~15min入睡;②整个睡眠过程中从不觉醒;③觉醒后感到清爽、舒适。

(2)睡眠不佳的标准:①入睡困难,入睡时间长达30~60min;②睡眠中至少觉醒1次以上;③觉醒后仍有疲惫、头昏等不适的感觉。

2.睡眠效率值

睡眠效率值=(实际睡眠时间/上床至起床的总时间)×100%。如果睡眠效率值在90%以上,说明睡眠良好;80%~90%为睡眠正常或偶尔失眠;70%~80%为一级睡眠障碍;60%~70%为二级睡眠障碍;50%~60%为三级睡眠障碍;40%~50%为四级睡眠障碍;30%~40%为五级睡眠障碍。

3.失眠原因

(1)心理性失眠。睡眠环境或外部条件改变,工作压力及人际关系改变,经济困扰和应激等因素是造成心理性失眠的主要因素。患者紧张不安、焦虑恐惧等,导致睡眠障碍。跨时区旅行也会导致睡眠障碍;其主要是睡眠规律被破坏,导致原有的睡眠觉醒周期紊乱,通常可在短时间恢复。此外,部分患者由于对疾病担心而出现心理性失眠。

(2)躯体疾病、精神疾病。许多躯体疾病也可导致失眠,如疼痛、咳嗽、呼吸困难及心慌等,均可导致入睡困难、睡眠觉醒次数增多。睡眠障碍同时是精神疾病的常见症状。

(3)睡眠相关障碍。患者表现为多梦,有的噩梦不断,不时惊醒。此外,睡眠窒息、夜间呼吸暂停综合征也是导致睡眠觉醒次数增多的常见原因,常被患者忽视。

（4）药物不良反应。许多药物，如苯丙胺、咖啡因、氨茶碱等药可导致入睡困难，或使原有的失眠加重。突然停用长期服用的镇静药也可引起失眠。

4.失眠评估方法

失眠评估方法包括：病史采集、睡眠日记、量表评估；失眠的临床客观评估；通过主观评价和客观评定老年人的睡眠。

（1）病史采集。

要仔细询问病史，包括具体的睡眠情况、用药史、可能存在的物质依赖情况，心理、环境、不良睡眠习惯、相关疾病和药物，进行体格检查和精神心理状态评估，获取睡眠状况的具体内容，如失眠的表现形式、作息时间、与睡眠相关的症状以及失眠对日间功能的影响等。

①系统回顾明确是否存在神经系统、心血管系统、呼吸系统、消化系统和内分泌系统等疾病，还要排查是否存在其他躯体疾病，如皮肤瘙痒和慢性疼痛等。

②通过问诊明确患者是否存在心境障碍、焦虑障碍、记忆障碍以及其他精神障碍。

③回顾药物或物质应用史，特别是抗抑郁药、中枢兴奋性药物、镇痛药、镇静药、茶碱类药、类固醇以及酒精等，有无精神活性物质滥用史。

④回顾过去2~4周内总体睡眠状况，包括就寝时间；入睡潜伏期（上床开始睡觉到入睡的时间）；入睡持续时间，是否有情绪、疲劳、疾病、饮食影响；睡眠深度，是否容易唤醒，觉醒次数、持续时间和原因；每天需要的睡眠时间；午睡时间；睡眠习惯，对光线、温度的要求，睡前需要等；睡眠中是否有打鼾、梦游、说梦话、夜惊、做噩梦等；睡眠效果，白天精力是否充足；睡前是否需要服用安眠药及其种类和剂量。需要注意，在询问睡眠时间的各项参数时应取平均估计值，不宜将一个晚上的睡眠状况和体验作为诊断依据。

（2）睡眠日记。

由患者本人或家人协助完成为期2周的睡眠日记：记录每日上床时间，估计睡眠潜伏期；记录夜间觉醒次数以及每次觉醒的时间；记录从上床开始到起床之间的总卧床时间，根据早晨觉醒时间估计实际睡眠时间，计算睡眠效率值（见上）；记录夜间异常呼吸、行为和运动等；记录日间精力与社会功能受影响程度的自我体验；记录午休情况、日间用药和饮料品种。

（3）睡眠质量的量表工具。

失眠评估常用的相关量表有：失眠症严重指数（insomnia severity index, ISI）量表，匹兹堡睡眠质量指数（pittsburgh sleep quality index, PSQI）量表，广泛焦虑量表、状态特质焦虑问卷、Epworth思睡量表（Epworth sleepiness scale, ESS）。ISI是

由7个问题组成的自评量表,较多用于失眠筛查、评估失眠的治疗反应,适用于评价2周内的睡眠情况。ISI量表评分的结果解读:总分范围是0~28分;0~7分,没有临床上显著的失眠症;8~14分,轻度失眠症;15~21分,中度失眠症;22~28分,重度失眠症。ISI量表,见表3.1。

表3.1　失眠症严重指数量表

序号	题目	答案				
		无	轻度	中度	重度	极重度
1	入睡困难	0	1	2	3	4
2	睡眠维持困难	0	1	2	3	4
3	早醒	0	1	2	3	4
4	对您目前的睡眠模式满意/不满意程度如何?	0 非常满意	1 满意	2 不太满意	3 不满意	4 非常不满意
5	您认为您的失眠在多大程度上影响了您的日常功能?	0	1	2	3	4
6	您的失眠问题影响了你的生活质量,您觉得在别人眼中您的失眠情况如何?	0	1	2	3	4
7	您对目前的睡眠问题的担心/痛苦程度如何?	0	1	2	3	4
总分:						

注:对于以上问题,请您圈出近1个月以来最符合您的睡眠情况的数字。

(4)睡眠的客观评定。

有监测睡眠多导图、14导睡眠–觉醒节律图等的仪器。多导睡眠图监测和多次睡眠潜伏期检查对常见的临床睡眠障碍疾患的评估具有重要作用。体动记录仪用于鉴别昼夜节律失调性睡眠觉醒障碍;也可在无多导睡眠图条件时作为替代手段,评估患者夜间总睡眠时间和睡眠模式。

（三）睡眠健康管理与干预

1.睡眠健康管理与干预的总体目标

(1)改善睡眠质量和(或)增加有效睡眠时间。

(2)恢复日间社会功能,提高生活质量。

(3)防止短期失眠转化成慢性失眠。

(4)减少与失眠相关的躯体疾患或与精神疾患的共病风险。

(5)尽可能避免包括药物在内的各种干预方式带来的负面效应。

2.干预措施

睡眠障碍的患者应制订作息表,建立良好的睡眠习惯,放松心情,促进睡眠。老年失眠患者应首选非药物治疗,如睡眠卫生教育,尤其是认知行为治疗。后者能缓解失眠,提升睡眠质量,缩短睡眠潜伏期,减少入睡后觉醒,提高睡眠效率,并且无不良反应。

(1)创建良好的睡眠环境。

应为老年人创造一个安静、清洁、空气新鲜、温度适宜、光线幽暗、柔和、有床铺等睡具舒适的睡眠环境。

·室温与光线:①根据老年人的要求和习惯,关闭门窗,调节室内温度:夏季适宜的温度25~28℃,冬季18~22℃,相对湿度50%~60%;②拉上窗帘(最好是深色)遮挡室外光线,关闭照明灯,可根据需要打开洗手间灯,创造舒适、安静、光线暗淡的睡眠环境。

·通风换气:老年人入睡前1h,将卧室的门和窗户打开,保持室内空气流通和新鲜,一般通风时间为20min;通风后,根据季节关闭或开启门窗。

·保持良好环境:保持环境安静,没有噪音;各种护理工作应尽量集中在白天,不要在睡眠时间进行。要做到"四轻",即说话轻、走路轻、关门轻、操作轻。

(2)养成良好的睡眠习惯。

因人而异,指导和促进老年人的正常睡眠。帮助老年人纠正不良的睡眠习惯。

①根据人体生物节律,调整作息时间,合理安排日间活动。白天应适当锻炼,避免在非睡眠时间卧床;晚间固定就寝时间和卧室,保证所需的睡眠时间,不熬夜。

②睡前可以进食少量易消化的食物或热饮料,防止饥饿影响睡眠;但应避免饮用咖啡、浓茶、可乐以及含酒精的刺激性饮料,或摄入大量不易消化的食物。

③睡前可以根据个人爱好,选择短时间阅读、听音乐或做放松操等方式促进睡眠;视听内容要轻松、柔和,避免强烈刺激。

(3)满足患者身体舒适的需求。

只有在舒适和放松的前提下,才能保持正常的睡眠。

·做好睡前洗漱照料:主动协助老年人做好睡前个人卫生,如清洁口腔、洗脸、洗手、排空大小便、清洁会阴部和臀部等,确保其身体清爽、温暖和舒适。

·整理床单位:①铺好被窝,拍松枕头,枕高以6~9cm为宜;②根据季节增减被子,被窝内适宜温度为32~34℃;用热水袋时,应睡前取出,以防烫伤。

·保持良好的睡眠姿势:①睡眠姿势与睡眠效果有关。右侧卧位时,全身自然放松,呼吸舒畅,心脏不受压迫,睡眠安稳、舒适,容易消除疲劳。俯卧位时压迫胸部,使呼吸不畅;仰卧位易使手置于胸前,压住心窝,容易做噩梦;左侧卧位也容易压迫心脏和胃,并可听到心音,影响入睡。对腰腿痛的患者采取舒适的卧位,按摩受压部位,以减轻疼痛。冬天切不可用被子蒙头睡,因大量吸入自己呼出的二氧化碳,而又缺乏必要的氧气补充,对身体极为不利。②及时解除和控制老年人身体的不适,如疼痛、气喘、胸闷、瘙痒等,发现异常时立即报告医生。注意检查身体各部位引流管、伤口、敷料、牵引等,若引起患者不舒适,及时给予处理。

·老年人枕头的选择:老年人颈椎病发病率高,枕头高低、软硬要适中,以免加重病情。颈部有着一定的自然弯曲度,高枕会加大颈部的弯曲度,使它处于前屈位,并使颈后部肌肉牵拉过紧。因此,枕头合适高度为6~9cm,即人的颈至肩外侧的宽度。

·老年人睡醒起床时动作要缓慢。在清晨及夜间醒后,不宜立即起床,应在床上坐片刻,然后再下床活动,同时动作要缓慢,以免引起体位性低血压。

(4)心理干预。

①交流沟通。

减轻患者的心理压力。轻松愉快的心情有助于睡眠。应密切观察老年人的情绪变化,通过与老年人谈心、倾听其诉说、多陪伴等多种方式,尤其鼓励其亲属多关心老年人,给予理解和安慰,缓解其心理压力,促进睡眠。当患者感到焦虑、不安或失望时,不要强迫其入睡,这样会加重原有的失眠。如果患者入睡困难,护士应尽量转移患者对失眠问题的注意力,指导患者做一些放松的活动,如自我肌肉放松练习来促进睡眠。

②放松方法。

利用放松方法缓解应激、紧张和焦虑症状引起的失眠,降低卧床时的警觉性及减少夜间觉醒。其技巧训练主要包括渐进性肌肉放松,指导性想象和腹式呼吸训练。训练初期应在专业人员指导下进行;环境要求整洁、安静;接受放松训练后应坚持每天练习2~3次。

③刺激控制疗法。

刺激控制疗法可改善睡眠环境与睡意的相互作用,恢复卧床作为诱导睡眠信号的功能,消除由于卧床后迟迟不能入睡而产生的焦虑,使患者易于入睡,重建睡眠觉醒生物节律。具体内容:①只在有睡意时才上床;②如果卧床20min不能入睡,应起床离开卧室,可从事一些简单活动,等有睡意时再返回卧室睡觉;③不要在床上做与睡眠无关的活动,如进食、看电视、听收音机及思考复杂问题等;④不管何时入睡,应保持规律的起床时间;⑤避免日间小睡。

④睡眠限制疗法。

睡眠限制疗法通过缩短卧床清醒时间,增加入睡驱动能力以提高睡眠效率。

⑤认知治疗。

改变患者对失眠的认知偏差,改变对于睡眠问题的非理性信念和态度。基本内容:保持合理的睡眠期望,不要把所有的问题都归咎于失眠;保持自然入睡,避免过度主观的入睡意图,即强行要求入睡;不要过分关注睡眠,不因为数晚没睡好就产生挫败感,培养对失眠影响的耐受性。

(5)药物干预。

如果患者无法依从非药物治疗时,可以考虑就医,遵照医嘱进行药物治疗。右佐匹克隆可以改善老年失眠患者的失眠症状,缓解日间功能障碍,疗效持续3个月无严重不良反应,停药后无反弹。唑吡坦可以缓解老年失眠患者的入睡困难。食欲素受体拮抗剂苏沃雷生可以缩短老年失眠患者的睡眠潜伏期,增加总睡眠时间,减少睡眠后觉醒,耐受良好。褪黑素受体激动剂可以缓解老年失眠患者的入睡困难。褪黑素缓释剂用于55岁以上的失眠患者,可以改善睡眠质量。小剂量(3~6mg/d)多塞平可以降低老年失眠患者的失眠严重指数评分,缩短睡眠潜伏期,增加总睡眠时间,减少入睡后觉醒。老年失眠患者需要严格控制用药剂量,老年人可适当减少安眠药的服用剂量;严密观察药物的不良反应,监测肝肾功能,观察有无跌倒倾向;注意药物依赖性,尽可能短期间断使用,避免长期使用而形成依赖。

3.睡眠健康管理与干预的注意事项

关注老年人使用镇静催眠药物的状况,了解原因,掌握适应证,控制用量,加强心理治疗。对使用安眠药的患者,护理人员必须了解其种类、性能、应用方法、对睡眠的影响及不良反应,并注意用药安全,如睡前上床后给药,避免药物发生作用,造成摔伤等意外。注意观察患者在服药期间的睡眠情况及身心反应,及时报告医师予以处理。应遵医嘱,谨慎使用安眠药,避免长时间使用,产生耐受性和成瘾性。老年失眠患者使用苯二氮䓬类药物时需谨慎,若发生共济失调、意识模糊、幻觉、呼吸抑制时,需立即停药并妥善处理;同时需注意苯二氮䓬类药物引起的肌张力降低,有可能产生跌倒等意外伤害。老年患者用药应从最低有效剂量开始,短期应用或采用间歇疗法,不主张大剂量给药,治疗过程中需密切观察药物不良反应。

4.睡眠健康教育

大部分失眠患者存在不良睡眠习惯,破坏正常的睡眠模式,形成睡眠的错误概念,从而导致失眠。睡眠卫生教育帮助失眠患者认识不良睡眠习惯及其在失眠发生与发展中的重要作用,重塑有助于睡眠的行为习惯。主要内容包括:

(1)睡前4~6h内避免接触咖啡、浓茶或吸烟等兴奋性物质。

(2)睡前不要饮酒,特别是不能利用酒精帮助入睡。

(3)睡前不宜暴饮暴食或进食不易消化的食物,不吃零食。

（4）睡前1h内不做容易引起兴奋的脑力劳动或观看容易引起兴奋的书刊和影视节目。

（5）保持每天一定时间的力所能及的运动或活动,睡前或饭后以散步为宜,睡前3~4h内应避免剧烈运动。

（6）卧室环境应安静、舒适,保持适宜的光线及温度。

（7）保持规律的作息时间,午睡的时间不要太长,以30~60min为宜。

（8）睡前养成良好的个人卫生习惯,如热水泡脚、温水沐浴等。

（9）睡眠时宜穿宽松、柔软的内衣。

（10）指导老年人正确的睡眠姿势。

（11）补充与睡眠有关的各种营养物质,如维生素、微量元素等。

5.失眠的预防措施

做好健康教育,养成良好的睡眠习惯,改善睡眠环境,改变不正确的睡眠习惯,纠正不良的睡眠观念,积极治疗原发病等,积极参加体育锻炼和社会活动。

第二节 老年人健康的社区管理

老年人由于其生理、心理的特点,健康问题较为普遍。开展社区老年健康管理,对常见病、慢性病积极治疗、护理和康复,同时加强对老年人的健康教育,改变不良行为,减少危险因素,加强日常照护,维护和促进老年人健康。

一、管理机构

城市社区以社区医院为枢纽,乡村社区以乡镇卫生院为枢纽,建立个人和家庭健康档案。根据社区诊断,明确社区主要的公共卫生问题及其影响因素,有针对性地实施老年人健康的社区管理。

社区诊断指用定性与定量的调查研究方法,摸清本社区的慢性病的分布情况,找出影响本社区人群的主要健康问题。社区诊断是医学发展的一个标志。传统的生物医学模式,注重临床诊断,即以疾病的诊疗为目的,以个体为对象;流行病学诊断则以群体为对象,以疾病的群体防治为目的;而社区诊断以社区人群及其生产、生活环境为对象,以社区人群健康促进为目的。

二、服务内容

自2009年以来,国家启动实施基本公共卫生服务项目,免费为城乡居民提供建立居民健康档案、健康教育等11类41项服务,社区老年人健康管理是其中内容之一。2011年版的"国家基本公共卫生服务规范"规定了社区老年人健康管理内容、流程、要求及考核指标。

1.服务对象

辖区内65岁及以上常住居民。

2.服务内容

每年为老年人提供1次健康管理服务,包括生活方式和健康状况评估、体格检查、辅助检查与健康指导。

(1)生活方式和健康状况评估:通过问诊及老年人健康状态自评,了解其基本健康状况、体育锻炼、饮食、吸烟、饮酒、慢性疾病常见症状、既往所患疾病、治疗及目前用药和生活自理能力等情况。

(2)体格检查:包括体温、脉搏、呼吸、血压、身高、体重、腰围、皮肤、浅表淋巴结、心脏肺部、腹部等常规体格检查,并对口腔、视力、听力和运动功能等进行初步测量、判断。

(3)辅助检查:包括血常规,尿常规,肝功能(血清谷草转氨酶、血清谷丙转氨酶和总胆红素),肾功能(血清肌酐和血尿素氮),空腹血糖,血脂和心电图检测。

(4)健康指导:根据体检情况,告知健康体检结果并进行相应健康指导。

①对发现已确诊的原发性高血压和2型糖尿病等患者纳入相应的慢性病患者健康管理。

②对体检中发现有异常的老年人,建议定期复查。

③进行健康生活方式以及疫苗接种,骨质疏松预防,跌倒、意外伤害预防和自救等健康指导。

3.基本要求

(1)开展老年人健康管理服务的乡镇卫生院和社区卫生服务中心应当具备服务内容所需的基本设备和条件。

(2)加强与村(居)委会、派出所等相关部门的联系,掌握辖区内老年人口的信息变化。加强宣传,告知服务内容,使更多的老年人愿意接受服务。

(3)每次健康检查后及时登记城乡居民健康档案管理服务规范健康体检表,将相关信息记入健康档案,并将社区老年人健康状况变化做好记录,及时输入电脑。随时与社区医生沟通,让社区医生全面评估和掌握老年人的健康状况,针对性提出适宜的有利于身心健康的各项活动,包括疾病的预防、诊治与康复、健康教育、平衡饮食、提高生活质量和健康水平等。对于已纳入相应慢性病健康管理的老年人,本次健康管理服务可作为一次随访服务。

(4)积极应用中医药方法为老年人提供养生保健、疾病防治等健康指导。

（5）预约65岁及以上居民到乡镇卫生院、村卫生室、社区卫生服务中心（站）接受健康管理。对行动不便、卧床居民可提供预约上门健康检查。

4.考核指标

（1）老年人健康管理率。

$$老年人健康管理率 = \frac{接受健康管理人数}{年内辖区内65岁以上常住居民数} \times 100\%$$

（2）健康体检表完整率。

$$健康体检表完整率 = \frac{抽查填写完整的健康体检表数}{抽查的健康体检表数} \times 100\%$$

三、老年人健康的科普宣传

建立并完善健康科普专家库和资源库，构建健康科普知识发布和传播机制；广播电视设立公益性健康节目和栏目，在时段等给予保障；建立医疗机构和医务人员开展健康教育和健康促进的绩效考核机制；医务人员掌握与岗位相适应的健康科普知识，并在诊疗过程中主动提供指导。鼓励各主要媒体网站和商业网站开设健康科普栏目。针对重点人群、重点健康问题，组织编制相关知识和信息指南，由专业机构向社会发布。构建全媒体健康科普知识发布和传播的机制，加强对健康教育内容的指导和监管，依托专业力量，加强电视、报刊健康栏目和健康医疗广告的审核与监管，以及对互联网新媒体平台健康科普信息的监测、评估和通报。对于出现问题较多的健康信息平台，要依法依规勒令整改，直至关停。建立并完善健康科普"两库、一机制"。建立并完善国家和省级健康科普专家库，开展健康科普活动。建立和完善健康科普资源库，出版、遴选、推介一批健康科普读物和科普材料。对于科学性强、传播效果好的健康信息，予以推广。对于传播范围广、对公众健康危害大的虚假信息，组织专家予以澄清和纠正。

四、医务人员掌握与岗位相适应的健康科普知识

医务人员在诊疗过程中主动提供健康指导。各医疗机构网站要根据其特色设置健康科普专栏，为社区居民提供健康讲座和咨询服务。三级医院要组建健康科普队伍，制订健康科普工作计划，建设微博、微信、新媒体健康科普平台。开发健康教育处方等健康科普材料，定期面向患者举办针对性强的健康知识讲座。完善全科医生、专科医生培养培训课程和教材内容，显著提高家庭医生健康促进与教育必备知识与技能。深入实施中医治未病健康工程，推广普及中医养生保健知识和易于掌握的中医养生保健技术与方法。鼓励健康适龄的公民定期参加无偿献血。

五、发挥政府对老年人健康管理的主导作用

1.建立鼓励医疗卫生机构和医务人员开展健康促进与教育的激励约束机制

调动广大医务人员参加健康促进与教育工作的积极性。将健康促进与教育工作纳入各级各类医疗机构绩效考核,纳入医务人员职称评定和绩效考核。完善医保支付政策,鼓励基层医疗机构和家庭签约医生团队开展健康管理服务。鼓励和引导个人践行健康生活方式,加强个人健康管理。

2.鼓励、扶持各级广播电台、电视台在条件成熟的情况下开办优质健康科普节目

各级广播电台、电视台对公益性健康节目和栏目,在时段等给予保障,继续办好现有数字付费电视健康频道。报刊要推出一批健康专栏。运用"两微一端"(微信、微博、移动客户端)以及短视频等新媒体,推动"互联网+精准健康科普"。

3.动员更多的社会力量参与健康知识普及工作

鼓励卫生健康行业学会、协会组织专家开展多种形式的、面向公众的健康科普活动和面向机构的培训工作。各社区和单位要将居民和职工的健康知识普及作为一项重要工作,结合居民和职工的主要健康问题,组织健康讲座。加强贫困地区人口的健康素养促进工作。

4.开发推广健康适宜技术和支持工具

发挥市场机制作用,鼓励研发推广健康管理类人工智能和可穿戴设备,充分利用互联网技术,在保护个人隐私的前提下,对健康状态进行实时、连续监测,实现在线实时管理、预警和行为干预。运用健康大数据,提高大众自我健康管理能力。

5.开展健康促进县(区)建设,着力提升居民健康素养

国家每年选择一个与群众密切相关的健康主题,开展"健康中国行"宣传教育活动。开展"中医中药中国行"活动,推动中医药健康文化普及,传播中医养生保健知识。推进全民健康生活方式行动,强化家庭和高危个体健康生活方式指导与干预。

第三节　职业健康管理服务

健康管理就是基于个人健康档案基础上的个体化健康事务管理服务,它是建立在现代营养学和信息化管理技术模式上。健康管理多由专业健康管理公司所提供。健康管理公司和医疗机构为合作关系。专业健康管理公司对个人和群体的健康状况、生活方式与疾病风险等进行评估,提供具有针对性的健康指导、健康教育、健康服务,倡导行之有效的健康生活方式。随着医疗体制改革的深入,将来我国社区医疗机构与健康管理公司可能共同担当健康管理的职责。目前,传统的临床医疗卫生专业人员,已不能满足人们日益发展的健康保障服务需求。健康管理成为一个独立职业就显得很有必要,为此,国家需要培养大批全科医生及健康教育和健康管理专家。

 ## 一、健康档案管理

健康档案指居民身心健康,包括正常的健康状况、亚健康的疾病预防,健康促进,疾病诊疗等过程的规范、科学记录。以居民个人健康为核心,贯穿其整个生命过程,涵盖各种健康相关因素,多渠道动态收集信息资源,满足居民自身需求和健康管理需求。1968年,由美国 Weed 等提出"以问题为导向的健康档案记录方式",其优点是个体的健康问题简明,重点突出,条理清楚,便于计算机数据处理和管理等,已成为建立居民健康档案的基本方法。

 ## 二、健康体检管理

在老年人知情选择的情况下,每年进行1次老年人健康管理,内容包括健康体检、健康咨询和健康干预等。生活方式评估包括体育锻炼、静态行为、吸烟及饮酒情况、职业暴露情况和各种慢性疾病常见症状与既往所患疾病、治疗情况及目前用药等。

(一)体格检查

体格检查包括体温、脉搏、呼吸、血压、体重、腰围、臀围、皮肤、淋巴结、心脏、肺部、腹部等检查以及视力、听力和活动能力的一般检查。

(二)辅助检查

每年检查1次空腹血糖和血脂。有条件的地区建议增加血常规、尿常规、血钾、血钠、大便潜血、糖化血红蛋白、B超、眼底检查、肝肾功能、心电图检查等以及认知功能和情感状态的初筛检查。女性应增加乳腺、妇科检查。

 ## 三、健康评估管理

健康评估,包括健康生理评测、健康心理评测,是健康服务中的重要一环,即通过收集与跟踪个人身体健康状况的各种信息,利用预测模型来确定参加者目前的健康状况及发展趋势,将根据疾病评估结果,针对健康危险因素为个人提供保持和改善健康的方法。帮助降低个人患慢性病的危险性,维持与个体年龄一致的良好状态,使参检者能健康幸福地生活。

四、健康风险分析与评估管理

（一）健康风险因素

健康风险因素是指来自于社会的对健康有影响的、与疾病发生和死亡相关的那些诱发因素。这一定义是现代社会医学对传统病因观的自然延伸和完善。健康危险因素评价（health risk factors appraisal）是研究危险因素与慢性病发病及死亡之间数量依存关系及其规律性的一种技术方法。它研究人们在生产环境、生活方式和医疗卫生服务中存在的各种危险因素对疾病发生与发展的影响程度，通过改变生产和生活环境，改变不良生活方式，降低危险因素的作用，延长寿命。

（二）健康风险评估的种类与方法

从不同的角度出发，健康风险评估可有多种分类。如按应用的领域区分，健康风险评估可分为：①临床评估，包括体检、门诊、入院、治疗评估等；②健康过程及结果评估，包括健康状态评估、患病危险性评估、疾病并发症评估及预后评估等；③生活方式及健康行为评估，包括膳食、运动等的习惯评估；④公共卫生监测与人群健康评估，从人群的角度进行环境、食品安全、职业卫生等方面的健康评估。

从评估功能的角度，常见的健康风险评估种类及方法如下：

1.一般性的健康风险评估

通过问卷、危险度计算和评估报告3个基本模块进行健康风险评估（health risk appraisal，HRA）。

2.疾病风险评估

疾病风险评估的目的区别于一般的健康风险评估，疾病风险评估指的是对特定疾病患病风险的评估（disease specific health assessment）。

（三）健康风险评估的原理与技术

健康风险评估包括3个基本模块：问卷、危险度计算、评估报告。今天，绝大多数健康风险评估已计算机化。

1.问卷

问卷是进行信息收集的一个重要手段。根据评估重点与目的的不同，所需的信息会有所差别。问卷的主要内容包括：①生理、生化数据，如身高、体重、血压、血脂等；②生活方式数据，如吸烟、膳食与运动习惯等；③个人或家族健康史；④其他危险因素，如精神压力；⑤态度和知识方面的信息。

2.风险的计算

健康风险评价是估计个人会不会在一定时间内发生某种疾病或健康。常用的健康风险评价一般以死亡危险为结果。由于技术的发展及健康管理需求，现已逐步扩展到以疾病为基础的危险性评价;便于受检者认识危险因素及其作用,并能及早预防和就医,减少费用。

在疾病危险性评价及预防方面一般有两种方法。第一种是建立在单一危险因素与发病率的基础上,将这些单一因素与发病率的关系以相对危险性来表示其强度,得到的各相关因素的加权分数即为患病的危险性。由于这种方案简单实用,不需要大量的数据分析,是健康管理发展早期的主要危险性评价方法。比较典型的有美国卡特中心(Carter Center)及美国糖尿病协会的评价方法。

第二种方法是建立在多因素树立分析基础上,即采用统计学概率理论的方法来得出患病危险性与危险因素之间的关系模型。为了能包括更多的危险因素,并提高评价的准确性,这种以数据为基础的模型在近几年有了很大的发展。所采取的数理手段,除常见的多元回归外,还有基于模糊数学的神经网络方法及基于蒙特卡罗(Monte Carlo)方法,也称为计算机随机模拟方法,是一种基于"随机数"的模型计算方法。其典型代表是Framingham的冠心病模型,它建立在前瞻性研究的基础上,应用广泛。

（四）健康风险评估报告与干预

健康风险评估报告的种类和各种报告的组合千差万别。评估报告包括一份受评估者个人的报告和一份总结了所有受评估者情况的人群报告。同时,个人报告一般包括健康风险评估的结果和健康教育信息。人群报告则一般包括对受评估群体的人口学特征概述、健康危险因素总结、建议的干预措施和方法等。互联网具有受众广、更新快、可及性强等特点,通过网络发布教育信息将成为一种重要的教育形式。

告知居民健康体检结果,并进行相应干预。将发现已确诊的原发性高血压和2型糖尿病等患者纳入相应的慢性病患者健康管理;对存在危险因素且未纳入其他疾病健康管理的居民建议定期复查,指导护理等工作;告知居民进行下一次健康检查的时间。筛查出患有特定疾病的个体,引入需求管理或疾病管理。对所有老年居民进行慢性病危险因素、疫苗接种、骨质疏松预防及防跌倒措施、意外伤害和自救等健康指导。

五、老年健康管理的其他内容

由健康管理专业人才进行老年人的生活方式管理、亚临床管理、疾病管理、健康需求管理、健康知识管理、动态跟踪管理。但是目前,从事健康管理的医师、专家大多数是从临床医学专业转化而来,从事健康管理工作的多数人员未接受过专业培训,亟待专业培训以提高业务水平。健康管理行业对同时具备预防医学、养生保健医学、临床医学知识的综合型高素质健康管理师和专家的需求,较为迫切。

六、健康管理公司或各医院独立设立的健康管理科室

健康管理对于我国来说还是一个新事物,我国第一家以健康管理注册的公司出现在2001年,现在这类公司已形成一定规模。

健康管理发展模式还有待探索。现在,我国健康管理的发展模式主要有几种。一是经营型健康管理实体;二是作为资源共享型的健康管理咨询公司;三是一些保健品公司兼做健康管理;四是较大医院的保健科室对特定人群进行健康管理;五是医学社会团体与保健企业共同联合进行健康管理;六是以社区为单位健康管理模式正式启动。

健康管理公司提供个人健康管理服务,附带体检服务,推出各种组合式的健康管理计划套餐,例如"健康A套餐""健康B套餐"。健康管理公司用广告宣传,在合作医院驻点人员,利用医院提供的场地建立专门的工作室,推销健康管理产品,拓展健康管理市场,形成系统化的健康服务。

计算机管理健康服务平台,实现健康信息采集、疾病风险评估和健康指导干预的全信息化模式的互联网健康服务平台。每一位注册会员都可以拥有免费的个人健康主页,享受包括信息采集、健康测评、风险评估、健康指导和风险因素干预在内的健康服务。

健康服务平台包括:客户接触子系统、信息处理子系统、接口处理子系统。客户接触子系统实现用户的注册、登陆鉴权、信息录入维护、定制信息推送、服务推介、健康咨询服务、健康测试、养生保健、专栏资讯服务、商城服务、论坛服务、账户充值查询、积分消费及信息查询等功能。信息处理子系统实现信息的存储、分析、抽取、完成客户健康信息的再造,客服系统接入、业务平台接入、银联接入、医疗机构接入与会员俱乐部、诊疗传感等接口接入功能。

健康管理公司的职业性健康管理,详见本书第十六章。

(诸葛毅)

第四章

老年营养与膳食管理

老年人是一个特殊的群体,与青年人相比,老年人的咀嚼功能、胃肠道消化吸收利用率都在下降、各种酶激素水平发生异常,瘦体组织减少,肌肉萎缩,体成分发生改变,视觉、味觉等感知能力下降。随着年龄的增加,老年人营养不良和慢性病发生风险也逐渐增加。根据老年人的生理特点和营养状况,应用营养基础知识和膳食管理技能,正确指导老年人管理营养与膳食,有助于维护健康。

第一节 营养概述与老年营养需求

 一、营养概述

(一)营养素

营养是指人体摄取、消化、吸收、利用食物或营养素的过程。

营养素是食物提供机体能量和生理活动所需要的必需物质,是维持正常生命活动所必需摄入的食物成分,人体需要的营养物质有七大类:碳水化合物、蛋白质、脂肪、矿物质、维生素、水、膳食纤维。根据人体对各种营养素的需要量或体内含量多少,可将营养素分为宏量营养素和微量营养素,人体需要量较大的营养素称为宏量营养素,包括碳水化合物、脂类和蛋白质、水。碳水化合物、脂类和蛋白质经体内氧化后均可以释放能量,故又称为产能营养素。人体需要量较少的营养素称为微量营养素,包括矿物质和维生素。矿物质又可分为常量元素和微量元素,含量大于体重0.01%者称为常量元素,而小于体重0.01%者称为微量元素。维生素则可根据溶解性分为脂溶性维生素和水溶性维生素:维生素A、D、E、K属于脂溶性维生素,它们不溶于水而溶于有机溶剂中,在食物中与脂肪共存,其吸收利用与脂肪有着密切关系,摄入过多时易在体内蓄积中毒;水溶性维生素溶于水,其代谢产物可能经尿、汗液等排出体外,摄入过多时不易出现中毒表现。维生素缺乏或过多,都可以干扰其他营养素的代谢。

(二)能 量

能量是生命活动的基础,一切生命活动都需要能量。产能营养素碳水化合物、脂肪、蛋白质在体内代谢产生能量外,还有各自所特有的生理功能。

1.能量的单位换算

能量又称为热能、热量或热卡。维持体温恒定、生长发育、各种生理和体力活动正常进行都必须从外界获取一定的物质和能量。

通常,人们对人体摄取和消耗能量的多少都是以能量单位来表示。国际上通用单位有2种:一种是焦耳(J)或千焦(kJ),另一种是习惯使用单位——卡(cal)或千卡(kcal)。

换算关系:1千卡(kcal)=4.184千焦耳(kJ);1千焦耳(kJ)=0.239千卡。

能量系数为1g碳水化合物、1g脂肪,1g蛋白质在体内氧化产生的能量值,它们分别为4kcal、9kcal和4kcal。由于吸收不完全,消化率也不同,在体内也不能完全氧化,特别是蛋白质,还生成尿酸、肌酐等不能分解的含氮物质,并经尿排出;所以,产能营养素在体内与体外所产生的能量值有所不同。

2.能量需要量的确定

能量的摄入量应根据个体的需要量来确定,并遵守能量平衡原则。如果能量摄入过多,剩余的能量会以脂肪的形式储存在体内,导致肥胖及高血脂、痛风、糖尿病、脂肪肝等代谢性疾病。能量不足则不能满足机体需要,机体会动用自身的糖原、蛋白质储备甚至消耗自身组织来满足生命活动的需要,导致营养不良,表现为体重下降、消瘦、乏力、精神不振、皮肤干燥、水肿、免疫力下降等。

能量需要量是确定产能营养素需要量的前提,根据消耗来评估人体能量的需要量,成年人消耗量由基础代谢、体力活动和食物热效应组成;如婴幼儿、儿童、青少年还应包括生长发育的需要;孕妇、哺乳期妇女及疾病康复群体还要考虑额外需要增加的能量;而老年人因代谢下降和活动量减少,能量需要量下降。

(1)基础代谢能量消耗(basal metabolic energy expenditure,BEE)。

基础代谢是指在室温18~25℃,身体完全放松,清醒静卧时,维持生命活动所需的最低能量消耗。

基础代谢所需能量占总能量50%~60%,影响基础代谢因素很多:体表面积和体型,体表面积越大,散发的能量就越多,在同等体重者中瘦高者的基础代谢较矮胖者的高;肌肉组织越多,基础代谢水平也越高;男女的基础代谢不同,女性比男性低5%~10%;同时与环境温度、种族、营养状态、疾病、内分泌等有关。甲状腺激素水平影响基础代谢,禁食以及饥饿时基础代谢会相应减少。随着年龄增加,基础代谢随之下降:60~70岁老年人比青年时期约减少20%,70岁以上老年人约减少30%。

(2)体力活动能量消耗。

除了基础代谢外,体力活动是人体热能消耗的主要因素,约占总能量消耗的15%~30%。与活动强度、时间长短、动作的熟练程度、活动时的环境温度等有关。体脂和肌肉的含量也是影响因素之一,肌肉越发达者,活动时消耗的能量越多。

根据能量消耗水平,通常将体力活动分为5个等级;老年人的活动量一般为1~3级。

①极轻体力活动:以站立或坐姿为主的活动,如开会、打字、打牌、听音乐,绘画等。

②轻体力活动:指在水平面上行走移动,速度在4~5km/h,如打扫卫生、洗衣服、洗碗、看护小孩、教师授课、办公室工作等。

③中体力活动:指在水平面上行走移动,速度在5.5~6.5km/h,如学生日常活动、除草、负重行走、慢跑、打网球、滑雪、跳舞、骑自行车等。

④重体力活动:包括负重爬山、伐木、攀岩、手工挖掘、打篮球、搬重物、登山、踢足球等。

⑤极重体力活动:运动员等高强度职业训练或世界级比赛、快到极限节律的极强活动等。

(3)食物的特殊动力作用(special dynamic activity of food,SDA)。

食物在体内发生的一系列变化,如消化、吸收、利用以及营养素和其代谢产物之间的相互转化,需要额外消耗一部分能量,称为食物的特殊动力作用,也称食物热效应(thermal effect of food,TEF)。蛋白质热效应最高,达30%;脂肪最低,为4%~5%;糖类为5%~6%。一般混合膳食约为10%。吃得速度越快,则食物热效应越高。

(4)生长发育的能量需要。

婴幼儿、儿童的生长发育需要更多能量。孕妇、哺乳等也需额外补充能量。

二、老年人营养需求

(一)能量需求

1.能量需要量

根据中国营养学会修订的中国居民膳食营养素参考摄入量(dietary nutrient reference intake of Chinese residents),中老年人的能量摄入量随着增龄而下降,应防止过多能量摄入而导致慢性病。表4.1为中老年人所需能量摄入量。

表4.1　中老年人所需能量摄入量

人群	能量摄入量(kcal)	
	男	女
50~64岁	2100	1750
65~79岁	2050	1700
80岁以上	1900	1500

此外,因身体状况不同,体力活动有很大的差别。应根据个体情况决定能量需要量,从而满足维持理想体重和保证正常的体力活动需求。

可以根据理想体重和体力活动来计算老年人的能量需要。

理想体重(kg)=身高(cm)-105。理想体重在±10%范围之内属于正常,>10%为超重,>20%为肥胖,<10%为消瘦。

如有运动或体力劳动或消瘦的,可适当增加供给量;肥胖、活动量少的,可适当减少能量摄入,主要减少碳水化合物和脂肪摄入;而要确保足够的蛋白质、矿物质、维生素等摄入量。

2.能量的食物来源

碳水化合物、脂类和蛋白质是提供人体能量的三大产能营养素,也称营养素,其占总能量的理想比值:糖类(碳水化合物)50%~65%,脂肪20%~25%,蛋白质10%~15%。人体所需能量和各种营养素之间应保持一定的平衡关系。

(二)蛋白质

蛋白质约占体重的20%,是一切生命的基础,是人体生长发育、更新和修复组织细胞的最重要的原料,机体所有的重要组成部分都需要蛋白质参与。此外,蛋白质还构成各种酶、激素和抗体,参与物质代谢,调节生理功能,提高免疫力等。食物来源的蛋白质分三种:完全蛋白质,又称优质蛋白质,如鱼、肉、蛋、奶等,其氨基酸种类齐全,数量充足,比例适当,所含氨基酸接近人体的需要,故其生物效价高;另两种为半完全蛋白质和不完全蛋白质。

老年人的分解代谢大于合成代谢,蛋白质的合成能力下降,所以需要足够多的优质蛋白质来补充组织蛋白质的消耗。老年人的蛋白质需要量:男性65g/d,女性55g/d,其中优质蛋白质要达到1/3以上。如有严重疾病或创伤患者,还可提高优质蛋白质比例。

老年人的消化功能和肝肾功能下降,摄入过量蛋白质可导致消化不良,或加重肝肾负担。

(三)脂　肪

食物中的脂肪可以促进脂溶性维生素的吸收,提供热量,是人体不可缺少的营养素。此外,还可以改善菜肴风味。但脂肪摄入过多,可引起肥胖、高脂血症、高尿酸血症、动脉粥样硬化及冠心病等。老年人脂肪摄入量以占总热能的20%～25%为宜,控制在1g/(kg·d)以下。不饱和脂肪酸可以促进脂肪代谢,有助于降低血甘油三酯和低密度脂蛋白浓度。每天烹调油20～25g,尽量少食动物油脂。

(四)碳水化合物

碳水化合物是膳食能量供给的主要成分。随着增龄,乳糖脱氢酶活力下降,胰岛萎缩,功能下降,胰岛素分泌减少,糖耐量降低;体细胞对胰岛素的敏感性下降,出现胰岛素抵抗,血糖升高。老年人不宜摄入过多的碳水化合物。

每日碳水化合物占总能量的50%~65%;其中精制糖的比例不超过10%,即不超过50g。粗粮、蔬菜、水果等富含膳食纤维,可促进肠道蠕动,改善肠道功能,预防便秘。保证每天膳食纤维摄入量达25g。

(五)维生素

维生素的需求量虽少,却是维持人体正常生理功能所必需的一类化合物。维生素具有一定的延缓衰老作用。摄食减少、吸收功能下降和疾病等影响维生素的摄取、吸收和利用,老年人易患维生素缺乏症,容易缺乏维生素 D、维生素 A、维生素 B_1、维生素 B_2 和维生素 C 等。

1.维生素 D

老年人室外活动减少,缺少充足的阳光照射;加上肝肾功能转化 $1-25(OH)D_3$ 能力下降,易出现维生素 D 缺乏,影响钙、磷吸收,导致骨质疏松症、全身疼痛及身高缩短。维生素 D 还有助于增强免疫系统,预防高血压和自身免疫紊乱等,可能具有预防癌症作用。

2.维生素 A

维生素 A 具有维持正常视力,机体免疫功能,稳定各种细胞膜,促进上皮细胞组织生长功能作用。如果摄入不足或脂肪吸收不良,可引起维生素 A 缺乏,导致机能衰退加速,免疫功能下降。推荐维生素 A 含量为 $800\mu g/d$。动物的肝脏富含维生素 A,红黄色和深绿色的果蔬富含维生素 A 原,如胡萝卜、菠菜、空心菜、芹菜叶等。β-胡萝卜素可在小肠黏膜转化为维生素 A。建议老年人多食用上述水果及蔬菜。

3.维生素 B_1

维生素 B_1 是羧化酶、转羟乙醛酶等组成成分,在糖类及能量代谢中有着重要作用,可促进肠蠕动,维持神经、肌肉特别是心肌的正常功能。主要在空肠和回肠吸收。老年人吸收、利用维生素 B_1 能力降低,容易导致维生素 B_1 缺乏。富含维生素

B_1食物有瘦肉、全谷类、豆类、坚果等。推荐维生素B_1含量为男性1.4mg/d,女性1.2mg/d。

4. 维生素B_2

维生素B_2是许多辅酶的组成部分,参与机体组织呼吸过程,维持皮肤、组织黏膜健康和参与蛋白质、糖类、脂肪的代谢。缺乏维生素B_2可出现口角炎、地图舌、脂溢性皮炎、阴囊皮炎、角膜血管增生及畏光等症状。菌菇类、酵母、蛋类、肉类及绿色蔬菜富含维生素B_2。推荐维生素B_2含量为男性1.4mg/d,女性1.2mg/d。

5. 维生素C

维生素C具有增强机体免疫力、抗氧化、防止自由基损伤、抗衰老、保持毛细血管弹性、防止血管硬化及降低胆固醇等作用。维生素C易溶于水,在烹调加热及储存过程中容易被破坏。新鲜绿叶蔬菜和水果富含维生素C,如柿子椒、油菜、芥菜、西兰花、苦瓜、雪里蕻、山楂、柑、柠檬、猕猴桃、鲜枣等。推荐维生素C含量为100mg/d。

第二节 老年膳食要点

老年人的营养需求与成年人相似,平衡膳食模式能最大限度满足老年人的营养和健康需求。因此,《中国居民膳食指南》的一般人群膳食指南同样适合于老年人。

 ## 一、《中国居民膳食指南》

1. 一般人群膳食指南

推荐一:食物多样,谷类为主。

推荐二:吃动平衡,健康体重。

推荐三:多吃蔬果、奶类、大豆。

推荐四:适量吃鱼、禽、蛋、瘦肉。

推荐五:少盐少油,控糖限酒。

推荐六:杜绝浪费,兴新食尚。

2. 补充推荐

根据我国的饮食结构和老年人的特点,在《中国居民膳食指南》的基础上作了4个关键性补充:少量多餐细软,预防营养缺乏;主动足量饮水,积极户外活动;延缓肌肉衰减,维持适宜体重;摄入充足食物,鼓励陪伴进餐。

二、实践应用解读

为了帮助老年人更好地将膳食原则应用于日常膳食实践中，根据老年人特点和具体实践过程中的一些问题作详细解读。

1.少量多餐，制作细软，细嚼慢咽

与普通人群相比，老年人在能量、营养素摄入及食物种类、形态、数量上都有特殊的需求。多数老年人牙齿缺损，咀嚼和消化能力下降，味觉和视觉等感知迟钝等，严重影响食物的摄取、消化、吸收和利用，容易出现营养不良、贫血、骨质疏松及消瘦等。因此，老年人的膳食应合理设计，营养精准。在食物制作和搭配上要适当改变质地和结构，制作细软、干稀结合，有利于咀嚼、吞咽。老年人应少量多餐，细嚼慢咽。有吞咽咀嚼困难的可选择软食或半流质、流质；有营养素缺乏的选择适合的强化食品、膳食补充剂或特殊医学用途的配方食品。

2.主动足量饮水

老年人对缺水的耐受性下降，可影响健康。同时对缺水的反应迟钝，口渴不明显。老年人应少量多次主动饮水，每天饮水量要达到1500~1700mL，首选温白开水。对于心、肾等功能衰竭，水代谢障碍，需视病情和尿量而决定饮水量。

3.食物丰富，合理均衡

自然界的食物丰富多彩，各种食物有各自不同的营养成分。只有由多种食物组成的平衡饮食，才能满足人体的需要。老年人特别是高龄老年人，常常因食物摄入不足或利用率下降而出现营养不良。有必要加餐，即在二餐正餐之间加餐。每天膳食包括谷薯类、蔬菜水果、畜禽鱼蛋奶类、大豆坚果类等；建议每天摄入不少于12种；每周在25种以上。早餐1~2种以上主食，1个鸡蛋、1杯奶，另加蔬菜水果；中晚餐主食，应粗细搭配；约125g荤菜和400g蔬菜，各2个品种以上；外加1份豆制品。食物温度适宜。提倡多吃新鲜食物，减少腌制品摄入量，控制食盐摄入量。

4.保证优质蛋白质、钙的摄入，预防骨质疏松和肌肉衰减

蛋白质不仅维持老年人机体的正常代谢，而且关系到骨骼健康和骨骼肌的数量与功能。钙摄入不足与骨质疏松发生和发展有着密切关系。

奶类含有丰富的优质蛋白质和钙，其中维生素D、乳糖、氨基酸及良好的钙磷比例，均有利于钙的吸收和利用。建议每天摄入300mL鲜奶或相当量的奶制品。喝奶后如出现腹胀、腹泻、腹痛，要考虑乳糖不耐受，可选用低乳糖配方奶或舒化奶；有慢性代谢性疾病者选择低脂或脱脂奶。

动物性食物是优质蛋白质的良好来源，如鱼、贝壳类、禽畜肉等。大豆类及制品也是不可或缺的优质蛋白质、高钙食物。

5.积极户外活动,保持适宜体重

详见有关章节。

6.合理利用营养强化食品及特殊医学用途配方食品

能量摄入不足需要量80%的老年人,应考虑选择适合其营养强化食品、特殊医学用途配方食品及膳食补充剂,并在营养师的指导下进行,定期进行营养评估。

第三节　保健食品与绿色食品

保健食品具有一定的调节机体功能、预防疾病的功效。正确选择保健食品有利于满足补充营养、改善体质的需求。

 一、保健食品

保健食品亦称功能性食品,是一个特定的食品种类。根据《保健食品注册与备案管理办法》,保健食品是指具有特定保健功能或者以补充维生素、矿物质为目的的食品,即适宜于特定人群食用,具有调节机体功能,不以治疗疾病为目的,并且对人体不产生任何急性、亚急性或者慢性危害的食品。

（一）保健食品的功能

保健食品首先是食品,具备食品一般的特征,还具有保健的功能;但不以治疗疾病为目的。保健食品是由功效成分和营养素或主要由营养素构成;既可以是传统食品,也可以是胶囊、片剂等。保健功能必须明确、具体、有针对性,并经科学验证的。

2016年国家食品药品监督管理局列出27项保健食品的申报功能,详见表4.2。

表4.2　保健食品的申报功能27项

序号	申报功能
1	增强免疫力
2	辅助降血脂
3	辅助降血糖
4	抗氧化
5	辅助改善记忆
6	缓解视疲劳
7	促进排铅
8	清咽
9	辅助降血压

续表

序号	申报功能
10	改善睡眠
11	促进泌乳
12	缓解体力疲劳
13	提高缺氧耐受力
14	对辐射危害有辅助保护功能
15	减肥
16	改善生长发育
17	增加骨密度
18	改善营养性贫血
19	对化学性肝损伤的辅助保护作用
20	祛痤疮
21	祛黄褐斑
22	改善皮肤水分
23	改善皮肤油分
24	调节肠道菌群
25	促进消化
26	通便
27	对胃黏膜损伤有辅助保护功能

除以上,营养素食品也称为营养素保健食品或称营养素补充剂,如蛋白质、脂肪、糖类、矿物质、维生素等。营养素的种类和含量目前没有统一规定,建议至少含一种营养素,而且摄入量应达到相应营养素每日推荐供给量的30%以上。

（二）保健食品与一般食品、药品的区别

1.一般食品和保健食品的区别

（1）保健食品强调的是特定保健功能,生理活性物质含量相对高,在人体内能达到一定的有效浓度,具有特定功能;而一般食品强调提供营养成分,虽含有生理活性物质,但含量较低,不能实现特定功效。

（2）保健食品具有特定使用人群和不适应人群;而一般食品无特定食用人群。

2.保健食品与药品的区别

处方药品需要在医生或药师的指导下使用,用于预防、治疗、诊断疾病,有适应证和禁忌证、用法与用量等。而保健食品的本质仍是食品,界于普通食品与药品之间,虽有调节人体某种机能的作用,但不以治疗疾病为目的,不能替代药品。按照规定的食用量,基本无毒或无毒。

（三）保健食品的适合人群

合理均衡饮食能够满足健康人群需要。对于部分人群,亚健康的人或患者,由于营养吸收少,或消耗大,或丢失过多,一般饮食很难满足其需求,需要保健食品。

1.特定年龄段的人群

婴幼儿、孕妇、儿童青少年、老年人等,根据其自身生理特点和身体状况,有针对性选择保健食品,如延缓衰老类、抗疲劳类、增强免疫力类、钙及维生素营养补充剂类等。

2.营养素缺乏和摄入不足的人群

营养调查显示,部分人群的矿物质、维生素:钙、锌、硒和维生素 B_1、维生素 B_2、维生素 A、维生素 C 摄入量偏低,而钠摄入量偏高。营养不足常见于儿童、老年人、孕产妇等。应定期做好营养评估,如有营养素缺乏者应及时补充相应的营养。

3.有代谢生化指标异常的人群

高血脂、高尿酸、血糖偏高的人群,可以选择调节血脂、血糖类的保健品。

4.亚健康或特殊需求的人群

记忆力下降、疲劳、乏力、视力减退、胃肠功能不佳等亚健康者以及需要美容养颜或解决习惯性便秘的,可选用美颜或通便类保健品。

二、绿色食品

绿色食品是产自优良生态环境、全程标准化生产或加工的农产品,严格控制其有毒有害物质含量,按照《绿色食品标志管理办法》规定的程序获得绿色食品标志。

（一）绿色食品等级分类

1.AA级绿色标准

AA级绿色食品标准要求生态环境质量符合《绿色食品产地环境质量标准》的规定,生产过程中不使用任何有害化学合成物质,包括农药、肥料、饲料添加剂、兽药及食品添加剂等有害于环境和人体健康的物质,生产、加工、产品质量及包装经检测、检查等按特定标准执行,并经专门机构认定,获得使用AA级绿色食品标志的许可。

2.A级绿色食品

A级绿色食品标准要求产地的环境符合《绿色食品产地环境质量标准》,限量使用限定的农药、肥料、饲料添加剂、兽药及食品添加剂等资料,生产、加工、产品质量及包装经检测、检查等按特定标准执行,并经专家机构认定,许可使用A级绿色食品标志的产品。

（二）绿色食品标准

绿色食品从生产到餐桌必须符合以下四个方面的要求：

（1）产地环境标准：《绿色食品产地环境技术条件》（NY/T 391）对产地空气、农田灌溉用水、渔业水及畜禽养殖用水、土壤环境的质量标准、浓度、监测和评价方法等做了明确规定。

（2）生产技术标准：是绿色食品标准体系的核心，是质控关键，包括对农药、肥料、饲料添加剂、兽药及食品添加剂等规定和具体种养殖对象的生产技术规程等。

（3）产品标准：主要对原材料、理化指标、感官及微生物指标等的要求。参照国际、国家、部门行业标准制订，并要求高于国家现行标准，突出产品无污染及安全的卫生品质。

（4）标志使用、包装及贮运标准：为确保绿色食品在包装运输中不受污染，在包装材料选用的范围、种类、包装上的标示内容等制订了相应的标准。同时，其图形、字形、字体、标准色、广告用语等要符合国家《预包装食品标签通则》《中国绿色食品商标标志设计使用规范手册》规定。

三、特殊医学用途配方食品

介于保健品与药品之间的一类特殊营养食品，满足一些特殊人群需要，如进食受限、消化吸收障碍、代谢紊乱，或特定疾病状态人群对营养素或膳食的特殊需要，专门加工配制而成的配方食品。该类产品主要是改变食品的性状，营养素的含量和搭配比例，必须在医生或临床营养师指导下，可以单独食用或与其他食品配合食用。

特殊医学用途配方食品有相对特定的适应证；在很多情况下，与其他医疗手段（插管、造瘘）相结合使用；可作为单一营养来源，替代每日所有营养摄入，具有医学营养治疗作用。

国家标准《特殊医学用途配方食品通则》（GB 29922-2013）分为三类：全营养配方食品，单独使用可以满足目标人群的营养需要；特定全营养配方食品，单独使用能够满足目标人群在特定状况下的营养需求；非全营养配方食品，可满足目标人群部分的营养需求。

第四节 老年营养处方

营养处方是营养治疗方案与手段。分析资料，针对老年人的健康、体力、活动量、饮食习惯及心血管功能状况等；根据食物的形状结构、营养价值，合理选料和配餐,使食物的色、香、味、形、质量有机统一。给予老年人恰当的营养支持,实现营养平衡,满足其生理需要,保持良好营养状态,起到预防疾病、维持健康的作用,达到养生、保健的目的。

一、糖尿病的饮食指导

糖尿病是以高血糖为特征的常见的代谢性疾病,已成为排位第三的慢性病。其发病率上升与人口老化、肥胖、体力活动减少和遗传易感性有关。我国老年人糖尿病的现患病率达20%,而老年人糖尿病前期的比例更高达25%。糖尿病是严重威胁老年健康的社会公共卫生问题。

膳食营养管理是糖尿病的重要干预手段,是防治和药物干预的重要基石。但其对饮食处方的依从较低,仅约40%的糖尿病患者饮食依从性较好。《中国糖尿病膳食指南(2017)》具有重要的指导意义。

(一)糖尿病的医学营养治疗目标

糖尿病的医学营养治疗期望达到以下目标:①控制、维持正常体重;②控制血糖、血压和血脂水平,调整营养素的摄入和生活方式,预防、延缓糖尿病慢性并发症的发生、发展;③个体化饮食治疗,满足其营养需求。

(二)糖尿病的营养治疗原则

首先控制总热量,尽量让患者达到并维持理想体重。通过个性化饮食治疗,降低胰岛负担,保护胰岛细胞,增加胰岛素的敏感性。

1.合理控制总能量

合理控制总摄入量是治疗的主要原则。根据患者的病情、血糖、尿糖、年龄、性别、身高、体重和工作性质等确定每日摄入的总能量,以维持或略低于理想体重为宜,见表4.3。

表4.3　成年人糖尿病每日热能供给量　　　　　　（单位:kcal/kg）

体型	极轻体力劳动(卧床)	轻体力劳动	中体力劳动	重体力劳动
正常	15~20	30	35	40
消瘦	20~25	35	40	45~50
肥胖	15	20~25	30	35

此外,年龄超过50岁者,每增加10岁,比规定值酌情减少10%;活动量极少的老年人可按20kcal/(kg·d)计算;营养不良、消耗性疾病者能量可增加10%~20%,或按成年人能量计算。

2.合理选择碳水化合物

碳水化合物是能量的主要来源。适量的碳水化合物可以降低胆固醇和甘油三酯,改善糖耐量,提高胰岛素的敏感性。过度控制碳水化合物会导致机体脂肪分解增加,出现酮症酸中毒。碳水化合物占总能量的50%~65%为宜。多选择血糖生成指数(glycemic index,GI)低的食物(低于55%,为低GI食物;55%~70%,为中等GI食物;在70%以上,为高GI食物)。常见食物血糖生成指数表见表4.4。

表4.4　常见食物血糖生成指数

食物	GI	食物	GI	食物	GI
葡萄糖	100.0	馒头(富强粉)	88.1	苹果、梨	36.0
蔗糖	65.0	烙饼	79.6	桃	28.0
乳糖	46.0	油条	74.9	李子	24.0
麦芽糖	105.0	大米粥(普通)	69.4	葡萄	43.0
蜂蜜	73.0	大米饭	83.2	猕猴桃	52.0
巧克力	49.0	糙米饭	70.0	香蕉	52.0
小麦(整粒,煮)	41.0	黑米饭	55.0	西瓜	72.0
面条(小麦粉)	81.6	糯米饭	87.0	牛奶	27.6
面条(全麦粉)	37.0	黑米粥	42.3	酸奶(加糖)	48.0
玉米(甜、煮)	55.0	黄豆(浸泡、煮)	18.0	甜菜	64.0
玉米面粥(粗粉)	50.9	豆腐(炖)	31.9	胡萝卜	71.0
玉米片(市售)	78.5	豆腐(冻)	22.3	南瓜	75.0
小米(煮饭)	71.0	豆腐干	23.7	山药	51.0
小米粥	61.5	黑豆	42.0	芋艿(蒸)	47.7
荞麦面条	59.3	绿豆	27.2	雪魔芋	17.0
荞麦面馒头	66.7	蚕豆(五香)	16.9	芦笋、菜花、黄瓜、青椒、菠菜、生菜	<15.0

3.蛋白质供给

肉类含有丰富的支链氨基酸,可以促进肌肉蛋白质合成,促进胰岛素分泌,增强外周组织对胰岛素的敏感性。优质蛋白质摄入不足会降低其免疫能力,延缓胰岛功能恢复,促进并发症发生。但摄入过多,尤其是动物性蛋白质摄入过多,增加2型糖尿病和心血管疾病的风险。大豆蛋白质有助于降低血胆固醇水平。肾功能正常的糖尿病患者的蛋白质的推荐量略高于正常人,占总能量的15%~20%,优质蛋白质占1/3以上;肾功能不全者根据肾功能状况调整。

4.脂肪供给

糖尿病的脂质代谢紊乱易引起血脂增高,可导致血管硬化、高血压等。为了防治糖尿病并发症,必须很好地掌控脂肪的摄入量和质量。建议脂肪的摄入量占总能量的20%~30%;植物油占总脂肪的33%以上,减少胆固醇的摄入量,每天应低于300mg。限制动物脂肪和饱和脂肪酸的摄入,增加多不饱和脂肪酸和单不饱和脂肪酸的摄入;除椰子油、棕榈油外,豆油、菜籽油、芝麻油、茶籽油等含多不饱和脂肪酸。

5.补充足够的维生素、矿物质

因需要量增加和排出过多,糖尿病患者常有维生素、矿物质缺乏,从而加重病情,导致其并发症的发生发展。所以,必须供给充足的维生素、矿物质,尤其是老年患者或素食者。补充维生素B族和α-硫酸锌可以改善糖尿病周神经病变;补充维生素D能防止胰岛β细胞的损伤;补充维生素C可改善微血管循环。适量补充维生素可以提高其免疫功能,减少感染发生。钙、锌、铬是膳食中容易缺乏的矿物质。糖尿病患者从尿中流失的钙是正常人群的2.25倍,比普通人更容易发生骨质疏松;要注意饮食中钙元素的补充。盐的摄入与高血压有关,也与糖尿病发病有关。盐摄入量越多,糖尿病风险越高,比正常人增加2倍。

6.增加膳食纤维的摄入

膳食纤维分为可溶性和非可溶性两类。可溶性纤维可吸水膨胀,并能被大肠中的微生物酵解,影响葡萄糖和脂质吸收;非可溶性纤维不能溶解于水,又不能被大肠中的微生物酵解。膳食纤维可增加饱腹感,增加粪便的体积,软化粪便,降低血中总胆固醇和(或)低密度胆固醇的水平,降低餐后血糖和(或)胰岛素水平。建议膳食纤维的摄入量为25~35g/d。过多膳食纤维可影响矿物质和维生素吸收。膳食纤维含量高的有粗粮、蔬菜、水果、菌藻类等。

(三)中国糖尿病膳食指南

糖尿病的基础治疗是饮食治疗。《中国糖尿病膳食指南(2017)》提出八条建议:

1.吃动平衡,合理用药,控制血糖,达到或维持理想体重

(1)食:预防营养过剩或不良,维持体重在理想范围,即BMI在18.5~23.9;预防腹型肥胖,控制腰围。理想腰围:男性不超过90cm,女性不超过85cm。

(2)动:以有氧运动为主,每周至少3次,每次不少于20min。每天走路6000步,避免久坐和不动。

(3)药:配合适宜的药物治疗,将血糖维持在正常推荐范围内。

2.主食定量,粗细搭配,全谷物、杂豆类占1/3

(1)主食定量,一般建议每日不少于150g主食。

(2)选择低GI食物,全谷物、薯类、杂豆类应占主食的1/3,以增加膳食纤维的摄入量,稳定血糖,维持正常肠道的微生态。

3.多吃蔬菜、水果适量,种类、颜色要多样

(1)蔬菜可以降低血糖指数,建议增加蔬菜摄入量,最好餐餐有蔬菜;每日达到300~500g,深色蔬菜占1/2以上,如空心菜、木耳菜、西兰花、卷心菜、芥菜、油菜、苦瓜、胡萝卜、红椒等。

(2)两餐之间适量选择低GI水果,每天在200~350g,分次食用,一次不超过150~200g;忌用果汁代替水果。

4.常吃鱼禽,蛋类和畜肉适量,限制加工肉类

(1)动物性食物摄入量为150~200g,常吃鱼虾蟹贝及禽类,畜肉适量,减少肥肉摄入。

(2)每周不超过4个鸡蛋,不弃蛋黄。

(3)加工肉类,如腌制、烘烤、烟熏、添加化学物等处理过的食物对健康不利,甚至有致癌风险,应避免食用。

5.奶类豆类天天有,零食加餐,合理选择

(1)保证每日300g液态奶或相当量奶制品的摄入。

(2)重视大豆类及其制品的摄入,每天25g大豆及制品,如黄豆、豆腐、豆腐干、豆浆。

(3)临时加餐可选择少许坚果类食物,坚果类脂肪含量较高,每天限制15g左右。

6.清淡饮食,足量饮水,限制饮酒

(1)少盐,应避免过咸、过油腻的食物,成年人每天烹调油25~30g,食盐不超过6g。

(2)推荐饮用白开水,避免含糖饮料,每天饮用量1500~1700mL;可选淡茶与咖啡。

(3)不推荐糖尿病患者饮酒。酒精的能量7kcal/g,不仅取代脂肪提供能量,促进脂肪酸的合成,减少脂肪氧化利用,而且对肝细胞有直接毒性作用,因此需限制饮酒。

7.定时定量,细嚼慢咽,注意进餐顺序

(1)定时定量进餐有助于稳定血糖,意义重大。餐次安排视病情而定。

(2)控制进餐速度,血糖往往在进食后20min左右上升,在30min后达高峰期。

建议进餐速度:早餐15~20min,中晚餐30min左右。应避免进餐过快而导致血糖上升过快。

(3)进餐顺序:先吃蔬菜,再吃肉类,最后吃主食,有稳定血糖的作用。

8.注重自我管理,定期接受个体化营养指导

(1)加强这些方面的自我管理:注重饮食、锻炼,遵照医嘱用药,规范监测血糖,注意足部护理,高、低血糖的预防和处理。

(2)定期接受营养师的个体化营养指导,鼓励有条件的医疗机构开设营养门诊,方便患者咨询,至少每年4次。

(四)糖尿病配餐食谱

1.三餐能量分配

可以结合患者平时的饮食习惯、血糖尿糖情况、用药时间来确定分配比例,如1/3、1/3、1/3,或1/5、2/5、2/5分配供给(后者应用比较广泛)。尽可能少量多餐,定时定量,防止一次进食过多或过少。在总能量控制的前提下,增加餐次可减少血糖波动,降低胰岛负担。

2.食谱编制

食谱编制是糖尿病饮食控制的关键,常用营养素计算法和食物交换份法。营养素计算法即先确定每日供给能量,然后确定三大营养素的比例和重量,再确定餐次和每餐食物比例,最后根据成分表和等值交换表,制订一日食谱;食物交换份法简单易操作,是将食物按照来源、性质进行分类,蛋白质、脂肪、糖类及能量在同类食品中相近。按照此法将食物分成七大类:谷薯类、蔬菜类、水果类、大豆类、肉鱼蛋类、乳类和油脂类,每个食物交换份可产生90kcal能量。此法中的各类营养素不十分准,但操作方便,一学就会,便于指导患者,依从性较高。不同能量需求饮食的交换份(单位)举例,见表4.5。

表4.5 常用不同能量饮食的交换份

能量 [kJ(kcal)]	交换份(份)	主食类 约重(g)	蔬菜类 约重(g)	鱼肉类 约重(g)	乳类 约重(g)	油脂类 约重(g)
4185(1000)	12	(6份)150	(1份)500	(2份)100	(2份)220	(1份)1汤匙
5021(1200)	14.5	(8份)200	(1份)500	(2份)100	(2份)220	(1.5份)1.5汤匙
5858(1400)	16.5	(9份)225	(1份)500	(3份)150	(2份)220	(1.5份)1.5汤匙
6694(1600)	18.5	(10份)250	(1份)500	(4份)200	(2份)220	(1.5份)1.5汤匙
7531(1800)	21	(12份)300	(1份)500	(4份)220	(2份)220	(2份)2汤匙
8368(2000)	23.5	(14份)350	(1份)500	(4.5份)225	(2份)220	(2份)2汤匙

3.常见食物交换份

常见食物营养特点及等值交换份,见表4.6。

表4.6 常见食物营养特点及等值交换

食物类别	等值交换量						供能营养素及能量
	名称	重量(g)	名称	重量(g)	名称	重量(g)	
谷类	大米	25	面粉	25	山药	150	能量:90kcal 蛋白质:2g 脂肪:0.5g 碳水化合物:19g
	小米	25	荞麦面	25	土豆	150	
	干面	25	干粉条	25	藕	150	
	干玉米	25	藕粉	25	芋奶	150	
	绿豆	25	切面	35	荸荠	150	
	赤豆	25	淡馒头	37.5	凉粉	300	
	银耳	25	咸面包	75			
	饼干	25	茨菰	125			
蔬菜类	白菜	500	茄子	500	扁豆	250	能量:80kcal 蛋白质:5g 碳水化合物:15g
	青菜	500	番茄	500	豇豆	250	
	菠菜	500	绿豆芽	500	四季豆	250	
	芹菜	500	花菜	500	西兰花	250	
	韭菜	500	南瓜	350	蒜苗	200	
	莴笋	500	甜椒	350	胡萝卜	200	
	西葫芦	500	萝卜	350	洋葱	200	
	冬瓜	500	茭白	350	豌豆	200	
	黄瓜	500	豆苗	350			
	苦瓜	500	荷兰豆	250			
水果类	西瓜	500	枇杷	225	李子	200	能量:80kcal 蛋白质:5g 碳水化合物:15g
	草莓	300	橙	200	桃子	200	
	鸭梨	250	橘子	200	樱桃	200	
	杏	250	苹果	200	柿子	150	
	柠檬	250	猕猴桃	200	鲜荔枝	150	
	柚	225	菠萝	200	鲜枣	100	
肉类	猪肋条肉	15	鸽子	50	青蟹	75	能量:80kcal 蛋白质:9g
	瘦香肠	20	鲳鱼	50	鹌鹑	100	

续表

食物类别	等值交换量						供能营养素及能量
	名称	重量(g)	名称	重量(g)	名称	重量(g)	
肉类	瘦猪肉	50	鲢鱼	50	河虾	100	
	猪大肠	50	豆腐干	50	牡蛎	100	
	猪肝	50	香干	50	目鱼	100	
	猪小排	50	鸡蛋	55	鱿鱼	100	
	鸡肉	50	鸭蛋	55	老豆腐	100	
	鸭肉	50	黄鱼	75	兔肉	100	
	瘦牛肉	50	带鱼	75	淡菜	100	
	瘦羊肉	50	鲫鱼	75	豆腐	200	
	猪舌	50	青鱼	75	豆腐脑	200	
乳类	全脂奶粉	15	脱脂奶粉	25	全脂牛奶	100	能量:80kcal 蛋白质:4g 脂肪:5g 碳水化合物:6g
	干黄豆	20	酸牛奶	100	豆浆	200	
油脂	豆油	9	花生油	9	杏仁	15	能量:80kcal 脂肪:9g
	菜油	9	核桃仁	12	芝麻酱	15	
	麻油	9	花生米	15	松子	15	

4.营养处方举例

（1）糖尿病老年患者摄入热量1400kcal/d的营养处方举例，见表4.7。

表4.7　糖尿病老年患者1400kcal/d的营养处方

餐别	食物名称	成分	重量(g)
早餐	牛奶	低脂牛乳	150
	鸡蛋	鸡蛋	50
	肉丁烧麦	胡萝卜	25
		鲜竹笋	25
		香菇	15
		猪肉(瘦)	25
		面粉	25
		糯粳米	35

续表

餐别	食物名称	成分	重量(g)
中餐	燕麦饭	粳米	30
		燕麦	30
	红萝卜鸡脯肉	红萝卜	50
		鸡脯肉	50
	莴笋叶	莴笋叶	100
	荸荠炒香菇	香菇(浸)	150
		荸荠	200
晚餐	粳米饭	粳米	50
	清蒸鲫鱼	鲫鱼	100
	炒青菜	青菜	200
	拌黑木耳	黑木耳(干)	30
		红菜椒	20
其他	食用盐	精盐	6
	烹调油	菜籽油	20

注:能量:1405kcal,蛋白质66g,19%;碳水化合物206g,58%;脂肪35g,26%。

(2)糖尿病老年患者摄入热量1600kcal/d的营养处方举例,见表4.8。

表4.8 糖尿病老年患者1600kcal/d的营养处方

餐别	食物名称	成分	重量(g)
早餐	鸡蛋	鸡蛋	50
	韭菜包子	猪肉	20
		韭菜	80
		小麦粉	75
	牛奶	低脂奶	125
中餐	红豆燕麦饭	粳米	50
		燕麦	20
		红豆(干)	20
	清嫩豆腐	豆腐	80
	茶树菇炒鸡柳	茶树菇	20
		鸡腿	100
		淀粉	10
	番茄菜花	菜花	100
		西红柿	100

续表

餐别	食物名称	成分	重量(g)
晚餐	粳米饭	粳米	100
	红烧鸡	鸡	50
	炒生菜	生菜	150
		蒜末	5
	拌西兰花	西兰花	150
其他	植物油	菜籽油	20
	食盐	精盐	6

注:能量:1644kcal,碳水化合物225.6g,55%;蛋白质79.5g,19%;脂肪47.1g,26%。

(3)糖尿病老年患者摄入热量1800kcal/d的营养处方举例,见表4.9。

表4.9 糖尿病老年患者1800kcal/d的营养处方

餐别	食物名称	成分	重量(g)
早餐	鸡蛋	鸡蛋	50
	大葱肉末卷	大葱	10
		猪肉	20
		小麦粉	60
	牛奶	低脂奶	200
点心	水果	木瓜	150
中餐	二米饭	黑米	30
		粳米	70
	冻豆腐熬白菜	大白菜	100
		冻豆腐	50
	干烧鲳鱼	鲳鱼	70
	草菇菜心	草菇	25
		白菜苔	100
点心	水果	桃子	150
晚餐	黑米饭	粳米	80
		黑米	20
	黑椒牛柳	牛肉	60
		蒜末	10

续表

餐别	食物名称	成分	重量(g)
晚餐	青椒茭白	青椒	50
		茭白	100
	炒茼蒿	茼蒿	100
其他	植物油	菜籽油	20
	食盐	精盐	6

注：能量：1808kcal；碳水化合物267.8g，59%；蛋白质85.2g，19%；脂肪44g，22%。

 二、高脂血症的饮食指导

高脂血症指血浆脂质浓度超过正常的高限，因脂质代谢异常所致。饮食治疗是基础。任何类型的高脂血症，在药物治疗前，必须先饮食治疗。药物治疗也应同时联合饮食治疗。

（一）高脂血症的膳食营养目标

高脂血症饮食治疗的目标是通过调整饮食结构，尽量降低已升高的血脂，以降低LDL-C作为首要目标，同时保持患者的营养平衡，保持体重在正常范围内。血清高胆固醇营养治疗目标，见表4.10。

表4.10　血清高胆固醇营养治疗目标

营养素	建议
总脂肪	≤30%kcal
饱和脂肪酸	≤7%cal
多不饱和脂肪酸	8%~10%kcal
单不饱和脂肪酸	12%~14%kcal
糖类	≥55%kcal
蛋白质	15%左右
胆固醇	<200mg/g
总能量	达到保持理想体重

（二）高脂血症的膳食营养推荐

高脂血症饮食治疗是建立健康饮食结构，应长期坚持；其基本原则是低胆固醇、低脂、低热量、低糖、高纤维素。

1.控制能量摄入

维持理想体重,若有超重或肥胖,应减少能量的供给;体重正常或消瘦者无须严格控制能量及糖类,蛋白质也无须限制。忌暴饮暴食,避免过饱,最好少量多餐,每天4~5餐。

2.限制总脂肪、胆固醇摄入

控制总油脂摄入量,占总能量的20%~25%;单不饱和脂肪酸和多不饱、脂肪酸与饱和脂肪酸各占1/3;轻度增高者的胆固醇摄入不超过300mg/d,中度增高者的小于200mg/d。限制动物脂肪,选择富含单不饱和脂肪酸、多不饱和脂肪酸和ω-3脂肪酸的植物油脂,如茶籽油、花生油、橄榄油、葵花籽油、深海鱼油、亚麻籽油等;限制饱和脂肪酸、反式脂肪酸,如猪油、肥肉、油炸(酥)食物、起酥油、人造黄油、炸薯条、香肠等。因油脂热量高,要控制总油量。

3.增加食物纤维及维生素等摄入

膳食纤维可以减少肠道脂肪的吸收和促进脂肪胆固醇排泻。维生素E、维生素C、B族维生素可通过多种机制降低血脂水平,并抑制体内脂质过氧化反应,减轻血管内膜损伤。钙、镁、铬、硒能降低血脂。多吃深绿色蔬菜,特别是叶菜类、菌菇类等,达到1/3以上,蔬菜摄入量每天1斤、水果200~400g。

4.勿饮酒,不抽烟,多喝茶,少用盐

茶叶中含茶多酚等成分,能降低胆固醇在动脉管壁的沉积,酒会促进肝脏合成更多的内源性甘油三酯和LDL。

5.食物选择

适宜食物:蔬菜和水果,特别是深色蔬菜水果,如菠菜、油菜、番茄、茄子和带酸味的新鲜水果,如苹果、橘子、山楂。菌藻类,如香菇、金针菇、木耳、海带、平菇、鱼类、瘦肉等。

少用或禁用食物:动物脂肪高的食物,如肥鸭、肥肉、动物皮、猪蹄、鸡爪、鸭爪、肥鹅;胆固醇高的食物,如动物脑及内脏(肝、胰、肠、肾),猪蹄,动物肺,蟹黄,全脂牛奶等;高能量的食物,如冰淇淋、含糖饮料、巧克力、蛋糕、饼干、薯片、蔗糖、蜂蜜、蜜饯、各种水果糖等;刺激性食物,如强烈调味品、烈性酒、浓茶、浓咖啡、辣椒;腌制品、酱料等。

(三)营养处方举例

高脂血症患者营养处方举例,见表4.11。

表4.11　高脂血症患者营养处方举例

餐别	食物名称	成分	重量(g)
早餐	馒头	特一粉	50
	拌黑木耳	干黑木耳	50
	薏米粥	薏米	30
	脱脂牛奶	脱脂牛奶	200
午餐	粳米饭	大米	100
	炖鸭块	鸭肉	50
	虾皮烩冬瓜	冬瓜	150
		虾皮	5
	炒芹菜百合	百合	10
		芹菜	90
	色拉油	色拉油	12
午加餐	水果	猕猴桃	100
晚餐	粳米饭	大米	100
	炖小黄鱼	小黄鱼	50
	番茄炒圆白菜	绿结球甘蓝	150
		番茄	50
	色拉油	色拉油	12
其他	食盐	精盐	6

注：能量：1703kcal,蛋白质59.4g,脂肪45.8g,碳水化合物288.4g,胆固醇109mg,膳食纤维27g。

 ## 三、高尿酸血症的饮食指导

高尿酸血症是指在正常嘌呤饮食状态下,空腹血尿酸水平超过正常范围,即男性高于420μmol/L,女性高于360μmol/L,称为高尿酸血症。痛风是嘌呤代谢紊乱所致的一种代谢性疾病,各个年龄段都可发病,可并发肾脏病变,重者可出现关节破坏、肾功能受损。高尿酸是痛风的重要特征。痛风的主要表现为关节炎、痛风石和肾功能损害。最初表现为关节损伤,骨关节突发烧灼痛,僵硬,肿胀,多见于大脚趾。男性明显多于女性,女性约占5%,多数是绝经后妇女。正常成年人每日约生成750mg尿酸,而痛风患者可高达2000~3000mg,其中80%为内源性尿酸,20%为外源性尿酸。体内产生的尿酸有2/3由肾脏排出,1/3从肠道排出。诊断高尿酸血症时,要注意鉴别继发性高尿酸血症。

嘌呤是一种有机物质,即生物碱,广泛存在于核酸中,是合成核酸的成分。几乎所有的动植物都含有嘌呤。细胞数越多,嘌呤含量越高。在体内,嘌呤可以代谢生成尿酸,维持体内尿酸水平的稳定,其中任何环节出现问题,均可导致血尿酸增高。

痛风的急性发作与体内高尿酸有关。饮食是尿酸过高的主要因素。积极控制嘌呤摄入,减少尿酸的来源,同时要促进体内尿酸的排泄。

(一)高尿酸血症的饮食营养治疗

高尿酸血症的营养治疗:提倡低嘌呤或无嘌呤食物,减少外源性嘌呤的摄入,减少尿酸生成;低能量摄入,以控制超重和肥胖;低脂低盐膳食;增加水分的摄入,促进尿酸排泄。

1.限制嘌呤的摄入量

正常人群每日从膳食中摄入嘌呤为600~1000mg。急性发作期每天应控制嘌呤摄入量在150mg以内,禁用高嘌呤食物,如动物内脏、动物脑、沙丁鱼、凤尾鱼、浓肉汤、黄豆、菌藻类、小虾等;宜选用含嘌呤较少的食物,如各种蛋类、奶类、蔬菜、水果、精细粮。缓解期也应遵循低嘌呤的饮食原则,给予平衡膳食,但适当放宽嘌呤限制,可增加含嘌呤中等量的食物,并注意烹饪方法,焯水后弃汤食用。仍禁食含嘌呤高的食物,不要超过正常人的摄入量。

2.适量的碳水化合物

患者多有超重或肥胖,应控制能量摄入,维持正常体重。碳水化合物可以促进尿酸的排出,老年人可适当放宽,但不要过量。减少能量要循序渐进,能量摄入过少可使脂肪分解过快,产生的大量酮体导致酮症酸中毒,并抑制尿酸排泄,而诱发痛风急性发作。

3.适量蛋白质和脂肪

脂肪会阻碍肾脏排出尿酸,因此,脂肪的摄入量应限制在每日40~50g以下。少吃煎炸食物,采用少油烹调方式,烹调油<20g/d;同时要注意食物中的隐性脂肪。每日蛋白质供给40~65g,以植物性蛋白为主,动物性蛋白可选用牛奶、鸡蛋。大豆中含有较多的嘌呤,但是大豆经过加工,做成豆腐、豆腐干等豆制品后,嘌呤减少,可适当食用。

4.每天充足水分

多喝水,水摄入量达到2000~3000mL,以保证尿量,使体内尿酸迅速排出;同时也降低尿中的尿酸浓度,预防尿道结石的形成;如有肾功能不全,水分供给要适量,并注意观察。

5. 戒酒

酒精容易使体内乳酸堆积,抑制尿酸排泄,易诱发痛风。啤酒、葡萄酒的酒精含量相对较低,但含有大量嘌呤,也应限制。如果饮酒过量,加上高嘌呤、高脂肪的大餐,可能引起痛风急性发作。

食物中嘌呤含量分类,见表4.12。

表4.12　食物中嘌呤含量分类

分类	内容
嘌呤含量很少 或不含嘌呤	谷类:精白米、富强粉、玉米、精白面包、馒头、小米、白薯、马铃薯、面条、通心粉、苏打饼干
	蔬菜类:卷心菜、胡萝卜、芹菜、鸡毛菜、黄瓜、白菜、苦瓜、丝瓜、芥菜、青菜、冬瓜、青椒、洋葱、姜、韭菜、韭黄、番茄、蒜、空心菜、茄子、甘蓝、莴苣、刀豆、南瓜、西葫芦、萝卜、山芋、土豆、泡菜、咸菜
	蛋类、乳类:各种鲜奶、炼乳、酸奶、奶粉、奶酪、麦乳精
	干果类:各种水果、糖及糖果、各种饮料(汽水、茶、苏打水、巧克力、矿泉水、咖啡、可可);各类油脂
	其他:花生酱、果酱、猪血、海参、海蜇皮、核桃、花生、杏仁等
嘌呤含量较少 (<75mg)	芦笋、菜花、四季豆、青豆、蘑菇、麦片、青鱼、龙虾、蟹、牡蛎、面包
嘌呤含量较高 (75~150mg)	扁豆、鲤鱼、大比目鱼、鳕鱼、鲈鱼、鳗鱼、鳝鱼、贝壳类水产、鸽子、鹌鹑、兔、鹿肉、肉汤、猪肉、牛肉、羊肉、鸡汤、鸭、鹅等
嘌呤含量高 (150~1500mg)	胰腺825mg、凤尾鱼363mg、沙丁鱼295mg、牛肝233mg、牛肾200mg、脑髓195mg、浓肉汁160~400mg

注:对于脂肪含量高的食物应控制用量。

(二)营养处方举例

高尿酸血症者的营养处方举例,见表4.13。

表4.13　高尿酸血症患者的营养处方举例

餐别	食物名称	成分	重量
早餐	馒头	特一粉	50g
	青炒苦瓜	苦瓜	100g
	萝卜丝饼	特一粉	30g
		萝卜丝	20g
		小葱	10g

续表

餐别	食物名称	成分	重量
早餐	脱脂牛奶	脱脂牛奶	300mL
午餐	粳米饭	大米	100g
	西红柿炒蛋	蛋	50g
		西红柿	150g
	蒜末黄瓜	黄瓜	150g
		蒜末	10g
	木耳青菜汤	木耳(干)	10g
		小油菜	50g
	色拉油	色拉油	12g
午加餐	水果	猕猴桃	100g
晚餐	粳米饭	大米	100g
	拌莴苣	莴苣	100g
		红彩椒	10g
	芹菜肉丝	芹菜	150g
		瘦猪肉丝(焯水)	50g
	色拉油	色拉油	12g
其他	食盐	精盐	6g

　　综上所述,老年人的合理膳食原则:平衡膳食,控制脂肪摄入,摄入优质蛋白质,碳水化合物以淀粉类为主,重视膳食纤维和多糖类物质摄入,保证充足的新鲜蔬菜和水果摄入,重视钙、铁、锌等补充,食物粗细搭配,易于消化,少食多餐,不暴饮暴食。老年人的合理营养有助于延缓衰老进程,促进健康和预防慢性病,提高生命质量。

(毛春英)

第五章

运动与健康

健康离不开运动，体育使生活更美好。在老年群体中开展健康有益的体育运动，倡导健康的生活方式，从而提高生命质量，意义重大。

第一节　运动健康概述

一、老年人生命质量与健康评估

按照国际规定，65周岁以上的人确定为老年人；在中国，60周岁以上的公民为老年人。通常情况下，进入老年期后的人在生理上会出现出新陈代谢放缓、生理功能下降、抵抗力下降、记忆力衰退等特征。急性传染病和非传染性慢性病是危害老年人健康的主要因素。缺少运动的中老年人是慢性病的高发人群，其患病率是普通人群患病率的2.5~3倍；其年均患病天数是一般人的2.2倍。

生命质量是指个人在生理、心理、精神和社会适应各方面的主观感受和总体满意度，是适应生物、社会、心理医学模式和现代健康观的新健康指标。

人的生命有两个维度，即数量和质量，数量即生存时间的长短，质量指生命过程中的健康状况。因此，健康老龄化并非只是寿命的延长，长寿和健康完美结合，才是完美的人生。

老年人健康评估包括日常生活能力、躯体健康、心理健康、社会适应及经济状况等五项基本内容。

（1）日常生活能力方面。

日常生活功能测试是确定老年人是否能够独立生活的简单且实用的方法，是评估其健康状况最重要的指标，包括两个方面：一是日常体力活动，如穿衣、进食、如厕、洗澡、走路等基本功能，反映生活自理能力，也是考量是否需要陪护的主要因素;二是日常功能活动,如购物、烹调、服药、打电话等,反映操持家务的能力,是参与社会活动的基础,决定能否独立生活。

（2）躯体健康方面。

老年人躯体健康通常参照以下三个方面来判断:①形体健康。具有标准体格指数且躯体无显著驼背或其他畸形。②功能正常。具有一定的体力,肢体灵活、步态平衡、视听正常,心、脑、肺、肝、肾、内分泌及神经系统等无异样。③没有疾病。经物理检查、实验室检查、仪器测定等未发现病理性改变,没有被确诊的重要器质性病变。

（3）心理健康方面。

心理健康具有以下特点:①有充分的安全感,能保持良好、和谐的人际交往关系;②注意个性发挥,恰如其分地评价自己的能力;③具有从过往经历中学习、提高的能力;④胸襟豁达,能保持人格的完整与和谐;⑤热爱生活,与周围环境保持良好的接触并能经常保持兴趣;⑥在社会道德、行为规范内恰当地满足个人的基本需求。

二、老年人的运动健康管理

运动健康管理是一种全新的理念与模式,通过老年人运动能力和健康水平等相关信息进行系统、综合、连续的科学分析与评价,为维护、促进和改善运动能力,管理和控制健康风险提供科学依据。

（一）老年人运动健康管理的基本要求

1.运动风险评估

制订运动健康管理方案时,首先必须评估老年人的运动风险,包括运动强度、运动时间、运动频率、运动进度等。运动风险评估可以有效避免可能引起的心血管事件、外伤,甚至猝死。对于不经常运动的老年人以及准备参与较大运动强度的体育运动前,更需要做全面的健康筛查及运动风险评估,确保安全。

（1）病史和症状的收集。

重点检查心脑血管疾病以及运动功能,并依据收集的信息和临床检查结果,评估参加者在体力活动或运动时发生心脏意外的风险,分析心血管疾病危险因素和危险度分层;针对不同的风险,制订适合个人的运动处方。

（2）运动试验和运动能力评估。

运动试验和运动能力评估是运动意外危险度分层的重要组成部分。根据病史、症状和其他临床检查,可以初步做出危险度分层。中、高危险的个人参加运动前,需要仔细体检。同时重视运动过程中的医学监测,对运动中暴露的心脏病理损害进行诊疗和随访,评估可能诱发心血管意外的风险,在医生的参与下制订运动处方。

(3)高龄人群运动评估注意事项。

大多数高龄人群(年龄≥75岁)有一种或者多种医学问题。随着年龄的增长,身体限制也越来越多。针对高龄人群运动评估应注意:①既往病史和身体检查结果可以用来判断运动时的心血管意外的风险;②有心血管疾病症状或确诊心血管疾病的患者,要进行危险分层和治疗;③无心血管疾病症状或无心血管疾病的,可以参加低强度的运动。

(二)老年人运动健康管理原则

为了安全有效,应该遵循以下原则。

1.循序渐进原则

在制订和实施老年人运动健康管理时,应由易到难,由简到繁,逐步深化,不断提高。应该有规律地穿插休息,做到小、中、大运动量相结合,形成适应—加大—再适应的科学体育锻炼过程。体育锻炼时要遵循循序渐进、量力而行的原则,不要急于求成。

2.经常性原则

只有经常性的体育锻炼才能增强体质。人体各器官系统机能的改善都是长期坚持体育锻炼的结果。一旦中断,其心肺功能、体力和运动能力即随之下降。

3.全面发展原则

进行体育锻炼时,必须保持身体和心理健康的全面发展。人体是一个有机的整体,各器官系统的功能是相互影响、相互制约的。任何局部机能的提高,必然促进机体其他部位的改善。当某一身体素质得到发展时,其他身体素质也会得到不同程度的发展。但是,每一项体育活动都有一定的局限性,老年人可选择一到两个自己感兴趣的、功效大的运动项目锻炼。同时也要选择其他项目作为辅助锻炼,以达到身心全面发展的目的。

4.个体化原则

要根据老年人的年龄、性别、体力、健康状况、有无运动史来决定个人的运动处方,选择最适宜的运动项目,并制订合理的锻炼计划。

(三)老年人运动健康管理注意事项

加强自我监测。每天测量锻炼前后的血压、心率和早晨起床时的基础心率,了解锻炼后的心率、血压等指标变化。

注意劳逸结合。要适当安排锻炼和休息。根据身体反应及外界环境的变化及时调整好锻炼与休息的关系。

合理的运动强度。要控制在低中强度范围内,一般心率控制在120次/min以内;可用公式来计算:适宜的心率=170-年龄。

注意全身的平衡。避免某一肢体或器官负荷过重;注意采取腹式呼吸,尽量避免憋气或过度用力的动作。有高血压或动脉硬化的需特别注意,避免造成血压骤然升高的动作,如倒立或突然低头、弯腰或过于激烈的动作。

第二节 老年人体质健康测试与评价标准

 一、适用对象的分组与测试指标

1.国民体质测试

按年龄、性别,每五岁为一组。

2.测试指标

测试指标包括身体形态(身高、体重),机能(肺活量)和身体素质(握力、坐位体前屈、选择反应时、闭眼单脚站立)三类。

(1)评定方法与标准。

采用单项评分和综合评级进行评定。

单项评分包括身高标准体重评分和其他单项指标评分,采用5分制。

综合评级是根据受试者各单项得分之和确定,共分四个等级:一级(优秀>23分),二级(良好21~23分),三级(合格15~20分),四级(不合格 <15分)。任意一项指标无分者,不进行综合评级。

 二、测试方法和评分标准

(一)形态指标

1.身高体重评分标准

受试者测试前应保持安静状态,避免从事剧烈体力活动,着运动服和运动鞋参加测试。

(1)身高。

身高反映人体骨骼纵向生长水平。使用身高计测试,精度为0.1cm。

测试时,受试者赤脚,呈立正姿势站在身高计的底板上(躯干挺直,上肢自然下垂,脚跟并拢,脚尖分开约60°),脚跟、骶骨及两肩胛间与身高计的立柱接触,头部正直,两眼平视前方,耳屏上缘与眼眶下缘最低点呈水平。记录以cm为单位,保留小数点后一位。

（2）体重。

体重反映人体发育程度和营养状况。使用体重秤测试,精度为0.1kg。

测试时,受试者自然站在体重秤中央,站稳后,读取数据。记录以kg为单位,保留小数点后一位。注意事项:测试时,受试者尽量减少着装;上、下体重秤时,动作要轻缓。

2.身高标准体重评分标准(表5.1、表5.2)

表5.1 60~69岁老年人(男)身高标准体重评分

身高(cm)	体重(kg)				
	1分	3分	5分	3分	1分
140.0~140.9	<33.9	33.9~35.6	35.7~53.2	53.3~56.9	>56.9
141.0~141.9	<34.5	34.5~36.3	36.4~53.9	54.0~57.4	>57.4
142.0~142.9	<35.1	35.1~37.1	37.2~54.5	54.6~58.0	>58.0
143.0~143.9	<35.7	35.7~37.9	38.0~55.1	55.2~58.6	>58.6
144.0~144.9	<36.3	36.3~38.7	38.8~55.8	55.9~59.3	>59.3
145.0~145.9	<36.9	36.9~39.5	39.6~56.4	56.5~60.0	>60.0
146.0~146.9	<37.5	37.5~40.3	40.4~57.0	57.1~60.6	>60.6
147.0~147.9	<38.1	38.1~41.1	41.2~57.6	57.7~61.2	>61.2
148.0~148.9	<38.8.	38.8~41.9	42.0~58.2	58.3~61.9	>61.9
149.0~1499	<39.5	39.5~42.7	42.8~58.8	58.9~62.5	>62.5
150.0~150.9	<40.1	40.1~43.5	43.6~59.4	59.5~63.4	>63.4
151.0~1519	<40.7	40.7~44.2	44.3~60.1	60.2~64.0	>64.0
152.0~1529	<41.3	41.3~44.9	45.0~60.6	60.7~64.8	>64.8
153.0~153.9	<41.9	41.9~45.6	45.7~61.2	61.3~65.7	>65.7
154.0~1549	<425	42.5~46.4	46.5~61.8	61.9~66.7	>66.7
155.0~155.9	<43.1	43.1~47.2	47.3~62.5	62.6~67.6	>67.6
156.0~156.9	<43.7	43.7~48.1	48.2~63.3	63.4~68.6	>68.6
157.0~157.9	<44.3	44.3~49.0	49.1~64.1	64.2~69.6	>69.6
158.0~158.9	<44.9	44.9~49.9	50.0~64.9	65.0~70.4	>70.4
159.0~159.9	<45.5	45.5~50.7	50.8~65.7	65.8~71.3	>71.3
160.0~160.9	<46.2	46.2~51.6	51.7~66.6	66.7~72.0	>72.0
161.0~161.9	<46.9	46.9~52.7	52.8~67.4	67.5~72.9	>72.9
162.0~162.9	<47.6	47.6~53.7	53.8~68.3	68.4~73.7	>73.7

续表

身高(cm)	体重(kg)				
	1分	3分	5分	3分	1分
163.0~163.9	<48.4	48.4~54.8	54.9~69.2	69.3~74.6	>74.6
164.0~164.9	<49.5	49.5~55.7	55.8~70.0	70.1~75.6	>75.6
165.0~165.9	<50.4	50.4~56.7	56.8~71.0	71.1~76.6.	>76.6
166.0~166.9	<51.2	51.2~57.6	57.7~72.2	72.3~77.6.	>77.6
167.0~167.9	<52.0	52.0~58.4	58.5~73.3	73.4~78.6	>78.6
168.0~168.9	<52.8	52.8~59.2	59.3~73.9	74.0~79.7	>79.7
169.0~169.9	<53.6	53.6~60.1	60.2~75.5	75.6~80.7	>80.7
170.0~170.9	<54.4	54.4~60.9	61.0~76.5	76.6~81.8	>81.8
171.0~171.9	<55.1	55.1~61.7	61.8~775	77.6~82.8.	>82.8
172.0~172.9	<55.7	55.7~62.4	62.5~78.5	78.6~83.8	>83.8
173.0~173.9	<56.4	56.4~63.1	63.2~79.5	79.6~84.7	>84.7
174.0~174.9	<57.1	57.1~63.8	63.9~80.4	80.5~85.7	>85.7
175.0~175.9	<57.9	57.9~64.6	64.7~81.5	81.6~86.7	>86.7
176.0~176.9	<58.7	58.7~65.4	65.5~82.4	82.5~87.6	>87.6
177.0~177.9	<59.4	59.4~66.2	66.3~83.3	83.4~88.6	>88.6
178.0~178.9	<60.1	60.1~67.1	67.2~84.3	84.4~89.5	>89.5
179.0~179.9	<60.7	60.7~68.0	68.1~85.2	85.3~90.5	>90.5
180.0~180,9	<61.4	61.4~68.7	68.8~86.1	86.2~91.3	>91.3
181.0~181.9	<62.1	62.1~69.5	69.6~87.0	87.1~92.1	>92.1
182.0~182.9	<62.8	62.8~70.3	70.4~88.0	88.1~92.9	>92.9
183.0~183.9	<63.5	63.5~71.2	71.3~88.9	89.0~93.6	>93.6
184.0~184.9	<64.1	64.1~72.I	72.2~89.9	90.0~94.4	>94.4
185.0~185.9	<64.7	64.7~72.9	73.0~90.8	90.9~95.3	>95.3
186.0~186.9	<65.3	65.3~73.6	73.7~91.8	91.9~96.1	>96.1
187.0~187.9	<66.0	66.0~74.4	74.5~92.7	92.8~96.8	>96.8

表5.2 60~69岁老年人(女)身高标准体重评分

身高(cm)	体重(kg)				
	1分	3分	5分	3分	1分
135.0~135.9	<32.4	32.4~34.6	34.7~52.4	52.5~55.3	>55.3
136.0~136.9	<33.0	33.0~35.2	35.3~52.9	53.0~55.9.	>55.9

续表

身高（cm）	体重（kg）				
	1分	3分	5分	3分	1分
137.0~137.9	<33.6	33.6~35.8	35.9~53.5	53.6~56.6	>56.6
138.0~138.9	<34.3	34.3~36.4	36.5~54.1	54.2~57.2	>57.2
139.0~139.9	<34.9	34.9~37.1	37.2~54.7	54.8~58.0	>58.0
140.0~140.9	<35.4	35.4~38.1	38.2~55.4	55.5~58.8	>58.8
141.0~141.9	<36.0	36.0~38.6	38.7~56.1	56.2~59.5	>59.5
142.0~142.9	<36.6	36.6~39.7	39.8~56.7	56.8~60.1	>60.1
143.0~143.9	<37.2	37.2~40.4	40.5~57.3	57.4~60.7	>60.7
144.0~144.9	<37.8	37.8~41.2	41.3~58.0	58.1~61.3	>61.3
145.0~145.9	<38.4	38.4~42.0	42.1~58.6	58.7~61.9	>61.9
146.0~146.9	<39.0	39.0~42.8	42.9~59.1	59.2~62.5	>62.5
147.0~147.9	<39.6	39.6~43.6	43.7~59.8	59.9~63.2	>63.2
148.0~148.9	<40.3	40.3~44.4	44.5~60.4	60.5~63.9	>63.9
149.0~149.9	<41.0	41.0~45.2	45.3~61.0	61.1~64.5	>64.5
150.0~150.9	<41.6	41.6~46.0	46.1~61.6	61.7~65.2	>65.2
151.0~151.9	<42.2	42.2~46.7	46.8~62.3	62.4~65.9	>65.9
152.0~152.9	<42.8	42.8~47.4	47.5~62.8	62.9~66.8	>66.8
153.0~153.9	<43.4	43.4~48.1	48.2~63.4	63.5~67.7	>67.7
154.0~154.9	<44.0	44.0~48.9	49.0~64.0	64.1~68.7	>68.7
155.0~155.9	<44.6	44.6~49.7	49.8~64.7	64.8~69.7	>69.7
156.0~156.9	<45.2	45.2~50.6	50.7~65.5	65.6~70.6	>70.6
157.0~157.9	<45.8	45.8~51.5	51.6~66.3	66.4~71.5	>71.5
158.0~158.9	<46.4	46.4~52.4	52.5~67.1	67.2~72.3	>72.3
159.0~159.9	<47.0	47.0~53.3	53.4~67.9	68.0~73.3	>73.3
160.0~160.9	<47.6	47.6~54.2	543~68.8	68.9~74.1	>74.1
161.0~161.9	<48.3	48.3~55.1	55.2~69.6	69.7~74.9	>74.9
162.0~162.9	<49.1	49.1~56.1	56.2~70.5	70.6~75.8	>75.8
163.0~163.9	<49.9	49.9~57.0	57.1~71.4	71.5~76.7	>76.7
164.0~164.9	<50.9	50.9~57.9	58.0~72.2	723~77.6	>77.6
165.0~165.9	<51.7	51.7~58.8	58.9~73.2	73.3~78.6	>78.6
166.0~166.9	<52.6	52.6~59.9	60.0~74.4	74.5~79.6	>79.6

续表

身高(cm)	体重(kg)				
	1分	3分	5分	3分	1分
167.0~167.9	<53.4	53.4~60.8	60.9~75.5	75.6~80.6	>80.6
168.0~168.9	<54.2	54.2~61.6	61.7~76.6	76.7~81.7	>81.7
169.0~169.9	<55.0	55.0~62.5	62.6~77.7	77.8~82.7	>82.7
170.0~170.9	<55.8	55.8~63.3	63.4~78.7	78.8~83.8	>83.8
171.0~171.9	<56.5	56.5~64.1	64.2~79.7	79.8~84.8	>84.8
172.0~172.9	<57.2	57.2~64.8	64.9~80.7	80.8~85.8	>85.8
173.0~173.9	<57.9	57.9~65.6	65.7~81.7	81.8~86.7	>86.7
174.0~174.9	<58.6	58.6~66.2	66.3~82.7	82.8~87.7!	>87.7
175.0~175.9	<59.4	59.4~67.0	67.1~83.7	83.8~88.6	>88.6
176.0~176.9	<60.2	60.2~67.8	67.9~84.6	84.7~89.6	>89.6
177.0~177.9	<61.0	61.0~68.6	68.7~85.5	85.6~90.7	>90.7
178.0~178.9	<61.7	61.7~69.5	69.6~86.5	86.6~91.6	>91.6
179.0~179.9	<62.4	62.4~70.3	70.4~87.5	87.6~92.5	>92.5
180.0~180.9	<63.1	63.1~71.0	71.1~88.3	88.4~93.4	>93.4

（二）机能指标

肺活量反映人体肺的容积和扩张能力。

（1）使用肺活量计测试。测试时,受试者深吸气至不能再吸气,然后将嘴对准肺活量计口嘴做深呼气,直至呼尽为止。测试两次,取最大值,记录以mL为单位。

（2）注意事项:呼气不可过猛,防止漏气;不得二次吸气;肺活量计口嘴应严格消毒。

（三）素质指标

1.握力

握力反映人体前臂和手部肌肉力量。

（1）使用握力计测试。测试时,受试者转动握力计的握距调节钮,调至适宜握距,然后用有力手持握,身体直立,两脚自然分开同肩宽,两臂自然下垂。开始测试时,用最大力紧握上下两个握柄。测试两次,取最大值,记录以kg为单位,保留小数点后一位。

（2）注意事项:用力时,禁止摆臂、下蹲或将握力计接触身体;若受试者分不出有力手,双手各测试2次。

2.坐位体前屈

坐位体前屈反映人体柔韧性。

（1）使用坐位体前屈测试仪测试。测试时,受试者坐在垫上,双腿伸直,脚跟并拢,脚尖自然分开,全脚掌蹬在测试仪平板上。然后掌心向下,双臂并拢平伸,上体前屈,用双手中指指尖推动游标平滑前移,直至不能移动为止。测试两次,取最大值,记录以cm为单位,保留小数点后一位。

（2）注意事项:测试前,受试者应做准备活动,以防肌肉拉伤;测试时,膝关节不得弯曲,不得有突然前振的动作;记录时,正确填写正负号。

3.选择反应时

选择反应时反映人体神经与肌肉系统的协调性和快速反应能力。

（1）使用反应时测试仪测试。测试时,受试者中指按住"启动键",等待信号发出,当任意信号键发出信号时（声、光同时发出）,以最快速度去按该键;信号消失后,中指再次按住"启动键",等待下一个信号发出,共有5次信号。受试者完成第5次信号应答后,所有信号键都会同时发出光和声,表示测试结束。测试2次,取最好成绩,记录以″为单位,保留小数点后两位。

（2）注意事项:测试时,受试者不得用力拍击信号键。

4.闭眼单脚站立

闭眼单脚站立反映人体平衡能力。

（1）使用秒表测试。测试时,受试者自然站立,闭眼,当听到"口令"后,抬起任意一只脚,同时测试员开表计时。当受试者撑脚移动或抬起的脚着地时,测试员停表。测试2次,取最好成绩;记录以秒为单位,保留小数点后一位,小数点后第二位按"非零进"的原则进位,如将10.11″记录为10.2″。

（2）注意事项:测试时,注意安全保护。

5.其他单项指标评分标准（表5.3、表5.4）

表5.3 60~64岁老年人其他单项指标评分

测试指标	男				
	1分	2分	3分	4分	5分
肺活量（mL）	1400~1827	1828~2425	2426~2939	2940~3499	>3499
握力（kg）	21.5~26.9	2.0~34.4	34.5~40.4	40.5~47.5	>47.5
坐位体前屈（cm）	−12.6~−7.8	−7.7~0.9	1.0~6.7	6.8~13.1	>13.1
选择反应时（s）	1.40~1.01	1.00~0.77	0.76~0.63	0.62~0.51	<0.51
闭眼单脚站立（s）	1~3	4~6	7~14	15~48	>48

续表

测试指标	女				
	1分	2分	3分	4分	5分
肺活量(mL)	955~1219	1220~1684	1685~2069	2070~2552	>2552
握力(kg)	14.9~17.1	17.2~21.4	21.5~25.5	25.6~30.4	≥30.4
坐位体前屈(cm)	−7.5~−2.0	−1.9~5.2	5.3~11.3	11.4~17.7	>17.7
选择反应时(s)	1.46~1.14	1.13~0.84	0.83~0.67	0.66~0.55	<0.55
闭眼单脚站立(s)	1~2	3~5	6~12	13~40	>40

表5.4　65~69岁老年人其他单项指标评分

测试指标	男				
	1分	2分	3分	4分	5分
肺活量(mL)	1255~1660	1661~2229	2230~2749	2750~3334	>3334
握力(kg)	21.0~24.9	25.0~32.0	32.1~38.1	38.2~44.8.	>44.8
坐位体前屈(cm)	−13.6~−9.4	−9.3~−1.6	−1.5~4.6	4.7~11.7	≥11.7
选择反应时(s)	1.45~1.11	1.10~0.81	0.80~0.66	0.65~0.54	<0.54
闭眼单脚站立(s)	1~2	3~5	6~12	13~40	≥40

测试指标	女				
	1分	2分	3分	4分	5分
肺活量(mL)	895~1104	1105~1559	1560~1964	1965~2454	>2454
握力(kg)	13.8~16.2	16.3~20.3	20.4~24.3	24.4~29.7	>29.7
坐位体前屈(cm)	−8.2~−3.1	−3.0~4.0	4.1~10.0	10.1~16.4	>16.4
选择反应时(s)	1.63~1.22	1.21~0.89	0.88~0.69	0.68~0.57	<0.57
闭眼单脚站立(s)	1~2	3~4	5~10	11~35	>35

第三节　运动处方

　　强身健体,预防疾病,健康生活,快乐运动,科学锻炼。运动处方的普及让越来越多的人体会到了科学健身的魅力。科学、合理的运动处方离不开医疗、体育的融合,作为一个跨界的新兴学科,运动医学有着很大的发展空间。但目前,开具一张合理、合规、合意的运动处方,面临的困难仍不小。

一、运动处方简介

运动处方是指导人们有目的、有计划和科学地锻炼的一种方法。康复医师或体疗师,对希望从事体育锻炼者或患者,根据医学检查资料,包括运动试验和体力测验,按其健康、体力以及心血管功能状况,用处方的形式规定运动内容、运动强度、运动时间、运动频率,并提出运动中的注意事项。

 二、运动处方的特点

1.明确的目的性

运动处方有明确的远期目标和近期目标,运动处方的制订和实施都以达成运动处方的目的为核心。

2.较强的计划性

运动处方中运动内容、强度等的安排有较强的计划性,在实施过程中容易遵守坚持。

3.较强的科学性

运动处方的制订和实施过程严格按照康复医学、临床医学、运动医学等学科的要求进行,具有较强的科学性。依据科学、合理的运动处方进行锻炼,能在较短的时间内取得较明显的健身和康复效果。

4.很强的针对性

运动处方是通过医学检测,根据每一个参加锻炼者的具体情况制订和实施的,具有很强的针对性,康复效果较好。

5.广泛的普及面性

运动处方表达清晰、简明易懂,容易被大众所接受,收效快,是进行大众健身和康复的理想方法。

6.个体化

因人而异。

 三、运动处方的作用

运动处方与普通的体育锻炼和一般的治疗方法不同,运动处方是有很强的针对性,明确的目的性,是一种有选择、有控制的运动疗法。遵循运动处方锻炼,其生理作用主要有:

(一)对心血管系统的影响

大多数运动处方采用以中等强度有氧代谢为主的耐力运动,即有氧运动。通常情况下,有氧运动对增强心血管系统的输氧能力、清除代谢产物、调节做功肌肉的摄氧能力、组织利用氧的能力等有明显的作用。遵循科学合理的运动处方锻炼，可使心率减慢、血压平稳、心输出量增加、心血管系统的代偿能力增强。

（二）对呼吸系统的影响

遵循运动处方锻炼，可增强呼吸系统的肺通气量，提升摄氧能力，改善呼吸系统功能。

（三）对运动系统的影响

遵循运动处方锻炼，可增强肌肉力量、肌肉耐力和身体协调性，保持及恢复关节活动幅度，促进骨骼生长，刺激本体感受器，强化运动条件反射，促进血液和淋巴循环，消除肿胀和疼痛等。

（四）对消化系统的影响

遵循运动处方锻炼，可促进消化系统功能，增加营养素的吸收和利用率，增进食欲，促进胆汁合成和排出，减少胆石症的发生，促进胃肠蠕动，防治便秘等。

（五）对神经系统的影响

遵循运动处方锻炼，可提高中枢神经系统的兴奋或抑制能力，改善大脑皮质和神经—体液的调节功能，提高神经系统对各器官、系统的功能调节。

（六）对体脂的影响

实施运动时间长、运动强度中等的运动处方，能有效地减少脂肪组织，达到预防疾病和健康身心的目的。

（七）对代偿功能的影响

因各种伤病导致功能丧失时，人体会产生各种代偿功能以弥补丧失的功能。运动处方对代偿功能的建立有着重要的促进作用。

（八）对心理的影响

运动会释放多巴胺，可有效缓解压抑的情绪，增强心理承受能力，保持心理健康。在疾病治疗和康复过程中，能增强患者治疗和康复的信心，有助疾病的恢复；按预防、健康、健身的运动处方锻炼，可保持良好的情绪，使工作、学习更轻松、更积极。

四、运动处方的内容

运动处方的内容应包括运动内容、运动时间、运动强度、运动频率、运动进度及注意事项等。

（一）运动处方的运动内容

运动内容有三类：耐力性（有氧）运动、力量性运动及伸展运动。

1.耐力性(有氧)运动

耐生性(有氧)运动是运动处方最主要和最常见的运动手段。在治疗性运动处方和预防性运动处方中,主要用于心血管系统、呼吸系统、内分泌等系统慢性病的预防和康复,以改善和提高心血管系统、呼吸系统、内分泌等功能。在健康、健身、健美的运动处方中,耐力性(有氧)运动是保持身心全面健康、保持理想体重的有效运动方式。

有氧运动的项目有步行、慢跑、走跑交替、上下楼梯、游泳、自行车、功率自行车、步行车、跑台、跳绳、划船、滑水、滑雪、球类运动等。

2.力量性运动

力量性运动常用于运动系统、神经系统等或关节功能障碍的患者,以恢复肌肉力量和肢体活动功能为主。通过有选择地增强肌肉力量,调整肌力平衡,达到改善躯干和肢体的形态和功能的目的。

力量性运动根据其特点可分为电刺激疗法(即通过电刺激,增强肌力,改善肌肉的神经控制),主动运动,被动运动,助力运动,减负荷运动(如在水中运动),抗阻运动等。抗阻运动包括等张运动、等长运动以及等长运动与等张运动结合训练。

3.伸展运动

把肌肉和肌腱组织拉长以增加关节的活动范围叫作伸展运动。伸展运动广泛应用在治疗、预防和健身、健美各类运动处方中,主要是让局部的肌肉韧带得以充分的拉伸、缓解以及放松。具有有拉伸肌肉、消除疲劳,改善体型,防治高血压、神经衰弱等疾病的作用。

伸展运动的项目有瑜伽、一字马、高压腿、侧压腿、伸手弯腰、扩胸、拱桥等多种动作。

(二)运动处方的强度

1.耐力性运动的运动强度

运动强度是指单位时间内的运动量,即运动强度=运动量/运动时间。而运动量是运动强度和运动时间的乘积,即:运动量=运动强度×运动时间。运动强度可根据最大耗氧量、最大心率、代谢当量、自觉疲劳程度等来确定。

(1)最大耗氧量:老年人通常采用运动强度的范围通常是65%~80%VO_{2max}。

(2)最大心率:一般来说,达到最大运动强度时的心率称为最大心率,达到最大心率60%~70%时的心率称为"靶心率"。"靶心率"是指通过有氧运动来提高心血管循环系统的机能时有效而安全的运动心率。通常情况下年龄在50岁以上,有慢性病史的,可用:靶心率=170-年龄;经常参加体育锻炼的人可用:靶心率=180-年龄。

(3)代谢当量:代谢当量是指运动时代谢率对安静时代谢率的倍数。1MET是指每千克体重,从事 1min 活动消耗 3.5mL 的氧,其活动强度称为 1MET[MET= 3.5mL/(kg·min)]。1MET 的活动强度相当于健康成年人坐位安静代谢的水平。

(4)自觉疲劳程度:运动者自我感觉疲劳程度来衡量相对运动强度的指标,是持续强度运动中体力水平可靠的指标,可用来评定运动强度。

2.力量性运动的运动强度及运动量

(1)决定力量练习的运动量的因素。

参与运动肌群的大小:大肌肉群运动的运动量大,小肌肉群运动的运动量小。

运动的用力程度:负重抗阻运动的运动量较大,不负重运动的运动量较小。

运动节奏:自然轻松的运动节奏的运动量较小,过快或过慢的运动节奏运动量较大。

运动的重复次数:重复次数多的运动量大。

运动的位置、姿势:不同的运动位置、姿势的运动量也不同,原因在于对维持姿势和克服重力的要求不同。

(2)力量练习的运动强度运动量。

力量练习的运动强度以局部肌肉反应为准,而不是以心率等指标为准。在等张练习或等长练习中,运动量由所抗阻力的大小和运动次数来决定。在等长练习中,运动量由所抗阻力和持续时间来决定。在增强肌肉力量时,宜逐步增加阻力而不是增加重复次数或持续时间(即大负荷、少重复次数的练习);在增强肌肉耐力时,宜逐步增加运动次数或持续时间(即中等负荷、多次重复的练习)。

3.伸展运动的运动强度及运动量

(1)有固定套路的伸展运动的运动量。

固定套路的伸展运动的运动量相对固定。如:太极拳的运动强度一般在 4~5MET 或相当于 40%~50% 的最大吸氧量,运动量较小。增加运动量可通过增加套路的重复次数或动作的幅度、架子的高低等来完成。

(2)一般的伸展运动的运动量可分为大、中、小三种。

小运动量是指做四肢个别关节的简单运动、轻松的腹背肌运动等,运动间隙较多,一般为 8~12 节;中等运动量可做数个关节或肢体的联合动作,一般为 14~20 节;大运动量是以四肢及躯干大肌肉群的联合动作为主,可增加负荷,有适当的间歇,一般在 20 节以上。

(三)运动处方的持续时间

1.耐力性运动的运动时间

运动时间是指每次持续运动的时间。每次运动的持续时间为 15~60min,一般须持续 20~40min;其中达到适宜心率的时间须在 15min 以上。在计算间歇性运动的持续时间时,应扣除间歇时间。间歇运动的运动密度应视体力而定,体力差者的运动密度应低;体力好者的运动密度可较高。

运动量由运动强度和运动时间所决定(运动量=运动强度×运动时间),在总运动量确定时,运动强度较小,则运动时间较长。前者适宜于年轻及体力较好者,后者适宜于老年及体力较弱者。年轻及体力较好者可从较高的运动强度开始锻炼,老年及体力较弱者从低的运动强度开始锻炼。运动量由小到大,增加运动量时,先延长运动时间,再提高运动强度。

2.力量性运动的运动时间

力量性运动的运动时间指每个练习动作的持续时间。如等长练习中,肌肉收缩的维持时间一般以 6s 以上为好;在动力性练习中,完成一次练习所用时间实际上代表动作的速度。

3.伸展运动的运动时间

成套的伸展运动的运动时间一般较固定,而不成套的伸展运动的运动时间有较大差异。如:24 式太极拳的运动时间约为 4min;42 式太极拳的运动时间约为 6min;伸展运动的总运动时间由一套或一段伸展运动的运动时间、伸展运动的套数或节数来决定。

(四)运动处方的运动频率

1.耐力性(有氧)运动的运动频率

在运动处方中,运动频率常用每周的锻炼次数来表示。运动频率取决于运动强度和每次运动持续的时间。一般认为,每周锻炼 3~4 次,即隔一天锻炼一次,这种锻炼的效率最高。最低的运动频率为每周锻炼 2 次。运动频率更高时,锻炼的效率增加并不多,而有增加运动损伤的倾向。

小运动量的耐力运动可每天进行。

2.力量性运动的运动频率

力量练习的频率一般为:每日或隔日练习 1 次。

3.伸展运动的运动频率

伸展运动的运动频率一般为每日 1~2 次。

(五)老年人运动处方的方案

老年人普遍存在的身体供能能力低下、肌力不足和体适能下降等情况,这些情况可能会导致生活独立性丧失。一个运动处方的方案应该包括有氧、肌肉力量/耐力和柔韧性练习。如果经常摔倒或行动不便,还应当做些特殊的神经动作练习以提高与健康相关的体适能要素之外的能力,如平衡能力、灵活和本体感知能力。年龄不应该成为促进身体活动的障碍,经查参与体育锻炼,无论任何年龄都会获得明显收益。相对于年轻人而言,老年人运动处方中最大的不同就在于制订相对运动强度。

1. 有氧运动

为了促进和维持健康,老年人应当遵循运动健康管理方案来进行有氧(心肺)身体活动。若老年人由于慢性疾病不能达到推荐的身体活动水平,可以根据自身的能力和状况安排运动。

运动频率:每周≥5天有中等强度体力活动,或每周≥3天有较大强度体力活动,或每周3~5天有中等强度与较大强度体力活动相结合。

运动强度:以中等运动强度和较大运动强度为主。

运动时间:中等强度体力活动,每天累计30~60min(60min效果更好),而且保持每周至少10min、每周共150~300min或每天至少20~30min、每周共75~100min的较大强度运动;或者是同等运动量的中等强度和较大强度相结合。

运动方式:步行是最常见的运动方式,水上运动和固定功率车运动较那些需要承受自体重而耐受能力受限的个体来说更具优越性。

2. 肌肉力量/耐力运动

(1)运动频率:每周≥2天。

(2)运动强度:中等运动强度(如:60%~70%的最大重复次数[1RM]。老年人抗阻运动应从低强度(如:40%~50%1RM)开始。

(3)运动时间:10~30min。

(4)运动方式:渐进式负重运动项目或承受体重的柔韧体操(对8~10个大肌肉群进行练习1组及以上,每组重复10~15次)、爬楼梯或其他较大肌群参与力量训练。

3. 柔韧性练习

(1)运动频率:每周≥2天。

(2)运动强度:拉伸至感觉到拉紧或轻微的不适。

(3)运动时间:保持拉伸30~60s。

(4)运动方式:任何保持或提高柔韧性的体力活动,通过缓慢的动作来拉伸身体的各大肌肉群。静力式拉伸优于快速弹振式拉升。

第四节　常见慢性病健康指导与运动处方举例

 一、高血压患者运动指南

（一）注意事项

（1）高血压患者应先到医院就诊,全面检查,明确诊断,控制血压,排除心脑血管疾病。血压正常后再开始锻炼。有条件者测试运动能力,在医生或运动康复师指导下进行体育活动。

（2）每次运动前,应测血压,若收缩压超过 160mmHg 或舒张压超过 100mmHg,则不宜参加露天冬泳或激烈体育活动。

（3）体育活动要遵循循序渐进的原则,运动时间和强度应逐渐增加。

（4）运动时要避免憋气用力,以免血压突然升高,运动过程中尽可能控制收缩压不超过 180mmHg,舒张压不超过 100mmHg。

（二）运动效果

合适的运动可以防控高血压,使安静时的血压降低 5~10mmHg;运动有减肥作用,可使安静时血压降低 10~20mmHg;运动还可改善心脏功能,提高血管弹性,降低心血管疾病风险。

（三）运动方式

1.有氧运动

全身主要肌群参与的中等强度有氧运动,如快走、蹬车、游泳、太极拳、健身气功等。快走是调控血压的最好运动方式。

2.力量练习

每组力量练习应包括身体 4~8 个部位。

3.牵拉练习

练习各种牵拉练习,每次牵拉身体 4~6 个部位。

（四）运动强度

中等强度有氧运动,相当于最大心率的 60%~70%,或运动中可以用短句交谈。力量练习,相当于最大肌肉力量的 40%~60%,每个部位重复 10~15 次。

（1）运动时间。

每天运动 30~60min,可多次运动,但每次至少持续 10min;每周运动 5~7 天。

（2）力量练习每次 2~3 组,每周 2~3 次。

（3）每天做牵拉练习。

二、糖尿病患者运动指南

（一）注意事项

（1）Ⅱ型糖尿病患者进行体育锻炼时,应定期检查血糖,验证其运动的适应能力和运动效果。

（2）高强度有氧运动对增加胰岛素受体敏感性的效果更为显著,身体状况好的患者可选择高强度运动。

（3）需坚持长期体育锻炼,保持运动对增加胰岛素受体敏感性的长期效应。

（二）运动效果

运动可控制体重,预防Ⅱ型糖尿病;提高胰岛素受体敏感性,提高控制血糖能力;提高身体整体机能,降低糖尿病并发症风险。

（三）运动方式

（1）有氧运动:全身主要肌群参与的中等强度有氧运动,如快走、蹬车等。如果身体机能状态好,可进行大强度有氧运动,如跑步。

（2）力量练习:各种力量练习,每组力量练习应包括身体4~10个部位。

（3）牵拉练习:练习各种牵拉练习,每次牵拉身体4~6个部位。

（四）运动强度

一般为中等强度有氧运动。如果身体条件允许,高强度有氧运动的效果更好,相当于最大心率的70%以上,或运动中无法语言交谈。力量练习,相当于最大肌肉力量的50%~70%,重复8~12次。

（五）运动时间

（1）每天运动20~60min,可多次运动,每次至少持续10min;每周运动3~7天。

（2）力量练习每次2~3组,每周2~3次。

（3）每天做牵拉练习。

 三、超重、肥胖人群运动指南

（一）注意事项

（1）以减肥为目的的体育活动,必须结合饮食控制,才能达到理想的减肥效果。

（2）为了保证足够的运动时间,运动强度不必过大,一般保持在中小有氧运动强度即可。

（3）如果体重过大,或行走、跑步有困难,可以先做蹬车、游泳等非体重支撑运动。

（4）如果有家人或朋友陪伴一起锻炼,则有利于长期坚持,效果更好。

（二）运动效果

运动增加能量消耗，长时间有氧运动可降低脂肪含量；力量练习可提高新陈代谢率，增加安静时的能量消耗，达到减肥效果。

（三）运动方式

（1）有氧运动：全身主要肌群参与的长时间有氧运动，如快走、慢跑、蹬车等。长时间快走是最好的减肥运动方式。

（2）力量练习：各种力量练习，每组力量练习应包括身体4~10个部位。

（3）牵拉练习：各种牵拉练习，每次牵拉身体4~6个部位。

（四）运动强度

低中等强度有氧运动，相当于最大心率的50%~70%；如果身体条件允许，可进行70%的最大心率运动。中等强度力量练习，相当于最大肌肉力量的50%~70%，重复6~10次；低强度力量练习，相当于最大肌肉力量的50%以下，重复15~20次。

（五）运动时间

（1）超重、肥胖人群运动处方的关键是保证足够的运动时间。

超重人群：每天运动45~60min，每周运动5~7天，每周运动225~300min。

肥胖人群：每天运动60~90min，每周运动5~7天，每周运动300~450min。

（2）力量练习每次2~3组，每周2~3次。

（3）牵拉练习每天进行。

四、高血脂人群运动指南

（一）注意事项

（1）每周中等强度有氧运动超过150min，可降低血脂；每周运动300min的效果更好。

（2）除了体育活动外，要注意增加日常活动量，如不乘电梯、少开车等。

（3）刚开始运动时，应保证身体有足够的恢复时间，要逐渐增加运动时间和强度。

（二）运动效果

运动可降低血清甘油三酯和低密度脂蛋白含量，增加血清高密度脂蛋白含量。

（三）运动方式

（1）有氧运动：全身主要肌群参与的长时间有氧运动，如快走、慢跑、游泳、蹬车等，或走跑交替运动。

（2）力量练习：每组力量练习应包括身体4~8个部位。

（3）牵拉练习：每次牵拉身体4~6个部位。

（四）运动强度

一般为中等强度有氧运动。如果身体条件允许，高强度有氧运动的效果更好。力量练习负荷相当于最大肌肉力量的40%~60%，重复10~15次。

（五）运动时间

（1）每天运动30~60min，可安排每天多次运动，每周运动5~7天。

（2）力量练习每次2~3组，每周2~3次。

（3）牵拉练习每天进行。

五、骨质疏松患者运动指南

（一）注意事项

（1）支撑体重的有氧运动方式起到更好的防控骨质疏松的效果，如快走、慢跑等。

（2）由于骨质疏松患者多为不运动者，因此运动前要进行身体运动能力评估，并遵医嘱。

（3）跳跃等运动可以有效地提高或保持骨质量，预防骨质疏松；但已患有骨质疏松症的应尽量减少或避免跳跃、甩腰、脊柱过度弯曲等运动，如划船、仰卧起坐等。

（4）力量练习要达到中等强度以上。

（二）运动效果

运动可以保持或提高骨密度，减少骨流失；腰背肌肉练习可以增强腰椎韧带强度，保持身体直立；力量练习可以提高人体平衡能力，防止跌倒，降低骨折风险。

（三）运动方式

（1）有氧运动：支撑体重的有氧运动，如快走、慢跑、有氧健身操、网球等。

（2）力量练习：力量练习是防控骨质疏松的有效运动方式，每组力量练习应包括身体8~12个部位。

（3）牵拉练习：练习各种牵拉练习，每次牵拉身体6~8个部位。

（4）平衡练习：提踵、单脚站立等。

（四）运动强度

一般为中等强度有氧运动和高强度有氧运动。中等强度力量练习，重复8~12次；高强度力量练习，相当于最大肌肉力量的70%~80%，重复4~6次。

（五）运动时间

（1）每天有氧运动30~60min，可安排每天多次运动，每周运动3天以上。

（2）力量练习每次2~3组，每周2~3次。

（3）牵拉练习每天进行。

六、肿瘤患者运动指南

（一）注意事项

（1）肿瘤患者要积极参加运动。

（2）由于肿瘤患者体质较弱，因此运动前要进行身体运动能力评估并遵医嘱。使用激素治疗的建议评估骨折风险；评估下肢淋巴水肿，穿弹力服；有造瘘患者要防感染和污染的评估，避免腹压过高；放疗期间避免去游泳池。

（3）肿瘤中晚期患者由于日常消耗大，避免做剧烈运动，可以选择能坚持的运动项目，如散步、游泳等；肿瘤早中期患者可多尝试各种运动，以中等强度的有氧练习为佳。

（4）力量练习也要达到中等强度以上。

（二）运动效果

（1）运动是提高免疫力最简单、最有效的方法，对疾病的康复大有益处。

（2）改善神经系统功能，提高机体对外界刺激的适应能力，解除患者的紧张和焦虑，有助于休息和睡眠。

（三）运动方式

（1）有氧运动：肿瘤患者的运动项目中，最值得推荐的就是散步、跑步等简单易行的有氧运动。

（2）力量练习：力量练习是防控骨质疏松的有效运动方式，每组力量练习应包括身体8~12个部位。

（3）牵拉练习：每次牵拉身体6~8个部位。

（四）运动强度

肿瘤患者不宜参加剧烈的运动，原则上应该选择低强度、持续时间较长、运动后稍微出汗、循序渐进、持之以恒的运动方式。

（1）日常生活中的运动：散步、购物、做家务、打太极拳。可持续30min进行。

（2）低强度运动：跳交际舞、做体操、平地骑车、打桌球。可持续30min进行。

（3）中等运动强度：爬山、平地慢跑、打羽毛球、上楼梯。可持续10min进行。

（4）高强度运动：跳绳、游泳、举重、打篮球。可持续5min进行。

（五）运动时间

（1）每周至少3~4次，隔日进行。体质较强者，运动后又不疲劳，可坚持每天运动。开始的运动量要小，锻炼时间不宜过长，每次15~20min，根据病情和体力逐渐增加运动量至每次30~40min。

（2）在身体条件许可的情况下，力量练习每次2~3组，每周2~3次。

（3）牵拉练习每天进行。

（卢晓文）

第六章

心理与健康

老年人的心理健康事关重大。退休是人生的一个重要转折点，意味着老年生活开始。面临社会身份、交往范围、生活内容及生活方式等一系列变化，必然产生较大的心理压力。能否克服挑战，直接影响着老年人退休后的健康状态和生活质量。老年期的各种心理问题及所诱发的躯体化症状，导致部分老年人生活兴趣降低，生活质量下降。只有保持心理健康，乐观豁达，容纳自己，才能较好地适应老年生活。

第一节　心理健康的概述

心理健康是健康不可分割的重要组成部分，自从1948年WHO提出"躯体、心理及社会适应"健康的定义以来，人们对心理健康越来越重视，尤其在工作、生活节奏明显加快及精神压力倍增的21世纪，心理健康已成为整个社会面临的重大课题。1990年，WHO在原有健康的定义上增加了道德健康的内容。良好的道德与心理健康有着密切联系。

 一、心理健康的概念与标准

（一）心理健康的概念

心理健康定义指各类心理活动正常，关系协调，内容与现实相一致和相对稳定的人格。

（二）心理健康的标准

马斯洛和米特尔曼提出的10条心理健康标准，包括充分的安全感；充分了解自己，并能对自己的能力进行适当评价；生活的理想和目标切合实际；与周围的现实环境保持良好的接触；能保持人格的完整与和谐；具有从经验中学习的能力；能保持良好的人际关系;适度的情绪表达与控制;在不违背社会规范的条件下,恰当满足个人的基本需要;在不违背社会规范的条件下,发挥个性。我国学者提出8条标准:智力正常;情绪健康;意志健全;人格完整;自我评价正确;人际关系和谐;社会适应正常;心理行为符合年龄特征。

心理健康评估的三项标准:①体验标准——是否有良好的心情和恰当的自我评价;②操作标准——社会功能和效率,人际关系;③发展标准——个体心理发展状况。

心理健康的标准作为一种理想尺度,它不仅为我们提供了衡量是否健康的标准,而且指明了心理健康的发展方向。

迄今为止,评估心理健康尚无量化的理想方法或工具,常用的测评量表有90项症状自评量表(SCL-90)、抑郁自评量表(SDS)、焦虑自评量表、卡氏16种人格因素测验(16PF)、明尼苏达多项人格测验(MMPI)、艾森克人格问卷(EPQ)等。

二、心理因素与健康

心理因素是指运动、变化着的心理过程,包括人的感觉、知觉、情绪和个性特征等因素。人的认知、情绪、人格特征、价值观念以及行为方式等,能够影响健康和疾病的发生发展。认知、情绪、人格特征与生物遗传有较密切的关系,为内在心理品质;生活方式、应对方式与后天获得性有关,为外在心理品质。

(一)人格与健康

人格是十分复杂的心理现象,由遗传和环境共同决定。不同的人格特征有着不同的行为习惯和待人处事的特点,与人的健康密切相关。根据个性表现将其分为A、B、C三种类型。

A型性格的特征:喜欢出人头地,争强好胜,行动匆忙,性情急躁,富有敌意,缺乏耐心。B型性格的特征与A型相反:遇事不慌不忙,没有时间紧迫感,不争强好胜,知足随和,适应力强。C型性格的特征是过分压抑、忍让,容易焦虑,爱生闷气,不善与人交流,回避矛盾。根据报道,A型性格的人容易患上高血压、冠心病等心脑血管疾病;B型性格则为典型的长寿性格,其冠心病发病率、复发率、死亡率明显低于A型性格;而C型性格易患消化系统肿瘤及女性生殖系统肿瘤,因此被称为癌症性格。

(二)情绪与健康

情绪是指人们对客观事物所产生的主观态度和体验。生理、心理、社会等方面的需要是情绪的基础。积极或消极的情绪与需求的满足与否密切相关。

情绪对身心健康具有直接的作用。积极的情绪可以提高人体的功能。而消极的情绪使人感到无精打采,容易疲乏,兴趣低落,甚至导致功能紊乱等。急剧的情绪变化是心肌梗死、脑出血、精神疾病发作的重要诱因。紧张情绪还能引起胃酸分泌增加,导致消化性溃疡病。所以,调整好情绪,是预防精神和躯体疾病的重要方法。

(三)认知与健康

认知是指通过形成概念、知觉、判断或想象等心理活动来获取知识的过程。

价值观是人们认定事物、辨别是非的一种思维或取向。价值观可对健康产生影响。积极向上、乐观进取的人生态度往往表现出良好的健康状态;不思进取、消极的价值观可导致生活懒散、精神萎靡,从而产生健康问题。

健康理念是对健康所持有的看法,决定人们对待健康的态度。"小病早治疗,无病早预防""我是健康第一责任人""健康需要投资,更需要管理"等,都是科学、积极的健康理念。

自我效能指个体在特定情景中从事某种行为并取得预期结果的能力和信心。自我效能高的能积极有效地应对困难和挑战,作出更多的努力来追求目标。相反,自我效能较弱的常常感到无助,当出现健康问题时,往往采取消极态度。

(四)心身疾病

心身疾病也叫心理生理性疾病,即不良的情绪、压力和心理冲突等心理因素导致机体的生理功能持续紊乱,组织损害和结构改变的器质性躯体疾病。心理与社会因素在其发生、发展、转归和防治中起着关键作用。常见的心身疾病有神经性皮炎、支气管哮喘、冠心病、原发性高血压和消化系统溃疡等。

心身疾病的防治应同时兼顾心理社会因素和生物因素。在预防上,要早期入手,对有明显心理素质问题的人,应及时通过心理指导,调整其人格偏差;对于有明显行为问题者,如酗酒等,应用心理学技术,指导其矫正;对于工作生活中存在明显应激源的,应帮助其及时适应和调整,减少心理刺激和压力。在治疗上,首先要心理疏导,阻断应激源造成的应激反应,同时治疗躯体疾病。

第二节　心理咨询与人际沟通

心理咨询和有效的人际沟通可以预防干预心理健康问题。

一、心理咨询

(一)心理咨询的概念

心理咨询是咨询者运用心理学的理论和技术,协助来访者依靠自己探索来解决其各种心理问题,增进身心健康、提高个体适应能力、促进其成长与发展以及发挥其潜能。心理咨询具有双向性、多样性、社会性、渐进性和反复性等特点。

1.心理健康咨询对象

(1)发展性咨询:精神正常,但遇到自己难以独自解决的与心理有关的现实问题人群。

(2)心理健康咨询:精神正常,但心理健康水平较低,产生心理障碍导致无法正常工作、学习、生活的人群。

(3)康复性咨询:特殊对象,即临床已治愈的精神病患者,帮助他们恢复社会功能,防止疾病的复发。

2.心理咨询作用

(1)促使行为变化。

(2)改善人际关系。

(3)认识内部冲突。

(4)纠正错误观念,深化来访者的自我认识。

(5)发展来访者潜能。

（二）心理咨询的方式和步骤

1.心理咨询的方式

心理健康咨询有以下几种分类方式:按咨询途径,可以分为门诊咨询、电话咨询、网络咨询、信件咨询、专栏咨询、现场咨询等;按咨询人数,可以分为个体咨询和团体咨询。

2.心理咨询的步骤

(1)建立心理咨询关系。

(2)分析或评估心理问题。

(3)采取合适的心理咨询方法。

(4)制订心理咨询目标和计划。

(5)实施心理咨询计划。

(6)咨询结束时评估心理咨询结果。

（三）主要的心理咨询技术

1.共情

共情,又称同理心等,咨询师处于来访者的立场,感同身受,并将这种理解传达给对方。

2.倾听

倾听为咨询师通过语言和非语言行为传达对来访者的积极关注,是心理咨询的第一步,既是咨询师执业理念的体现,也是职业技能的展示,是建立良好咨访关系的基础。

3.提问

通过适当方式提出问题,引导来访者回答以获取所需要的信息,开放性提问用"什么""如何"等发问,使来访者详细说明有关问题;封闭性提问用"是不是""对不对"等发问,回答"是"或"否"。

4.表达

咨询师和来访者互相沟通其情感、情绪、信息、建议和忠告等,达到咨询的目的。表达的形式包括鼓励、释义、澄清、解释、自我暴露等。

二、人际沟通概述

(一)人际沟通的概念与内涵

1.人际沟通的概念

人际沟通也称人际交流,人们通过语言或非语言方式(如动作、手势、表情、信号等)传递、理解并反馈信息的过程。心理咨询师通过各种方式进行充分有效的交流,影响来访者,进而解决来访者的问题。

2.人际沟通的内涵

(1)人际沟通是信息的传递。

(2)其关键是双方能够准确理解信息的意义。

(3)人际沟通是双向的、互动的信息传递和反馈的过程。

(二)人际沟通的基本结构

实现沟通的必需条件包括:信息源(发出者)、信息、渠道、信息接收者、背景、障碍、反馈,这几个要素构成了人际沟通的基本结构。

(1)信息源是具有信息并试图沟通的人,即信息的发出者,根据沟通的目的,明确沟通的信息,选择沟通对象,始发沟通过程。

(2)信息是发出者想要传递沟通的具体内容,包括思想、观点、事实、态度、情感等。

(3)信息渠道是沟通过程中的信息载体,包括对话、表情、动作、广播、电视、电影、报纸、电话、信件和互联网等,即信息通过何种方式、什么工具从信息源传递给接收者。

(4)信息接收者是信息的接收对象。受很多因素的影响,如接收者是否有阅读障碍,是否愿意接收,是否专注等。

(5)背景是沟通发生时的情境,包括心理背景、物理背景、社会背景和文化背景。它影响沟通的每一个要素以及整个沟通过程。

（6）障碍是沟通中阻止理解和准确解释信息的因素,如信息源的信息不充分或不明确,信息没有正确转化为沟通信号,载体或沟通方式不正确。沟通环境恶劣,接收者的误解等。

（7）反馈是在沟通过程中,信息源和接收者双方不断将信息反馈给对方的过程,使沟通成为连续互动的过程。及时的反馈可以减少误会,让双方加深了解。

（三）人际沟通在心理健康管理中的作用

在心理健康管理过程中,良好的人际沟通有助于形成正确的自我意识;有助于发展健全的人格;有助于建立良好的人际关系;有助于促进心理健康。而人际沟通不足则损害心理健康,甚至影响语言能力及认知能力。

三、人际沟通技巧

人际沟通的技巧包括语言沟通技巧和非语言沟通技巧两个方面。语言沟通的目的是让对方听得进去、乐于接收和引起共鸣,进而引发预期的行为。因此,语言的艺术十分重要,不仅在于你说什么,而更在于你是怎么说的。在人际沟通中,超过2/3的信息是以非语言形式传递的;尤其是在传递比较微妙的感受和情绪方面,非语言交流往往比语言更胜一筹。

1.人际沟通中的语言沟通技巧

（1）批评的技巧:批评意味着指责和否定,即使是善意的批评,也往往不能让人愉快接受。因此,让他人愉快接受批评,一个重要原则是在否定之前先肯定,不要轻易伤了其自尊心。

（2）劝诫的技巧:劝诫时要懂得委婉的艺术。"忠言逆耳"意味着缺乏劝诫技巧;恰当委婉的劝诫有时也可达到"忠言未必逆耳"的效果。

（3）说服的技巧:沟通的最终目的是说服他人采取积极正确的行动,要达到说服目的必须有礼有理有据。沟通时可引经据典及故事、案例、数据和名言等,增强说服力。

（4）鼓励的技巧:鼓励的目的就是让他人有乐观的信念,采取积极正确的行动,要给人以希望和力量。因此,沟通时要通过正能量语言来达到激励的目的。

（5）赞美的技巧:发自内心、符合实际的赞美才会感动人;毫无依据的赞美反而会让人感到虚情假意,产生反感。

此外,沟通中还要注意礼貌性沟通、完整性沟通、平等性沟通和谨慎性沟通。

2.人际沟通中的非语言沟通技巧

非语言沟通技巧包括仪表、着装、动作、姿态、面部表情、人际距离和副语言等。

（1）仪表和着装:在社交中,仪表与着装往往决定着别人对你的印象好坏,甚至影响对专业能力的判断。心理咨询师要通过符合身份的仪表和着装给来访者留下良好的第一印象。

(2)动作和姿态:在心理咨询中,要做到态度严谨,举止端庄,展现自身良好的职业素质和精神面貌,给人以信任感、安全感。

(3)面部表情:人的感受和情绪可反映在脸上。在心理咨询工作中,合理运用面部表情能更好地传递信息,特别是注意目光的接触。眼睛是"心灵的窗口",可以沟通情感,从而影响对方的言行。

(4)人际距离:人际距离可以分成亲密距离(0.5m以内)、个人距离(约0.5~1.2m)、社交距离(约1.2~3.5m)、公众距离(3.5m以外)。正确选择合适的距离,非常重要。如社交距离是一般认识的人交往的距离,适合于新来访者、敏感内向来访者和异性来访者。

(5)副语言:指有声但没有具体意义的辅助语言,包括说话者的音质、音调、语速及停顿等。合理运用副语言,辅助强调或传达重要信息,促进沟通。

第三节 老年人常见的心理问题与对策

心理问题是内外部因素的干扰引起暂时性的心理失衡现象。老年人的心理问题较多,可表现为困惑、疑虑、苦闷、迷茫、不快乐等,应该引起足够的重视。

一、老年人心理健康维护与促进

在日常生活、社交和工作学习中遭遇各种压力和挫折,可能会对身心健康造成不同程度的伤害,导致健康水平下降,甚至出现身心障碍。因此,必须及时维护和促进高危人群的心理健康,消除心理问题,拓展其心理潜能,提高心理承受能力。

(一)心理健康维护的基本原则和基本措施

1.基本原则

(1)理想与现实相结合。树立正确的人生观和价值观,热爱生活、积极工作,认真学习,关注情感,注重参与,学会自我激励,提升潜能;淡泊名利,理性对待荣誉、成就和利益。

(2)躯体与心理相结合。倡导生活规律,膳食合理,锻炼科学,劳逸结合,张弛有度,避免躯体和心理的过度疲劳和紧张,促进身心健康同步发展。

(3)科学与具体相结合。科学合理安排生活和工作,面对具体问题和挑战时,要结合自身的目标、潜力、资源等,量力而行。

(4)整体和差异相结合。与他人、社会存在差距或冲突时,个体要及时适应环境,化解冲突,善于发现差距,与时俱进,与时代同步,与文化相融。

(5)指导与主体相结合。在出现心理偏差时,能够及时得到他人的指导;同时在他人指导的基础上,要充分激发自身的主体作用,发挥主观能动性。

2.基本措施

树立正确的人生观和价值观,培养良好的心理素质、健全人格、作息规律和兴趣爱好,营养合理,运动适度,参与社交,结交朋友,学会放松,释放压力。

(二)老年期心理健康维护要点

人生的不同阶段的心理健康状况不同,心理健康维护的要点也有所不同,尤其是在儿童期、青春期、妊娠期、更年期和老年期,更需重视。

老年期的心理健康维护还要特别关注以下方面:

(1)了解老年期的界定、心理特征和基本保健知识。

(2)培养老年人的兴趣爱好,做到老有所学、老有所乐。

(3)鼓励老年人积极参加社交活动,多与他人交流沟通。

(4)鼓励老年人积极参加体育锻炼,强健体魄,防治慢性病,减少因疾病引发的心理问题。

(5)提倡老年人积极参与力所能及的劳动和活动,保持头脑敏捷,预防老年痴呆等。

(6)提供老年期心理健康教育支持资源,如发放宣传册、开展科普讲座和心理咨询等。

二、老年人常见的心理问题与对策

(一)贫困老年人的心理支持

经济基础是老年人生活的物质保障。部分老年人可能因为贫困而影响到身心健康。

1.存在的问题

(1)经济窘迫:一旦患病,如果没有子女贴身照顾,就面临没有足够的经济能力来雇用他人照顾的窘境。

(2)心理压力大:往往担心日常生活、看病以及养老等问题,焦虑不安;此外,由于城市教育和生活成本较高,农村留守老年人还常常承担着隔代监护的责任,因担心孙辈的学习、品行发展和安全等问题,心理负担过重。

(3)文化贫困:经济贫困往往伴随着个人或社区文化贫困。个人文化贫困主要是受教育水平较低,思想保守,有的容易迷信。同时,由于部分农村文化基础设施不完善,公共文化活动匮乏,缺少老年人活动及社交的公共空间。

2.支持对策

(1)完善社会保障制度,加强农村的养老服务。

针对贫困老年人,提供及时可靠的社会救济和社会救助,完善社区服务设施建设,建立和完善以居家养老为主、社会养老为依托、机构养老为补充的养老服务体系,以减轻其养老压力。完善医疗保障制度,减轻就医负担。

(2)成立互助组织,开展社区文娱活动。

贫困老年人不仅需要经济支持,也需要精神和心理上的关怀和帮助。建立和完善老年人互助组织是比较有效的方式;社区或村委会可以设立老年人活动室,采购书籍和健身器材等,丰富老年人的生活。

(3)弘扬尊老爱幼优良传统,倡导良好社会风尚。

要营造有利于老年人身心健康的氛围,多关心和多理解贫困老年人,多组织各种帮扶活动,给予生活上的帮扶和精神上的抚慰,让老年人感受到温暖。

（二）空巢老年人的心理支持

空巢老年人指无子女的鳏寡老年人,或由于其子女因学习、工作、结婚等在外地而独自生活的老年人。

1.空巢老年人存在的问题

独守"空巢"的老年人无法享受家庭的天伦之乐,以往规律、忙碌的生活变为闲散、无目的性的。部分老年人出现生活习惯改变,如有的不喜欢运动,有的饮食不节,爱好高脂、高糖和高热量食物;或表现为心理问题,如不安、孤独感、失落感,怀疑自身价值,甚至出现悲观、抑郁症状,严重的可导致躯体症状和疾病,如免疫力减弱,血压上升,压力增大,出现失眠、头痛、食欲不振、消化不良、心慌气短等。

2.对策

(1)学会自我心理调节。

现代的年轻人忙于学习工作,作为父母的老年人应该理解和支持子女,并学会心理调适,做到心胸开朗、乐观豁达。

(2)保持良好的生活行为习惯。

身体健康是心理健康和生活质量的前提,而良好的生活行为习惯是影响健康的主要因素。老年人要做到作息规律,营养合理,膳食平衡,锻炼科学,戒烟限酒。

(3)保持良好的人际关系。

"远亲不如近邻",没有子女或子女远离家庭的老年人要与亲戚、邻居、朋友以及同事保持良好的人际关系,多交流,多往来,相互谈心聊家常,以打发孤独寂寞的时光,同时在生活上也能相互照应。

(4)培养自己的兴趣爱好。

老年人可以尝试参加一些老年课程,培养自己的兴趣爱好,特别是与同龄人一起参加兴趣活动,譬如花艺园艺、书画、欣赏音乐、观看戏剧、跳广场舞和打太极拳等,以转移消除独自在家的孤独感和失落感。此外,发挥余热,参加力所能及的正当的社会活动或公益活动。人有了追求,就容易获得成就感。

(5)子女和社会的关心。

百善孝为先。空巢老年人的子女在忙碌的生活工作之余,要尽可能抽出时间,多关心自己的父母,了解他们的生活和心理状态。常回家看看,并带些父母喜欢的礼物;如实在没空,可以充分利用电话和视频等现代化通信工具,经常交流互动,说说自己生活工作的好消息和趣事,让父母安心、开心,填补其情感空白。此外,社会也要给老年人,特别是没有子女的老年人,提供必要的生活、情感支持,组织开展老年人集体活动,让老年人投身到群体性活动中,彼此多沟通多交流,减少其独处时间,从而减轻老年人的孤独感和落寞感。

(三)失能老年人的心理支持

失能老年人是指部分或完全丧失生活自理能力的老年人。在日常生活的"吃饭""穿衣""上下床""上厕所""室内走动""洗澡"6个指标中,如果有1~2项做不了的为轻度失能,3~4项做不了的为中度失能,5~6项做不了的为重度失能。

目前,大部分失能老年人都是以居家养老为主。相比普通老年人,失能老年人更容易产生心理问题。要关注他们生理健康和日常生活的照料,更要特别关注他们的心理健康。

1.失能老年人常见的心理问题

(1)消极自卑心理。

常常因生活不能自理,失能老年人容易产生消极心理,对生活失去乐趣,对未来没有信心、希望。此外,失能老年人需要他人长期照料,可能会产生认为自己是家庭和社会累赘的想法,易产生失落感和自卑心理,表现为爱发牢骚、埋怨、指责别人或自暴自弃等。

(2)缺乏安全感和价值观。

失能老年人比普通老年人更缺乏安全感。他们既希望与外界多沟通多交流,又害怕接触外界;感到自己被社会和生活抛弃,孤独无助,从而失去自我价值感和生活的方向。

(3)恐惧绝望心理。

在身体健康每况愈下、生活自理能力逐渐丧失的情况下,失能老年人很容易产生恐惧绝望的心理,患得患失,敏感而脆弱,怕被家人、朋友以及社会放弃,感觉未来一片黑暗,生活毫无意义,甚至产生轻生的念头。

2.对策

(1)积极鼓励,重拾信心。

一方面,失能老年人需要无微不至的照顾,照料者实施每项操作前,都要做好耐心的解释工作,多多询问他们的看法,体现对他们的由衷尊重和重视。另一方面,失能老年人更需要家人、朋友们和照料者的积极鼓励。在日常交流沟通过程中,要多理解和体谅,多用支持和鼓励的语言,而不用消极语言,以免强化其负面情绪。当老年人表现好的时候,多表扬他,肯定他,让他有成就感、喜悦感和满足感。平时多用"今天精神真不错""脸色越来越好了""太棒了"等正能量的言语,给予老年人积极的心理暗示,帮助他们走出阴影,能够欣赏自我,体验愉悦,发现生活中的真善美,重拾生活信心。

(2)多理解多关注,耐心倾听。

我们要充分了解老年人的个性特点、生活习惯、文化背景,尊重他们的观念并理解他们。当出现观念和思想矛盾时,要多沟通交流,促进相互理解。交谈时要放慢语速,必要时辅以手势交流。老年人的听力不太好,当他们没听清时,要不厌其烦,重复多次,直至听懂为止。老年人的记忆力不好,也会经常忘事,我们要多理解,少责备,重要的事多提醒。此外,老年人希望融入家庭和社会,不想被遗忘和忽视,渴望得到更大的关注。老年人唠叨时,我们要耐心倾听,并及时给予回应,表示自己正在专心倾听,千万不要嘲笑。重视老年人的感受,即使不赞同其想法,也要给予理解和安慰。

(3)避免情绪过度波动。

随着年龄的增大,血管失去弹性,老年人在强烈的情绪变化时容易出现心脑血管意外。而老年人的生活难免会遇到一些喜事或者伤心事,照料者要积极关注老年人的情绪变化,传授有效的应对方式,避免大喜大悲等强烈的情绪带来的危险。

(四)失智老年人的心理支持

失智老年人是指智力、认知功能出现减退的老年人,通常是指患有老年性痴呆的老年人,老年性痴呆也称为阿尔兹海默症。随着我国老龄化加剧,失智老年人数量在持续增加,对个人、家庭和社会都带来了沉重的压力。

1.倡导综合管理措施

智力衰退的原因有生物学因素、社会因素和心理因素等。因此,延缓智力衰退要综合管理:如保持生活作息规律;适当增加体力劳动和锻炼;注意饮食营养和卫生;预防疾病发生;注意多用脑、善用脑;性格开朗,乐观豁达;加强适应能力和积极参加社交活动;要遵医嘱服药。

2.重视心理保健

心情愉快、乐观开朗的老年人显得年轻,并且长期维持智力在正常范围;而长期悲观、抑郁的老年人容易出现智力衰退。对智力衰退既不能抱着消极的逆来顺受的态度,更不能悲观绝望,意志消沉。要不断增强应变能力和自我调节能力,保持意志力和进取心,纠正心理障碍,不断保持和增进心理健康。

3.注意勤于用脑

掌握好大脑"用进废退"的规律。老年人勤于用脑,善于用脑,其脑血流量会增加,从而有利于保持智力水平和延缓神经元衰退。不要持续紧张思考,劳逸结合,保持睡眠充足等。

4.科学锻炼

在运动时,在大脑-神经-肌肉之间反复产生刺激和信息的反馈,使大脑的协调能力得到加强,进而延缓大脑衰老和智力衰退的速度。其中,手部的动作,特别是手指活动对延缓神经元的退化进程具有显著作用。高效率地活动手指能直接刺激大脑神经元。手工编织、弹奏乐器、打扑克、玩麻将、玩健身球、转核桃等,这些都有利于锻炼大脑的灵活性,也有利于脑卒中患者的功能恢复。

(王思思 覃琴)

第七章

——————————— 社会适应能力与健康

老年人社会适应的困扰主要体现在社会和心理两个方面,还有少部分老年人也会出现经济困扰。为了使老年人的生活实现正向和积极的老龄化,必须增强老年人的社会适应能力。老年人社会适应的现状包括以下四种:社会关系适应、社会角色适应、生理与健康适应以及社会发展适应。

第一节 生理自我调节

一、老年人生理健康现状

老年人的生理健康状态受以往的健康状况及生活方式的影响。老年人的机体或情感的应激能力减弱,当出现一个系统的健康问题时,往往很快出现多系统功能障碍。常见的老年人主要问题包括慢性病,如糖尿病、冠心病、高血压、癌症等,还有老年人常见的阿尔茨海默病、骨关节退行性病变、视力模糊、听力下降、营养失调、急慢性呼吸系统疾病等。大多数老年人存在多种慢性病并伴有不同程度的功能性残疾。

老年人的健康问题不仅与患病有关,也是一个自然衰老退化的过程。衰老退化会使全身各系统的生理功能呈现出缓慢而不可逆的下降,并且使老年人潜在功能的发挥受到了限制。这是由于脏器和实质细胞的萎缩减少而引起的。但只要老年人保持良好的生活方式和习惯,就可以有效地减轻衰老退化对健康和生活质量的影响,甚至可以保持部分器官的功能,让退化得到延缓。如运动能够改善心功能,使心输出量增加,血压下降,心脏病发生减少,症状减轻;提高肺功能,使肺的顺应性改善,气体交换增加,有效地降低了呼吸道感染的机会;力量运动可以提高人体骨骼肌肉的强度和体积,延缓中老年骨质疏松症的发病,并可减少摔倒和骨折的发生。所以,老年人的营养要保持均衡,心态要乐观豁达,运动和休息要适当,使用药物要安全正确等。

 二、老年人的生理特点

(一)体成分改变

老年人随年龄增长,体成分会发生改变,体内脂肪组织增加而肌肉组织减少。

1.细胞数量的减少

细胞数量的减少致使组织器官的重量减少,体积变小,功能下降。如出现肌肉萎缩等。

2.机体细胞内液减少

机体细胞内液减少导致身体水分减少,进而影响体温调节,使老年人对环境温度改变的适应能力降低。

3.骨的矿物质和骨基质减少

致骨密度降低、骨强度下降,易出现骨质疏松症和骨折。如70~80岁时,女性的骨量降低约30%,男性的骨量降低约15%。

(二)代谢功能降低

(1)分解代谢大于合成代谢:尤其是蛋白质的代谢表现明显,导致器官、肌肉细胞及多种蛋白类酶的合成降低,而导致器官、肌肉及物质代谢功能下降,体成分发生改变。

(2)基础代谢降低:步入老年期后,体内的脂肪组织比例逐渐增多,瘦体重(去脂组织)或代谢活性组织比例逐渐减少,基础代谢比中年人低15%~20%。

(3)细胞凋谢:体内各种促进细胞凋谢的因子增多。

(三)各系统脏器功能改变

1.心血管系统

心脏代偿能力降低,血管硬化,心肌逐渐纤维化,心室壁增厚,心肌收缩力减弱,心搏出量减少,各组织器官供氧下降,心血管疾病患病率随年龄增加而逐渐增加。

2.呼吸系统

呼吸道黏膜萎缩,肺活量降低,缺氧、酸碱失衡的调节能力降低,呼吸道防御功能减弱,易发生肺部感染。

3.泌尿生殖系统

女性由于体内雌激素降低,子宫和阴道萎缩,阴道内 pH 改变,抵抗力下降易引起萎缩性阴道炎。男性由于睾酮减少而出现性功能减退。肾功能下降,药物毒性的防御作用减弱;膀胱肌肉萎缩且容量减少,对尿意的敏感性降低,易出现尿频、尿失禁;前列腺增生致膀胱颈阻塞,而引起尿潴留。

4.消化系统

老年人牙齿脱落影响咀嚼功能;胃肠动力减弱及胰腺分泌功能的降低,均可引起胃消化时间延长和糖代谢的调节能力下降;肠道消化酶(胃酸、胃蛋白酶、胰酶等)分泌减少,肠蠕动减缓使机体对食物的消化和吸收率降低,并有便秘现象产生;肝功能降低,如肝解毒功能及肝细胞合成蛋白能力下降,可使血浆白蛋白降低,胆汁分泌及食物消化与代谢相关蛋白类酶的合成减少,进一步降低了老年人的消化和物质代谢能力;加上肾功能降低,影响到维生素D在肝脏和肾脏中的活化和利用。

5.神经系统

脑内神经细胞数目随增龄减少,脑重量逐步减轻,皮层综合分析能力下降,感觉减退,触觉和温觉阈值下降。

6.内分泌系统

甲状腺激素分泌减少性腺活动减低,组织细胞对激素的敏感性下降,使机体处理应激的反应能力明显减弱。

7.免疫系统

免疫组织重量减少和免疫细胞数量下降使老年人免疫功能降低而易于罹患感染性疾病。

8.运动系统

肌肉的退化使四肢的伸展性和弹性不足,活动力和柔韧度降低,耐力减退,肌肉的张力及强度亦减弱,对外界刺激的应激性和传导性也减弱。骨骼、脊柱、关节组织的退化,使老年人有颈痛、腰背痛、关节疼痛,关节僵硬不灵活,弯腰转身及四肢活动范围受限。

9.皮肤系统

皮肤油脂分泌减少,出现干燥和皱纹,进而出现老年斑、色素沉着或脱失;指甲变得黄厚,指甲弯曲,光泽度降低。皮肤易受伤,如碰伤、烫伤,对过热或过冷的环境变得敏感。老年人易患的皮肤病有带状疱疹、脂溢性皮炎、光化性角化病、老年性皮肤瘙痒症等。

10.感官系统

眼部组织老化,视力减退,调节功能降低,出现"老花眼",不能有效辨识黄、白、绿、蓝的颜色,对光线明暗的调节减弱,无法忍受强光;对高音频的听觉能力下降,出现"老年性耳聋";味蕾、舌乳头和神经末梢功能退化,嗅觉和味觉迟钝而影响食欲,易摄入不洁食物而引发食物中毒,甚至不能及时闻出煤气泄漏而发生煤气中毒。对触、温及痛觉的感觉迟钝,容易发生意外伤害事件。

三、老年人生理自我调节

(一)老年人生理自我调节的原则

(1)根据老年人自身状况选择个性化的调节方法。

(2)身体虚弱的老年人要循序渐进,合理调节,保证安全。

(3)患病的老年人要在医务人员及康复师的指导下,根据自身健康状况及耐受程度,分清主次,涉及用药时要遵医嘱服药。

(二)老年人生理自我调节的主要方法

1.自我体检

运用"视"、"触"、"嗅"、"听"等方式检查自身的健康状况,对异常情况能做到早发现、早诊断、早治疗。如一些主要的生命体征及生理指标;疼痛的性状,如特征、部位、性质等。通过自我的体检,掌握自身身体状况的变化,以便及早就医。

2.自我预防

自我预防是老年人健康自我调节的核心,包括良好的生活方式和习惯、稳定开朗的心态以及适度的运动,都是预防疾病的重要措施。

3.自我治疗

患病老年人在医务人员的指导下进行慢性病的自我治疗,如能在家中自己进行血压、血糖监测及胰岛素注射等。

4.自我护理

老年人运用护理知识进行自我调节、自我照顾,积极参与家庭护理活动中,增强生活自理能力。

(三)老年人常见病情的自我调理

1.高血压

(1)每天30min中等量的体育锻炼。

(2)维持正常体重。

(3)DASH饮食方案(dietary approaches to stop hypertension,DASH):多食新鲜蔬菜和水果、低脂牛奶与牛奶制品,还有全谷粮食、家禽、海鲜和坚果;减少钠盐、红肉和加工过的肉制品,限制糖和含糖饮料的摄入。

(4)避免吸烟和过度饮酒。

(5)注意精神放松和保持良好的睡眠。

(6)治疗肾脏病、糖尿病等原发病。

(7)学会自我测量血压,经常了解自己的血压情况,以便调整饮食、改变生活方式或及时就医服药治疗。

2.心脏病

(1)参考DASH饮食方案,健康饮食及保持良好的生活习惯,如低糖、低盐、限制油炸食品、不吸烟和适量饮酒,避免饱餐及用力排便。

(2)定期检查血压、心脏、血糖和血脂。

(3)适量的体育锻炼;维持正常体重;保持良好心态及情绪稳定。

(4)有心绞痛史的患者身上应随身携带硝酸甘油和阿司匹林,以备自我急救时用。

(5)如遇心绞痛发作,立即半卧位休息,舌下含服硝酸甘油,同时予阿司匹林嚼服。开窗通风,有条件者给予氧气吸入。

(6)如有不明原因的头颈痛、头晕乏力、呼吸困难、恶心、呕吐、烧心感、下颌痛、耳痛、左侧肩部及手臂内侧疼痛,可能冠心病急性发作,请及时就医。

3.脑血管意外

(1)积极治疗原发病,包括治疗高血压、去除房颤、降低血脂和控制糖尿病等。

(2)积极参加体育锻炼,控制体重,戒除烟酒,保持良好的生活习惯,避免劳累,保持情绪稳定。

(3)健康饮食,按照DASH饮食方案、"地中海饮食"或类似的健康饮食方案,积极处理便秘。

(4)使用抗凝药物或抗血小板凝聚药物时,要密切观察有无药物引起的出血倾向。

4.糖尿病

(1)必须要根据身体情况进行饮食控制,选择低热量、低脂、低盐的食物。糖尿病患者可以按血糖指数(GI)来选择食物。

(2)多吃新鲜蔬菜。

(3)进食水果的量也应在整个饮食控制的范围内。水果含有果糖,果糖虽在肝脏内不受胰岛素调节,但是,它在体内最终会转换成葡萄糖,同样会使血糖增高。

(4)少量多餐,使血糖逐渐上升,以便让有限的胰岛素发挥其控制和调节血糖的作用。

(5)运动对糖尿病的预防和治疗有积极意义。

(6)对于使用降糖药或胰岛素治疗的情况,为保证出现低血糖时应急处理,要在身边准备糖果、饼干等食品。

5.骨质疏松

(1)运动和营养贯穿整个生命过程,减缓骨质退化。适当的力量训练,尽量延缓骨骼脆弱和肌肉衰减。

(2)补充钙片及维生素D。每天至少10~15min的日照,以帮助人体维生素D合成。

(3)已有骨质疏松者,遵医嘱合理使用药物,如二磷酸盐、特立帕肽等。

6.老年痴呆

(1)活到老学到老,保持动脑筋的习惯,坚持学习新东西,接受新信息,不要让脑子停留在"舒适区",即仅仅接触已经熟悉的事物。

(2)培养自己的兴趣爱好,参加老年大学,和朋友交流学习,如画画、摄影和写作等。

(3)保持正常的社交活动,参加各种聚会或社区义工以及郊游、踏青或外出度假等户外活动。

(4)健康饮食,控制体重,戒烟,适量饮酒,多吃蔬菜、水果、全谷粮食、富含ω-3脂肪酸的鱼类及富含抗氧化剂的坚果等。

(5)进行如散步、慢跑、游泳、太极拳、跳舞等体育锻炼,改善心肺功能,增加脑的氧和能量的供应,改善大脑的认知能力。

(6)积极治疗和控制高血压、高血脂、糖尿病等慢性病的发生发展。

7.老年白内障

(1)注意用眼休息。在阅读和集中注意力做某一件事时,每45min休息10~15min,眼睛的休息可以是闭眼、望远或做眼保健操。

(2)白天出门戴太阳眼镜,避免紫外线的直接照射。

(3)喝绿茶。绿茶可以防止青光眼和其他眼疾,可能与绿茶富含抗氧化剂成分有关。

(4)手术。取出混浊的晶状体,用人工晶体替代。

8.夜尿增多

(1)配合医生积极治疗可能引起夜尿增多的原发病;如疼痛,可酌情服止痛药,尿路感染者使用抗生素,心功能不全者用药减轻心力衰竭发作等。

(2)改善睡眠。对睡眠障碍者或关节疼痛者或肿瘤患者,可给予适当的镇静剂以改善睡眠。尽量保证老年人入睡快,睡得香,使夜间排尿次数减少。

(3)遵医嘱使用相关药物:如激素的替代治疗、抗胆碱能药物等治疗夜尿增多。

(4)积极治疗良性前列腺肥大,对老年男性夜尿增多有着积极的意义。

(5)控制睡前饮水量。可与医生探讨睡前饮水问题。

(6)预防跌倒。可以在床边备尿壶,减少夜间起床。

9.睡眠障碍

(1)积极治疗原发疾病,解除因疾病引起的疼痛、抑郁、焦虑等易致失眠的因素。

(2)养成良好的生活习惯,在规定的时间睡觉和起床,适应昼夜节律,改善睡眠,白天应该多进行户外活动;而到了晚上,室内尽量用低照度的照明,用窗帘隔离外面的灯光,睡前1h不用计算机或不看电视,必要时用眼罩罩住眼睛睡觉。

(3)避免睡前刺激性活动,如剧烈的体育运动、认真讨论和争论问题、打电话、写作、玩电子游戏、看电视连续剧等。

(4)保持房间舒适安静、温度光线适宜,提供适宜的睡眠环境,尝试使用耳塞和眼罩。

(5)做一些必要的睡前准备:

①暗示自己,进入卧室就是"睡眠模式"开启。

②运用一些睡前放松的技巧帮助睡眠。如深呼吸、打太极拳、瑜伽、轻松音乐等。

③耐心自我说教来克服睡眠心理障碍。在纸上罗列一些导致自己失眠的想法,然后耐心地逐条进行自我说教。

(6)选择适合自己的催眠方法。

主要是放松肌肉和驱除杂念,协助进入梦乡。这里重点介绍一下"左手握拳催眠法":全身放松躺于床上,左手于身侧四指微屈,缓慢抓拳,缓慢放开,幅度为2cm,10~30s一次。重复进行,动作逐渐减慢,最后入睡。此法的要点是:要集中思想,注意力在左手的抓拳动作上。"抓左手催眠法"是在全身肌肉放松的前提下,思想集中在左手手指。那手指不定时地轻轻弯曲运动,把你的全部思想拉到微动的左手上,当你的注意刚分散时,弯曲的手指会把你拉回来,继续放松。老年人也可以根据这个原理,自己设计一种适合自己的催眠方法,确定一个思想集中点,然后再在这个集中点上加上微小的动作。

(7)健康饮食。注意睡前饮食不宜过饱,不喝易致兴奋的茶水、咖啡等,可以睡前喝少量牛奶和吃少量点心,帮助睡眠。减少夜尿次数。

(8)每天坚持体育锻炼,有助于晚上尽快入睡。

(9)在医师指导下进行适当的推拿按摩或使用一些催眠的药物。

10.退行性骨关节炎

(1)避免患病关节负荷过重;肥胖患者要减体重;关节活动要适度,避免跑步、跳跃、打球等剧烈运动,保持适合的运动,如走路、骑自行车、游泳、太极拳及瑜伽等,要适当休息。

（2）注意关节保暖。

（3）遵医嘱服用药物止痛或局部外用止痛。

（4）在治疗师指导下进行冷疗或热疗。

（5）必要时选择手术进行人工关节置换。

11.肿瘤

（1）不吸烟(肺癌、食管癌、胃癌都与吸烟有直接关系)。不过度饮酒。

（2）健康饮食,可以提高人体的免疫功能,预防和抑制癌症细胞的生长和发展;高纤维素食品可降低结肠癌和食管癌的发病率和病死率。

（3）坚持体育锻炼。体育锻炼可防止体重增加,同时也可提高人体的免疫力。

（4）保持良好心态,提高免疫能力,可以有效地减少癌症的发生。

（5）不要过度接触放射源。如钼靶检查有增加乳腺癌发病率的危险;过度的口腔X射线摄片和头颅、全身的CT可增加发生白血病、脑癌、甲状腺癌和子宫内膜癌的概率。

12.跌倒高危老年人的自我调节

（1）积极治疗高血压、冠心病、动脉粥样硬化症、糖尿病、贫血和帕金森等慢性疾病。

（2）每年检查视觉和听觉。定期检测视力,发现白内障、青光眼、视网膜病变等老年性眼疾时一定要及时治疗。视力不佳者需佩戴眼镜,听力严重丧失者应借助助听器。

（3）关注老年人多重用药,对药物的不良反应要引起重视,尤其是对那些可能会引起头晕、嗜睡、反应迟钝和步态不稳的药物,要与医生沟通,慎用具有耳毒性的药物。

（4）坚持体育锻炼。可以做一些强心运动、柔性运动、平衡和稳定性的训练,如走路、游泳、太极拳等。坚持运动的老年人的肌肉力量、关节功能和人体平衡能帮助他们更好地站立、行走和爬楼梯;预防跌倒。

（5）对老年人生活环境进行更高要求的改善:房间光线明亮,有夜间辅助照明设施;路面环境干净整洁,无杂物摆放和水渍,避免地毯卷曲。

（6）穿具有防滑功能的鞋具,鞋底不能太平,也不要太黏。

（7）在需要的地方安装扶手,如浴室、客厅等,或使用助行设施;地面采用防滑材质。

（8）床的高度要调整至便于老年人起坐,最好配备紧急呼叫器,手杖等常用物品要放在随手可拿的位置。

（9）如果夜尿频繁，可以考虑在床边使用尿壶，以减少半夜跌倒的危险。

（10）有糖尿病的老年人外出要随身携带饼干、糖果等食物，在低血糖时备用。不要在胰岛素作用的高峰运动，以免发生低血糖而导致跌倒伤害。

（11）如起床改变体位时，要遵循"起床三部曲"，即醒来睁开眼睛后，继续平卧3min，再靠起来半卧位3min，然后床边静坐3min，最后再下地行走活动。这样做的目的，主要是防止直立性低血压发生。

（12）行动不便的老年人，应鼓励使用拐杖或手扶推车。外出需要有专人陪伴，避免意外事故发生，在需要他人帮助时，应及时寻求帮助。

第二节　心理自我调节

老年人退休后，生理及心理上都可能产生一定的问题，关键是做好自我调节，保持乐观精神，培养健康的心理，心胸开阔，无忧无虑，通过发挥自己的知识、经验、技能和智力上的优势，寻找新的生活乐趣，对生活充满信心。

一、老年人心理健康现状

老年心理学又称老化心理学，是研究老年期个体的心理特点及其规律发展的心理学分支，重点关注的是因老化而引起老年人的感知觉、学习、记忆、思维等心理过程以及智力、性格、社会适应等心理特点的变化。老年心理学包括生物的和社会的两个方面。

随着社会的发展，老龄人口不断增加，老年人的身心健康更加受到社会的关注。步入老年期后，机体各组织器官功能逐渐衰退，躯体疾病日渐增多，而老年人对疾病及挫折的耐受能力却在减退，老年人容易变得孤僻、易怒，甚至出现焦虑、抑郁、悲观等不良情绪。同时，老年人独特的心理学特征，也使他们遭受各种心理刺激的机会越来越多，严重影响着他们的身心健康。特别是一些独居或入住养老机构的老年人与家人及亲友交流情感的机会减少，亲情纽带力量逐渐减弱，使得他们遭遇负性生活事件的机会更大，抑郁情绪发生率增高。

在影响老年人心理健康的因素中，生活事件是社会心理因素的一个重要内容，如遭遇健康恶化、经济困难、丢失贵重物品、经历不愉快及与亲人发生冲突等生活事件，尤其是负性生活事件严重影响老年人的心理健康。心理健康与否，对生理健康的影响很大，它们是互相联系、互相作用的。

二、老年人心理健康标准

（1）充分的安全感。

（2）充分了解自己。

（3）生活目标切合实际。

（4）与外界环境保持接触。

（5）保持个性的完整与和谐。

（6）具有一定的学习能力。

（7）保持良好的人际关系。

（8）能适度地表达与控制自己的情绪。

（9）能有限度地发挥自己的才能与兴趣爱好。

（10）能遵守社会道德规范且个人的基本需求得到一定的满足。

三、老年人心理特点

（一）疑病心理，态度消极

其心理特点是对外界事物的关心逐渐减少，而更加关注自身躯体上的问题，并加上一些主观判断，因而部分老年人可出现疑病症状：经常感觉头晕、耳鸣、胃肠道不适以及失眠等，进而查询相关资料，对号入座，过度担忧，反复要求就医。一些老年人虽然表面看起来开朗，但在自我身体状况的评价和对死亡的态度方面，基本都是消极的。

（二）情绪多变，自控能力差

部分老年人经常会稍有遇不顺心的事情即发生很大的情绪波动，容易失控，难以平静下来。容易被周围环境及影视中的故事情节所影响，时而天真单纯，时而激动万分，并迅速出现情绪高涨、低落、激动等情绪的变化。特别老年女性以家庭为中心，感情比较细腻，易受家庭问题影响，碰到问题易产生消极的心理。

（三）猜疑嫉妒，妄想自责

进入老年期后，猜疑嫉妒，对他人不信任，常猜忌别人的言行，甚至认为别人不怀好意，在背后议论自己。由于生理功能减退，性欲下降，以及判断力和理解力减退，对配偶产生顽固的怀疑，甚至发展成为妄想，常因之而争吵。每当目睹年轻人活泼好动时，常因之而嫉妒和自责。

（四）空虚失落，自尊心强

老年人原来多为一家之主，掌握家中的支配权。但由于社会角色及社会经济地位改变，其家庭地位、支配权都可能受到影响，使其心理不平衡，而产生苦恼、失落、空虚感。

(五)焦虑恐惧,健康需求增大

老年人由于心、脑以及其他器官功能趋于衰退和功能下降,处处感到力不从心,特别是由于慢性疾病反复发作,对健康的需求较其他人群大。精神压抑及躯体上的病痛,生活质量下降,经常出现拖累感、无望感,而产生恐老、惧死、怕病、焦虑、悲观、愤怒的心理,表现为不愿接受治疗和护理,等待着"最后的归宿"。这也是老年人普遍存在的一种心理状态。

(六)孤独抑郁,渴望亲情

随着老化的进展,有些老年人表现出被遗忘、孤独、抑郁、失落、烦闷、无助等负性情绪,常伴有自责。特别是空巢老年人缺少亲情的关爱和慰藉,独自生活,很少与社会接触,就会产生孤独寂寞的感觉。如果一直得不到缓解,就很容易产生悲观、抑郁的情绪,严重的甚至会导致精神障碍、老年痴呆,其中,抑郁症则是引起老年人自杀的最主要原因。

(七)健忘依赖,依存需求增大

进入老年期后智力、记忆力逐渐减退,精力、体力、脑力都有所下降,有的生活不能完全自理,导致老年人的自信心不足,自惭形秽,希望得到关心照顾。一部分老年人由于靠儿女提供费用的帮助,会有寄人篱下,依赖他人生活,做事信心不足,被动顺从,感情脆弱,犹豫不决,畏缩不前等情绪。事事依赖别人去做,行动依靠别人决定。长期如此,老年人会变得更加情绪不稳定,感觉迟钝,无法脱离家人的照顾。甚至子女不孝顺,使他们有老无所依之感,常会有一种对日常生活和医疗卫生服务获取的不安全感,这些都会挫伤老年人的感情和自尊心,也会成为老年人的不愉快经历,进而影响其心理健康,会产生自卑多疑心理。

◯ 四、老年人心理自我调节

(一)进行社会角色和活动的积极转换

丰富的业余生活对心理障碍的发生有保护作用。老年人应培养广泛的兴趣爱好,加强自我修养,丰富精神生活,如种花养鸟、打牌下棋、书法绘画、跳舞打球、外出旅游等。

(二)积极参加社会活动

老年人应广交朋友,在社会活动中建立良好的人际关系,深化朋友之间的友谊关系,向朋友诉说内心的烦闷,和朋友一起逛街或吃一顿美食,消除孤独、失落感。失偶者也可以转变观念,寻找适合的配偶。

（三）不要停止学习，活到老，学到老

多关心国家大事、新闻动态，也可上老年大学充实自己。通过学习，了解老年人的心理知识和特点，可及时调整并纠正自身心理问题导致的衰退、偏差、障碍等，更好地处理家庭关系，让老年人过一个心理健康、身体健康并富有情趣的晚年生活。

（四）树立战胜疾病的信心

接受疾病康复是一个漫长的过程，正视病情，多了解同类疾病康复的例子，多与医务人员沟通，积极参与疾病的诊疗护理决策当中。

（五）保持情绪稳定

凡事自我克制，自我纠正，遇事三思，其次是自我宽慰。尝试放松训练：创造安静轻松的环境，安置最舒适的体位，保持闭眼集中精力，反复深吸气再缓慢呼气，逐渐平静下来，感受着全身的每一段肌肉的收缩和松弛随着一吸一呼交替进行，收缩保持约10s，放松约20s，并用心体验放松后的感觉，每次持续10~30min。必要时可以重复2~3次。

（六）要做到起居有常，生活作息有规律

要注意饮食的心理卫生，努力做到吃饭前后心情平静，精神愉快，切忌心情抑郁或暴喜暴怒。保证良好睡眠，白天尽量少睡，睡前喝杯热牛奶，泡泡脚，可以听舒缓音乐、做冥想或回忆美好时光。

（七）适应老年期的退行性变化

了解人类衰老的自然规律，对衰老带来老年生活的影响要有心理准备。要坚定自己的信念，首先要树立抗衰老的精神状态，主观上决不因年老而气馁，不必自卑、自弃，过好精神衰老关。在身体、精力等力所能及的条件下，自己的事情尽量自己做，尚有工作能力或一技之长的老年人可重返社会，珍惜时间，发挥余热，老有所为，体现自身价值。但也不逞强，不要勉强做力不从心的事，必要的时候坦然接受亲友的帮助和照顾。为了克服空巢心理，必须要重新确立生活目标。

（八）珍惜和亲人朋友相处的机会

经常和家人回忆美好过去，接受年轻一代的新鲜事物，对晚辈要有包容心，不倚老卖老，学会关心、帮助他人，妥善处理家庭矛盾。有问题积极沟通，避免逃避式的适应方式，体现老年人的价值，维护自我尊严。

（九）宽容、豁达

要学会遗忘和宽恕，将过去的痛苦和遗憾付之一笑。不要过分在意金钱，淡泊一点，看开一点，不为日常琐碎事所困扰，家庭和睦，邻居关系融洽，互敬互爱，互相帮助，老年人就会感到温暖和幸福。

第三节　社会角色自我调节

部分老年人刚退休时会觉得很不适应,那是因为社会角色发生了改变。原先担任的角色是在长期的工作中形成的,在自己的岗位上履行义务与权利,付出了对原有岗位的关心与热爱。一旦角色改变,不仅意味着失掉了某种权利,更为重要的是丧失了原来所担当的那个角色的感情,失去了几十年来形成的固有的行为习惯,因而感到失落、茫然,无所适从。

一、社会角色的概念

社会角色是指个体在社会系统中表现出来的与被社会赋予的身份相匹配的,与其一定社会地位相关联的,并符合社会规范要求的个人言行模式。

（一）社会角色的三层含义

(1)社会角色是一套社会行为模式。

(2)社会角色是由人的社会地位和身份所决定,而非自定的。

(3)社会角色是符合社会期望(社会规范、责任、义务等)的。

（二）老年人社会角色的特点

(1)退休后的职业角色缺失。老年人在退休后,在角色上的显著变化就是从职业角色进入了闲暇角色。

(2)从支配角色蜕变为被支配角色。老年人的年龄越大,对儿女的依赖程度越高,特别在退休以后,从家庭的主要支配角色逐渐转变为被支配角色。

(3)丧偶后的单身角色。到了老年期,失去配偶的可能性日益增大。一旦配偶丧失,进入单身角色。

二、老年期的社会学理论

老年期的社会学理论包括隐退理论、活跃理论、次文化理论、持续理论、角色理论、心理社会发展理论等。

（一）隐退理论

卡明、亨利提出社会平衡状态的维持,取决于社会与老年人退出相互作用所形成的彼此有益的过程,这一过程是社会自身发展的需要,也是老年人本身衰老的必然选择。"天下没有不散的筵席",老年期有自身的特殊性,而社会要持续发展就要不断地进行新陈代谢。老年人必须适应退休后各种生活上的改变,更要认识到老年人的隐退和年轻一代的崛起是社会和谐进步及生命繁衍的必然历程,也是老年人促进自身完善,顺利度过老年期的必经之路。

(二)活跃理论

哈维格斯特等认为社会活动是生活的基础,老年人越是活跃,他们的年老化过程就越好。活跃理论建议老年人尽可能地维持中年人的生活方式,积极保持与社会之间的联系,挖掘新的角色关系、爱好与兴趣,平稳过渡角色转换期,促进老年人在生理、心理和社会适应等方面更加健康有序发展,从而拉近与社会的距离,延缓老化的到来。

(三)次文化理论

罗斯认为老年人由于生理、心理、社交等各方面的衰退,他们在社会团体中自成一个次文化团体,是一群非主流人群,他们有着自己特有的文化特质。在同一团体中进行文化交流并获得支持和认可,对延缓衰老、适应老化是大有益处的。

(四)持续理论

由 Neugarten 等提出,人类生命周期的每个阶段都代表高度的延续性且逐渐发展,老年人有稳定坚实的价值观、态度、规范性与习惯。在社会文化约束其老年生活时,根据老年人的个体差异,进行生理、心理及人际关系等方面的动态整合调适,适应生活,有助于老年人较成功地适应老化过程。

(五)角色理论

老年人在角色上经历质和量的变化,抛弃成年人所扮演的典型角色,继之代以老年人的新角色。每一个人都是从属于一个特定的年龄群体,而且随着成长不断地进入新的年龄群体,社会对不同的年龄体赋予的角色、所寄托的期望也会发生相应的变化。若能对角色变化做适当调整,则老年生活会比较成功。

(六)心理社会发展理论

艾氏、彼克提出进入老年期是个体重新评价一生的时刻,主要任务是达到自我整合,解决工作角色偏见、身体偏见、自我偏见,接受老年生活,并从中发现意义,自我超越。

三、老年人社会角色自我调节

老年人应接受社会角色变化的必然结果,积极主动地根据角色变化的时间、事件、环境等调适自己的心理和行为。这样的角色转换对老年人身心健康影响不大;反之,就可能产生角色压力,出现角色偏离,发生身心方面的障碍。老年人可先评估自身的兴趣爱好、能力及身体状况,结合社会需求,用一个新的角色、新的姿态,通过多种形式做一些有意义的工作,发挥余热,为社会做贡献。

(一)老年人社会角色自我评估

1.评估的目的

了解老年人对角色的感知、对承担的角色是否满意、有无角色适应不良和冲突等,找到其影响因素和发生原因,以便及时采取有效的干预措施,避免角色功能障碍给老年人带来身心两方面的不良影响。

2.评估的内容和方法

(1)角色的承担。老年人可以回顾以往从事的职业,了解目前在家庭或社会中所承担的角色,如家庭成了主要的生活场所,是否担当起照顾第三代的任务、是否丧偶、性生活是否和谐等,有助于判断自身的社会角色及家庭角色形态,了解有无退休带来的不良影响,确定老年人是否适应目前的角色。

(2)角色的认知。老年人可以描述对自己角色的感知和别人对其所承担角色的期待,进入老年期后对自己生活方式、人际关系方面的影响,以及是否认同别人对他的角色期待。

(3)角色的适应。老年人检视对自己承担的角色是否满意以及与自己的角色期待是否相符,观察有无角色适应不良的身心行为反应,如头痛、头晕、疲乏、失眠、情绪低落、焦虑、抑郁、忽略自己和疾病等。

(二)老年人社会角色的自我调节

1.理智接受并适应退休生活

快乐地接受退休,了解自然规律,用平常心看待"长江后浪推前浪"。老年人最终还是要退休的,社会是要永久生存、发展的,必须考虑把权力从老年人手中移交给青年人,这一必要性就形成了具体的退休制度。要早做迎接退休的思想基础和心理准备。在退休后经常做一些自己喜欢的事情,仍能以某种方式进行自己的工作,保持情绪稳定,心情舒畅,更好地颐养天年。

2.寻找新的工作,充当新的角色

老年人退休后,需要寻求精神上的寄托,将退休作为新的起点,进入人生新阶段。位退志不退或发挥原来的专长,或勤于学习,进行新的探索,继续以多种方式实现自己的愿望,如将自己的知识与经验用于各种咨询服务、人才培养、提供相关建议、参加社会公益活动等。老年人虽然年迈力衰,仍需要保持良好的精神状态,寻找新的工作路子,培养新的兴趣,进行新的学习,安排好新的生活,是可以比较快地适应角色改变的。作为新角色,在工作中调节心理与生活,并且感受到自身的价值。不仅可以增加个人收入,还能提升社会价值,为进一步改善自身生活质量起到积极作用。

3.培养新的兴趣,开辟新的天地

老年人退休后可以根据自己的喜好或特长选择一些情趣高雅的活动,踏进艺术殿堂,培养新的兴趣爱好,使精神有寄托,感受艺术带来的无限美好的境界和享受。正确科学地参加社会文化活动,如琴棋书画、阅读欣赏等,既提高文化修养,改观自己的精神面貌、充实生活,促进身心健康,又能感到自己是一个有用的人,重新实现自己的价值。

4.进行新的探索,发挥创造力

老年人的智力仍然有很大的可塑性,要保持对未知领域的探索精神,保持学习的信心和动力,多开动脑筋,继续挖掘自己的潜力,发挥老年人的创造力,在钻研中体会学习和创造的快乐,在新的领域取得新的成就,既创造了财富,也丰富了老年生活。

5.上老年大学,进行新的学习

老年大学是老年人重新回到社会生活,结识新朋友的桥梁。老年教育既可以提高老年人的知识水平,是勤于用脑,保持老年人头脑灵活的"学习园地",也是老年人克服失落与孤独,适应老年人角色,享受友谊和健康的"艺术疗养院"。

6.安排新的生活,过好每一天

老年人退休后,可根据自己的具体情况将生活安排得更加丰富多彩,轻松快乐地过好每一天。可以做一些有益于社会家庭和身心健康且力所能及的活动,如:为原来的工作给予一些专业指导或辅助性的事务;每天定一个小目标,早睡早起,锻炼运动,读书写字,养鱼种花等,将退休生活过得充实、有意义。

第四节　家庭支持与社会支持

社会支持是指来自除自身以外的精神和物质上的慰藉、关怀、尊重和帮助,如来自于家人、朋友和社会团体、社区等方面的支持。家庭支持是指老年人根据对其家庭成员关系的主观感受,以了解家庭成员彼此的互动是否使老年人感到有被支持的感觉,包括家人间的激励和赞助、亲密的关系、家庭内部的协调、非斥责的态度、物质支持等。

社会支持和家庭支持有以下特征:

(1)老年人所获得的社会支持与其幸福感、生活质量呈显著性正相关。

(2)社会支持对老年人的影响取决于社会支持的维度和来源,如代际感情、孝顺义务、合法继承财产和接触频率、子女的住所及其与父母的物理距离等关键因素。

(3)拥有社会支持网络且能得到他们所需要的社会支持,当遇到困境时会向他人倾诉或求助的老年人更加有信心面对老化,促进健康。

(4)老年人的受教育经历及文化程度对其社会支持有最重要的影响,如老年人的经济来源、婚姻状况和夫妻关系,帮助他人的能力以及在需要时求助他人的行为。

 一、老年人家庭支持的评估

家庭因素对老年人的身心健康有非常大的影响。通过对老年人的婚姻、亲属关系等共同生活的群体进行评估,了解其在家庭中的生活状况,有助于采取有效措施促进老年人的健康,提升生活质量。

家庭评估的内容包括家庭成员的基本资料、家庭类型与结构、家庭成员的关系、家庭功能和资源以及家庭压力等方面。

APGAR家庭功能量表包括家庭功能的五个维度:适应度A(adaptation)指家庭在面对突发问题或困难时,家庭成员对于所拥有的内外资源的运用情形;合作度P(partnership)指整个家庭成员之间的权利与义务的分配情况;成长度G(growth)指家庭成员在互相扶持下逐渐身心成熟与自我实现的情形;情感度A(affection)指家庭成员之间的彼此关心爱护的情形;亲密度R(resolve)指家庭成员间相互共度时光和共享生活资源的承诺。APGAR家庭功能量表,见表7.1。

表7.1　APGAR家庭功能量表

维度	问题	经常这样 (2分)	有时这样 (1分)	几乎很少 (0分)
适应度	1.当我遭遇困难时,可以从家人处得到满意的帮助 补充说明:			
合作度	2.我很满意家人与我讨论各种事情以及分担问题的方式 补充说明:			
成长度	3.当我希望从事新的活动或发展时,家人都能接受且给予支持 补充说明:			
情感度	4.我很满意家人对我表达情感的方式以及对我的情绪(愤怒、悲伤、爱)的反应 补充说明:			

维度	问题	经常这样 （2分）	有时这样 （1分）	几乎很少 （0分）
亲密度	5.我很满意家人与我共度时光的方式 补充说明：			
问卷的分数： 家庭功能评价：		7~10分：良好； 4~6分：中度障碍； 0~3分：严重障碍。		

二、老年人社会支持的评估

社会支持从本质上可分为客观和主观两大类：客观的包括经济物质上的直接援助、社会关系的存在和参与，如婚姻家庭、同事朋友等实际存在的支持；主观的包括老年人在社会活动过程中体验到的尊重、支持和理解的情感与满意程度。

社会支持评定量表共有客观支持、主观支持和对社会支持的利用度的三个维度，共有10个条目，以了解老年人的社会支持情况及其与心理健康、躯体和精神疾病的关系。测验时，老年人只需按各个问题的具体要求，配合实际情况填写即可。社会支持评定量表，见表7.2。

表7.2　社会支持评定量表

指导语：请您依据自己的实际情况按照问题的要求进行回答，可以评估您所拥有的社会支持情况，谢谢您的配合。

1.您有几个可以支持和帮助您的关系密切的朋友？(只选一项)
(1)一个也没有　　(2)1~2个　　(3)3~5个　　(4)6个或6个以上

2.近一年来您：(只选一项)
(1)远离家人且独居一室　　(2)没有稳定的住处，经常和陌生人住在一起
(3)和同学、同事或朋友住在一起　　(4)和家人住在一起

3.您与邻居：(只选一项)
(1)见面点点头，没有什么来往　　(2)对您的困难表现出稍关心
(3)有些邻居都很关心您　　(4)周边邻居大多数都非常关心您

4.您与同事：(只选一项)
(1)见面点点头，没有什么来往　　(2)对您的困难表现出稍关心
(3)有些同事很关心您　　(4)在一起的同事大多数都非常关心您

续表

5.从家庭成员得到的支持和照顾(在无、极少、一般、全力支持四个选项中,选择合适选项)

I.夫妻(恋人)　　　　　　A无;B极少;C一般;D全力支持

II.父母　　　　　　　　　A无;B极少;C一般;D全力支持

III.儿女　　　　　　　　　A无;B极少;C一般;D全力支持

IV.兄弟姐妹　　　　　　　A无;B极少;C一般;D全力支持

V.其他成员(如嫂子)　　　A无;B极少;C一般;D全力支持

6.过去,在您遇到急难情况时,曾经得到的经济支持和解决实际问题的帮助的来源有:

(1)无任何来源

(2)下列来源:(可选多项)

A.配偶;B.其他家人;C.亲戚;D.朋友;E.同事;F.工作单位;G.单位党组织、工会等官方或半官方组织;H.宗教、社会团体等非官方组织;I.其他(请列出)

7.过去,在您遇到急难情况时,曾经得到的安慰和关心的来源有:

(1)无任何来源

(2)下列来源(可选多项)

A.配偶;B.其他家人;C.朋友 D.亲戚;E.同事;F.工作单位;G.党团工会等官方或半官方组织;H.宗教、社会团体等非官方组织;I.其他(请列出)

8.您遇到烦恼时的倾诉方式:(只选一项)

(1)独自闷在心里　　　　　　　　(2)只向关系亲密的个别人倾诉

(3)当朋友主动询问时才会说出来　(4)为了获得支持和理解,能主动向别人倾诉烦恼

9.您遇到烦恼时的求助方式:(只选一项)

(1)只靠自己,不接受别人帮助　　(2)很少请求别人帮助

(3)有时请求别人帮助　　　　　　(4)经常向家人、亲友、组织求援以解决困难

10.对于团体(如党团组织、宗教组织、工会、学生会等)组织活动,您:(只选一项)

(1)不参与　　(2)较少参与　　(3)大多数参与　　(4)积极主动参与

1.条目记分方法

(1)第1~4条,第8~10条;每条只选一项,选择1、2、3、4项的分别记1、2、3、4分。

(2)第5条分A、B、C、D、E 5项记总分,每项从"无"到"全力支持"分别记1~4分,即"无"记1分,"极少"记2分,"一般"记3分,"全力支持"记4分。

(3)第6、7条如回答"无任何来源",则记0分,回答"下列来源"者,有几个来源就记几分。

2.量表的统计指标

(1)总分:即10个条目评分之和。

(2)维度分。

①客观支持分:第2、6、7条评分之和。

②主观支持分：第1、3、4、5条评分之和。

③对支持的利用度：第8、9、10条评分之和。

三、老年人的家庭支持和社会支持的实践

随着社会的高速发展，单一化的家庭养老模式已无法满足老龄社会的多元化养老模式的需求。依托社区的居家养老开始受到重视，家庭支持逐渐成为社会支持系统的一部分。

（一）老年人生活自理能力训练

老年人随着衰退的进展，往往因病导致生活自理能力降低、丧失。应鼓励失能老年人主动康复，使其恢复原有功能。重点鼓励老年人主动参与自理能力训练，如行走、用餐、梳洗、更衣、如厕以及做简单家务等；把作业训练和功能训练相结合，让其尽早恢复运动功能。

（二）老年人家居环境改造

根据老年人的特点对家居生活环境进行改造，使之有利于老年人能借助生活辅具而独立生活。住宅设计室内空间紧凑，不用太大；卧室的通风和采光一定要好，居室的门要宽，适合轮椅通过；室内的装饰风格宜简单，颜色和灯光不宜过于昏暗或刺眼；床要暖和、软硬适中，也可以使用充气的床垫；家具设备都应该根据老年人的身高来决定尺寸，家具都以圆角为主，物品摆放也要随手可及；厨房煤气灶洁具台面不宜过高、过低，应适合老年人的高度；卫生间与卧室之间尽量减少墙面、家具的突出，保证行走方便；蹲便器要适合老年人的高度，地板要防滑，还要安装扶手；将紧急呼叫铃安放在卧室、厨房、卫生间等处。

（三）老年人家庭运动辅助器具使用

在家人和专业人员的评估和建议下，对老年人功能障碍的原因和性质进行评估后，鼓励选择合适的生活辅具，从而维持正常功能和独立自主的生活能力进而减轻照顾者的负担。选择辅具要考虑是否安全适用、美观轻便及价格实惠的原则。比如可选择带把柄容易掌握的汤勺或叉子；宽手柄的大杯子方便双手使用；衣服选择粘搭扣式的、吸汗透气的设计和材质；鞋子的方便穿脱，还可运用鞋拔、穿袜器等辅助运动不便的老年人。每个老年人的状态、环境和需求都不一样，辅具也因人而异，从而发挥出辅具的最佳功能。

（四）老年人居家养老服务

1.生活照料

生活照料的基本项目包括：身体清洁卫生、生活起居照护、上门烹饪、照顾进餐等服务。服务要求：尊重老年人的饮食喜好，合理营养搭配；安全协助个人洗漱沐

浴,保持容貌整洁、衣着保暖、清洁,头发、指(趾)甲和胡子整洁、无异味。为卧床老年人定时翻身,预防压疮。正确协助穿脱衣服和大小便,促进老年人舒适整洁。

2.保洁洗涤

保洁洗涤服务的基本内容包括:房间打扫、家具清洁、外送或上门洗涤。服务要求:房间内及家具保持整洁;保持床单元清洁、平整,定期更换。洗涤衣物时,外送的衣物要标识核对无误,防止交叉感染;上门洗涤要分类洗涤、晾晒。

3.代办助医

代办助医服务的内容有:代为购买、邮寄、领取物品;代缴费用;代办证件;陪同慢性病复诊;辅助性检查;门诊注射、换药;代为配药等。服务要求:代办日常生活事务;对老年人家属知晓用药、诊断和病情的常见慢性病老年患者,可代为配药,并及时告知结果。

4.运动与康复

运动与康复的服务内容包括:群体康复、个体康复。服务要求:根据老年人的身体情况及心理特点,选择合适的运动模式,并在专业人员的指导下进行;康复过程中密切观察老年人的身体适应情况,预防继发性损伤;根据需要配备相应的康复器具。群体康复可借助公共服务场地设施,指导和组织老年人开展肢体功能性康复训练。个体康复一般提供被动运动和辅助运动的肢体功能性康复训练或保健性康复。

5.陪伴守护

陪伴守护服务的基本内容包括:陪同散步、外出、谈心交流、读书读报、接受紧急呼叫、定期上门查看、定期电话查询、辅助器具租赁、无障碍设施改造等。服务要求:事先了解老年人的兴趣爱好等情况,散步在老年人住宅小区及周边区域内;外出应注意途中安全;按约定时间电话或上门居家咨询,与老年人进行谈心交流等互动;定期上门和电话查询服务;制订应急处理预案,接到紧急呼叫,应通知相关机构及时赶到老年人家中,进行及时有效的处理,必要时安装呼叫终端;不定期检查水、气、取暖、降温等设施的运行情况,排除安全隐患。

(五)家庭照料者的社会支持

政府部门、养老机构与社区联合为满足不同家庭的需求,为老年人照料者提供以下服务:信息咨询服务、照料技能培训服务等。服务内容为:为照料者提供有关现有服务的信息及个人咨询;提供照料培训;协助照料者获取支持性服务并提供间歇照料服务;补充性服务。每个照料者相互之间的经验分享和互助,使他们提高照料能力和缓解心理压力,从而摆脱压力、痛苦、隔离和经济困境。一些大专院校专门为家庭照料者开设自选课程,以及提供降低学费、交通费用补贴等优惠待遇;家庭照料者还可以申请政府基金的学习资助。

（六）社区居家照护

社区通过与医疗单位合作，也可以通过邻居结对子，提供居家照护，主要对老年人、家属及照护者进行疾病预防教育培训，可以预防老年疾病的恶化，尽可能维持老年人的生活自理能力，减少失能老年人的数量。建立社区老年人健康档案并定期体检，对预防保健、康复教育、生活行为方式引导等方面起到积极作用。社区居家照护服务内容为康复护理、医疗保健、生活照料、心理疏导、安宁疗护等方面。

（七）机构养老

机构养老是指老年人离开家庭，由专业的养老机构提供全面、专业的照护。如敬老院、养老院、老年公寓、老年护理院、托老所、老年社会福利院等机构。机构养老有以下优点：

（1）老年人的在养老机构里得到照顾，能减轻家庭成员照顾老年人的压力，缓和各种因照顾老年人所带来的矛盾。

（2）机构养老的照顾服务专业化，能够使老年人得到全面性的照顾和医疗护理服务。

（3）机构的环境设施完善安全，适合老年人的生活和活动。

（4）由于老年人集中生活在一起，有同辈群体的交流，能够参加各种社会文化生活，使得老年人的孤独感得以解除，提高生活质量。

（八）老年人权益保障

根据我国《老年人权益保障法》的相关规定，老年人依法享有我国公民所享有的一切权利。而老年照护机构是老年人社会保障机构的重要组成部分。WHO认为，老年照护机构质量控制的内容应包括建立患者信息系统、护理专业人员的相关培训、服务标准的制订等。地方政府应领导和支持当地老年照护机构的改革和创新工作，合理配置照护资源，并制订适合当地水平的质量监测标准；可以统筹安排机构、社区和居家照护，鼓励在合适的环境中养老；加强对非正规照护的监管；还可以通过职能的转变，由直接提供照护服务转向对照护服务供给进行规划、引导和监管，通过从市场中直接购买照护服务或者向需照护者提供经济资助，由受照护者自主选择的方式来满足他们的照护需求。

第五节　道德修养

道德修养是指个人为实现一定的理想人格而在意识和行为方面进行的道德上的自我锻炼，以及由此达到的道德境界。提高老年人的思想道德修养是提高老年人身体健康水平、提升老年人生命质量的重要方面。

 一、老年人加强道德修养的必要性

（一）加强道德修养是关系到国家生死存亡的大问题

为了国家的兴旺发达、长治久安，老年人要自觉地加强思想道德修养，为下一代做好榜样，全民思想道德提高了，就会更加遵纪守法，更加热爱祖国、热爱人民、热爱自己所从事的社会主义事业，充分地发挥智慧和创造力，加快社会主义物质文明和精神文明的建设。

（二）有利于营造一个益于老年人健康长寿的团结和睦的家庭

老年人要做家庭和睦气氛的组织者。老年人道德修养的提高，在家庭中起模范带头作用，言传身教，才能正确处理和妥善解决家庭可能产生的矛盾，以保持家庭的和睦团结。

（三）有利于教育好下一代

老年人不仅要带头进行思想道德的学习和修养，而且要耐心教育自己的子女和下一代，将优良的道德传统代代相传。

（四）有利于提高老年人的生命质量

"德高者寿自长"，养生首先养德，要想健康长寿，必须加强思想道德修养。提高老年人的思想道德水平，有助于养生。

二、老年人道德修养的具体要求和内涵

道德修养可以细分为社会公德、家庭美德、职业道德和个人品德四个方面，是应具备的基本品德，当然也是老年人应当具备的基本道德修养。

（一）社会公德

社会公德是指在社会群体中为了共同的利益约定俗成的且应该遵守的行为规范。比如我国《宪法》第24条明确规定："国家提倡爱祖国、爱人民、爱科学、爱社会主义的公德。"这是我国公民，包括老年人在内的行为纲领。

（二）家庭美德

我国传统的家庭美德包括尊老爱幼、夫妻和睦、勤俭持家、邻里团结等，即人们在家庭生活中和谐家庭成员间关系、处理家庭问题时所遵循的高尚的道德规范。

（三）职业道德

职业道德是指为了调整职业关系，体现职业特征，而在职业活动中应遵循的行为准则和规范。老年人在从事力所能及的工作中应遵循诚心为民、诚心敬业、诚恳待人、诚实守法、诚尽职责的原则。

（四）个人品德

个人品德是个体依据一定的道德规范在行动时所表现出来的稳固的特质,是价值观和道德观在个体身上的内在体现。如忠于理想,乐尽义务,热爱集体,开拓创新,团结守纪,助人为乐,见义勇为,谦虚谨慎,文明礼貌。

三、老年人道德修养的方法

老年人只有身体力行,加强思想道德修养,才能成为一个生命质量健康的老年人。在老年生活和工作中处处体现出高尚的道德修养,做一个模范的长者。

（1）把学习当作一种追求,坚持不懈地学习,活到老,学到老。坚持正确的世界观。关心国家大事,根据自己的身体情况,学习经济、法律、科技、文化、历史等方面的知识。要善于向他人学习,向身边的榜样学习,只有从他人身上看到优点,才能发现自身的不足,才能意识到需要加强道德修养。

（2）做一个积极向上、有正义感的受人尊重的老年人。老年人要从自身做起,为年轻人树立正面榜样,抵制歪风邪气,做到诚信对待他人,坚守道德规范。每天善于反省总结并与现实行动相结合,学会放弃力所不能及的生活目标,保持从容、愉悦的心态。

（3）老年人可以根据自己的身体条件、业务技术、经济能力等主客观条件,发挥余热,继续为人民服务。

（4）宽容忘怀,回归自然。内心要恬淡,不依恋身外之物,不追怀往日荣誉,不计较过去恩怨,宽容对待。以平常心去发掘新的乐趣,做平易近人的长者。对那些忘却不了、无法改变的历史,以睿智来重新审视,以博大的胸怀对待人生和社会,使自己的经验成为年轻一代攀登未来时的铺垫。

老年人应以优良思想作风和实际行动来影响和教育后代,从而证明老年人应有的高尚的道德修养。要把提高道德修养放在重要地位,自觉地、全面地提高老年人的生命质量和生活质量,达到健康老龄化。

（杨健）

第八章

健康环境促进

环境是指围绕人类的空间及其中能够直接或间接影响人类生存和发展的各种因素的总和。人类与环境既相互联系,又相互制约、相互适应。随着人类社会的发展和进步,人类不仅为生存而适应环境,而且不断利用和改造环境。

根据环境是否受过人类活动的影响,环境可分为原生环境和次生环境。原生环境是指天然形成的,未受或很少受人为因素影响的环境,其中大多数是对健康有利的因素,如新鲜空气,没有污染的水和土壤,充足的阳光,适宜的微小气候,食物及绿化植被等。但天然的也未必全都是有利健康的,有些原生环境也会对人体健康产生不利的影响,如地质气象灾害和森林脑炎病毒引起人类感染森林脑炎等。次生环境是指在人为活动影响下形成的环境,如城市、乡镇、住宅、农田、园林、矿山、车站、港口、机场、公路等。人类在改造环境及利用自然资源的同时,为人类的生存和健康提供了良好的物质条件,但也影响了原生环境,破坏了生态平衡。环境污染严重威胁着人类健康和生存。

环境因素、生活行为方式、生物遗传和医疗卫生保健服务是影响人类健康的主要因素。随着人类大规模的生产和生活活动,工业化、城镇化进程加快,生态破坏,环境污染,气候变化等问题日益突出,环境因素对人类健康的影响日益明显。因此,我们一方面要充分利用和创造良好环境,进一步促进健康,另一方面要及时发现环境污染,治理污染。这个过程称为健康环境促进。通过积极有效的健康环境促进,创造一个整洁、安全、卫生并适宜人们生活工作的环境条件,时刻为健康保驾护航。老年人体质较差、免疫力较低,适应能力较差,对环境不利因素敏感。健康环境促进对于老年人来说更为重要。

第一节　家居环境

家居环境是人们生活、休息、家庭团聚的重要场所。人的一生有三分之二的时间在室内度过,其中三分之一在家中度过。退休老年人离开了学生时代的学校环境和奋斗时代的工作环境,家居环境成为他们日常生活的最主要场所,所处时间可高达90%。家居环境的质量与健康密切相关,良好的家居环境可以护人们健康。因此,营造一个健康的家居环境势在必行。

为保证具有良好的居住和家庭生活条件,保护和提高人体的正常功能,防止疾病传播,家居环境应满足以下条件。

(1)小气候适宜。室内有适宜的温度、湿度等,必要时采用通风、供暖、防寒、隔热等设备。

(2)采光照明良好。白天居室能充分利用自然光,晚间灯光亮度适当。

(3)空气清洁卫生。避免室内外各种污染源对室内空气的污染,安装换气设备。

(4)卫生设施齐全。厨房、卫生间等应具有良好的卫生设施,包括设计规范的下水道等。

(5)隔音性能良好。建筑装饰材料能有效阻隔室外噪声污染。

(6)环境安静整洁。室内环境安静整洁,以保证休息、睡眠、学习和工作正常进行。

为达到以上基本要求并结合老年人的生活特点,家居环境的健康促进包括以下内容。

一、防治室内空气污染

新鲜洁净的空气是健康的必要条件,尤其是长时间居住的室内空气质量与人们的健康关系更为密切。了解室内空气污染来源,从而采取有效的措施,切实加以预防和治理。

(一)室内空气污染的常见来源

1.建筑装潢材料和家具

建筑材料、室内装潢和家具成为当今室内空气污染的主要来源,特别是新装修马上入住的住宅,其室内空气污染问题尤其突出。常见有油漆涂料、人造板、黏合剂、合成材料、瓷砖及水泥等;其含有危害较大的化学物质包括苯及苯系列化合物、甲醛、挥发性有机物、氨和氡。这些化学物质对呼吸道、眼睛和皮肤等有刺激作用,可导致呼吸道不适、呼吸困难、头晕乏力、胸闷、恶心呕吐等症状,甚至还可引起白血病等恶性肿瘤。

2.生活炉灶

生活炉灶主要指家庭中可能使用的天然气、煤气、煤等,它们燃烧所产生的一氧化碳、二氧化硫、氮氧化物、烃类和颗粒物等,主要分布在厨房和卫生间。此外,还有烹饪时产生的油烟以及食品在高温加热时产生的有害物质。这些污染物对人的眼鼻喉等黏膜有强烈刺激性,可引起呼吸系统疾病;如果长期吸入,可能会增加患肺癌的风险。

3.室内吸烟

室内吸烟造成污染。烟草燃烧时可产生氮氧化物、一氧化碳、尼古丁等众多污染物质,影响健康,其中有些成分还具有明确的致癌作用。

4.人体排放

大小便、出汗、呼吸和说话、咳嗽及喷嚏时的飞沫都会造成室内空气污染。呼吸可排放 CO_2、氨类等有害代谢气体;呼吸道或消化道传染病患者及病原携带者可随飞沫或粪便排出病原体;出汗、皮肤脱落碎屑也会散发出令人不快的气味。

5.室外空气污染

主要有工业和交通运输所产生的 SO_2、CO、氮氧化物以及颗粒物等污染物;植物花粉、孢子、动物毛屑、昆虫鳞片等致敏原;水管中的致病菌或化学污染物;衣帽鞋子携带的污染物等。

6.其他

使用杀虫剂、清洁剂等家用化学品所造成的污染;长时间使用空调,可使室内空气质量下降。猫、狗及鸟等宠物会传播传染病。

(二)室内空气污染防治

1.严格执行室内空气污染的相关法规

我国室内空气质量相关的标准有《民用建筑室内环境污染物控制规范》(GB50325)和《室内空气质量标准》(GB/T18883-2002)。其颁布机构、适用范围、检测条件、检测指标均不同,详见表8.1。与《民用建筑室内环境污染物控制规范》相比,《室内空气质量标准》要求更为严格。《民用建筑工程室内环境污染控制规范》适用于民用建筑工程质量验收,其室内环境污染指由建筑材料和装潢材料所产生的。由燃烧、烹调、吸烟、室内设施、室外空气等造成的室内环境污染应执行《室内空气质量标准》。该标准提出"室内空气应无毒、无害、无异常嗅味"要求,包括化学性、物理性、生物性和放射性污染四个方面共19项控制指标。我们建议把《室内空气质量标准》也作为强制性标准。

表8.1 《民用建筑室内环境污染物控制规范》和《室内空气质量标准》的区别

标准名称	《民用建筑室内环境污染物控制规范》（GB50325）	《室内空气质量标准》（GB/T18883–2002）
颁布机构	原建设部	国家质检总局、原卫生部、原环保总局
标准性质	强制性的工程验收标准	推荐性标准，自愿实施
适用范围	民用建筑工程质量验收	住宅和办公建筑内部的室内环境评价
检测条件	非常宽松（关闭门窗1h）	相对严格（关闭门窗12h）
检测指标	甲醛、苯、氨、总挥发性有机物、氡	物理性指标：温度、相对湿度、空气流速、新风量 化学性指标：SO_2、NO_2、CO、CO_2、NH_3、O_3、甲醛、苯、甲苯、二甲苯、苯并芘、可吸入颗粒、总挥发性有机物 生物性指标：菌落总数 放射性指标：氡

2.选择安全可靠的建筑装潢材料

应选择有害物质少、不易沾染尘埃和便于清洁的材料。为了减少甲醛和有害有机物，最好提前将材料置于空旷处一段时间。为防止石材中氡的逸出，除选材外，还可在建筑材料表面涂上保护层。此外，布艺沙发、窗帘及床上用品等也可能存在甲醛污染风险，使用前应提前清洗并晾晒。为减少室内积尘和虫螨，在室内尽量不使用地毯或挂毯等。

3.配好厨房、卫生间等区域卫生设施

厨房、卫生间是容易产生卫生安全隐患的主要区域。因此，配好卫生设施非常重要，包括合理设计下水管道，选用绿色燃料，安装排风排气设施等。农村尽早停用煤炭、木材等传统燃料，逐步推广煤气或天然气；电力供应充足地区可考虑使用电器烹饪。保证烟囱通畅，提高燃烧效率，以降低室内污染。尽量避免高温爆炒等易产生油烟的烹饪方式，安装和使用油烟机、排风扇等。在寒冷地区和时节，尽可能以集中取暖替代分散取暖。

4.改进日常生活习惯

日常起居、生活习惯也会影响室内空气质量，因此要注意改进可能引起污染的生活方式或习惯。如刚装修的房间或新家具充分通风后再使用；制订合理的家庭清扫制度；经常开窗通风；合理使用空气净化器；空调使用时保持一定的通风量；严禁室内吸烟，减少室内烟雾；饭前便后，注意洗手；咳嗽、喷嚏时要掩盖口鼻；外出归来，及时洗手和合理放置衣帽鞋子。

二、提高家居环境水平

还可通过多种手段提高家居环境水平,以提高居住环境舒适性。住宅应选择在外部空气清洁、日照通风良好、周围环境无污染源、有绿化地带,并与闹市区、工业区隔离的地段。室内应有不同的功能分隔区,布局流畅,方便日常生活。装潢以简单温馨为主;色彩搭配注意协调性和舒适性;家具宜少,不宜多。选择形态优美、装饰性强、季节性不明显和容易在室内种植的植物。绿色植物带来生机,还可改善室内环境和空气质量,并有镇静作用。

三、居家环境的适老化改造

对于老年人群,如果条件许可,要对居家环境进行适老化改造。灯光明暗合适,方便看清物品、家具和通道等;开关应有明显标志,如黄色贴条。地板选用不反光且防滑材料;走道装设护手或安全绳子,以协助行动。将轮椅、拐杖及助行器等放在固定位置。地面平整,高低落差少;运用对比素色(非花色、波浪或斜纹)区分屋内高度变化(避免黄色、白色,因不易分辨);门槛高度与地面落差要少;门、走道及其间距应满足使用轮椅的宽度。配备便携式的可移动的紧急呼叫设备;安装无线智能摄像头或监控器和语音对讲门铃或可视门铃。

卫生间采用向外开门或移门;浴室与厕所分开,厕所在外;浴室通道无障碍;其地面保持干燥;浴室铺设防滑排水垫。马桶、浴缸、洗手台旁设固定扶手。燃气热水器要在室外通风处;安装感应式小灯,方便夜间照明。方便使用厕纸、洗浴用品。卧室内设置夜灯或床侧灯光,方便夜间行动;睡床高度略低于老年人的膝盖,方便上下床;安装床档,防止跌床。衣柜方便取挂衣服。餐厅、客厅的桌椅、茶几等家具边缘和转角光滑圆润。坐位时便于从餐桌取放物品;起身时有支撑物。椅子高度适宜,方便起身或坐下。水池、灶台高度适中,橱柜深度合适,方便取放物品。地面保持干燥不油腻;安装烟雾报警器,选用安全灶具。要封闭阳台,有种植空间,安装升降晾衣杆及伸缩衣架;放置休闲躺椅,方便老年人晒太阳。

第二节 周围环境

周围环境是指人们生活工作的外部空间。对人们健康影响较大的因素有城乡生活垃圾、居民饮用水等。

一、城乡生活垃圾分类处理

目前,垃圾种类和数量在急剧增加。据统计,2016年我国垃圾清运量为2.04亿吨,约为1949年的20倍,并以年均10%高速增长;到2025年,我国生活垃圾将达到5.1亿吨。随意堆放、不分类投放以及未及时有效处理垃圾,不仅影响美观,还造成土壤、水和大气等环境污染,危害健康。垃圾种类繁多,提高了其处理的难度与成本。垃圾分类处理不仅有助于垃圾资源化、综合利用,还可以提高效益,降低处理成本。因此,垃圾分类处理势在必行。

(一)制订和实施垃圾分类的法律法规

有关垃圾管理的主要法律法规有《中华人民共和国环境保护法》(1989年)、《中华人民共和国固体废物污染环境防治法》(2004年修订)、《城市生活垃圾管理办法》(2007年)等。2019年住建部、发改委、生态环境部等九部门联合印发《住房和城乡建设部等部门关于在全国地级及以上城市全面开展生活垃圾分类工作的通知》,提出"今年起,全国地级及以上城市全面启动生活垃圾分类工作;到2020年底,先行先试的46个重点城市要基本建成垃圾分类处理系统,其他地级城市实现公共机构生活垃圾分类全覆盖"。

(二)重视宣传教育和习惯养成

广大居民认可并有效参与是实行垃圾分类的重要前提。要加强宣传教育,重视习惯养成。首先,要提高居民的环保意识。通过报纸、电视、广播和网络新媒体等,全方位宣传垃圾分类的意义和方法,让居民认识其重要性,提高其依从性,养成习惯,积极主动参与。其次,建议将生活垃圾管理纳入到国民教育系统,从小培养垃圾分类习惯和环保意识。

(三)地方政府制订明确细致的垃圾分类标准

地方政府要制订明确细致的垃圾分类标准,使居民切实掌握其方法并养成习惯。目前,大多数城市的生活垃圾分类标准还是"大类粗分",即一级分类标准,缺乏更细致的二级、三级标准。现行垃圾分类的主流分法为"四分法":可回收垃圾、有害垃圾、厨余垃圾和其他垃圾。可回收垃圾经综合处理,回收利用,可减少污染,节省资源;有害垃圾是危害人体健康的有毒有害物质,或危害环境的废弃物,需单独回收或填埋处理;厨余垃圾是食物残余类,可经生物技术,就地处理。

(四)提供配套的垃圾分类设施

各地要加快推进垃圾分类各环节设施设备的配套工作,提高覆盖率。合理规划垃圾分类综合处置园区;配置相对应的垃圾分类投放设施、标准化容器等回收、储存设备和运输车辆。开发智能识别垃圾种类设备和垃圾分类的APP;设置智能垃圾桶和印刷家庭二维码的垃圾袋,记录居民的垃圾投放行为,并采取相应的奖惩措施。

(五)努力开发推广绿色无害化垃圾处理

生活垃圾分类的最终目的是实现减量化、资源化及无害化。分类处置是最关键的。要建设生活垃圾焚烧发电厂、卫生填埋处理场、餐厨垃圾处理厂及回收处理场所等,切实妥善处理已分类的垃圾,杜绝因处理不当而引起环境二次污染。

二、居民饮用水水质达标

水是生命之源。居民饮用水的质量与健康密切相关。我国水资源缺乏,人均水量仅为世界的1/4。而近年来工农业生产和城镇发展,使饮用水水源水质受到很大影响。因此,优质饮用水的供给对预防疾病的发生、促进健康及提高生活质量具有重要意义。

(一)饮用水的基本卫生要求

饮用水的基本卫生要求包括以下。

(1)感官性状良好,是指饮用水应无色、无臭、无味,无肉眼可见物。

(2)流行病学上安全,不应有病原微生物和寄生虫卵。

(3)化学组成安全,含有必需的微量元素,而不含镉、汞、砷等重金属及放射性物质等。

(4)水量充足、取用方便。

(二)生活饮用水水质标准

《生活饮用水卫生标准》(GB5749-2006)属于强制性国家标准,是监测和评价饮用水水质的主要依据。

(三)居民的选择和自我保护

为保证饮用水安全,居民要合理选择安全可靠的饮用水。除集中供应饮用水,家庭还可配置净水器、过滤器等,并注意定期清洗更换。

三、识别和避开周围环境的危险因素

周围环境中还存在着许多可能影响健康的危险因素,学会识别并避开它们也是保障健康的重要技能。

(一)认识周围环境的危险因素

可将相关危险因素分成物理因素、化学因素和生物因素三类。

1.物理因素

常见的物理性有害因素:异常气象条件,如冬季的严寒、夏季的酷暑以及沿海台风、海啸等;噪声,如周边工地或邻居房屋装修、街道上的车辆鸣笛等;医院X射线等辐射。

2.化学因素

常见的化学性有害因素包括金属,如玻璃与搪瓷餐具、电池蓄电池以及温度计、血压计等含有铅、汞之类的金属;某些合金制品、动物饲料添加剂、药物及木材防腐剂等可能含有砷等;有机化合物,如房屋装修和服装印染的苯、甲苯、甲醛等;刺激性和窒息性气体,如煤球、液化石油气、天然气等燃烧产生的 SO_2、CO;洗衣粉/液、洗洁精等家庭清洁用品产生的有机磷、氯等;生活中的粉尘,如水泥、石材粉尘、动物毛发及面粉等;化学性食物中毒,如久存或腌制不透的蔬菜,过期的肉制品罐头等,或误食亚硝酸盐。

3.生物因素

常见的生物性有害因素包括各种有害细菌、病毒及寄生虫等,如大肠杆菌、幽门螺旋杆菌、流感病毒和乙肝病毒等。

(二)识别常见的安全标识标签

为了减少伤害,我们应该尽量远离危险物。正确识别常见的安全标识标签是保护我们免受可预期伤害的重要技能。危险标识是由安全色、几何图形和图形符号构成,用以表达特定的危险信息,以提醒人们注意周围环境,避免可能发生的危险。每个人都应学会识别高压、易燃、易爆、剧毒、放射性和生物安全等标识。

化学品可按照其物理危险性、对健康及环境危害性分成三类,每类按危险程度分为不同类别,并使用危险性象形图进行警示,包括爆炸、燃烧、加压气体、腐蚀危险、毒性危险、健康危险、危害水环境和警告等象形图。危险性象形图的形状为菱形,黑色符号加白色背景,菱形红框要足够宽,要醒目。将危险象形图、信号词和危险说明一起印制在标签上,信号词为"危险"和"警告",危险说明应包括其成分和化学名称。

(三)避开周围环境的危险因素

此外,严寒或酷暑可使用空调、暖气;台风时,尽量减少外出;针对噪声,给门窗加上隔音材料,或戴上耳塞;尽量减少接触相关辐射的机会等。在日常生活工作中,要注意避免进食或接触含有有毒有害的化学物质。同时要注意卫生,饭前便后及接触可能污染物品时要洗手;必要时戴上口罩、手套等防护用品;不食用腐败变质和未煮熟的食物;不养宠物及主动避开致敏性的动植物。

四、防灾减灾、应对突发事件

突发事件和灾难时有发生。需要加强对居民防灾减灾的应急知识和自救互救技能的宣传教育。一旦发生突发事件,可通过110、119、120、122等应急电话和其他途径及时报告求救;同时利用已掌握的知识和技能进行自救他救。突发事件发生前,要做好未雨绸缪的应急准备工作,如熟悉住所周围的快速疏散路线,特别是安全出口;制订家庭联络表,包括家庭成员、亲戚、朋友邻居等;熟悉水、电、气总阀的位置和关闭程序;学会常用的紧急救护常识,掌握灭火器等使用知识。常见突发事件的应对措施如下。

(一)自然灾害

1.洪灾

洪灾时,要及早紧急转移人员,转移时尽量往高处转移,并设法发出求救信号。不要冒险涉水,可利用船只、木板、木床等漂浮物转移。发现高压电线倾倒、低垂或折断时,要迅速远离或避开,防止触电。如果山区连下大雨,要避免过河、过溪,防止被山洪冲走。

2.地震

发生地震,如果在平房,可以迅速抱头向室外跑,来不及的话则躲在桌、床及坚固家具底下。在高楼处,暂时躲到卫生间等小空间内,或承重墙根、墙角等三级空间处;千万不能使用电梯。在郊外,要避开山脚、悬崖,预防滚石、滑坡和山崩等。驾车行驶,迅速避开立交桥、电线杆等,尽快在空旷区域停车。

(二)事故灾难

1.失火

(1)家庭失火:油锅起火,应迅速盖上锅盖或用沙土、浸湿的衣服覆盖,切忌用水灭火;液化气起火,可以用湿的衣被捂压,或用干粉灭火器灭火后关闭阀门。电器起火,切断电源,用湿衣服棉被压灭;身上着火,立刻脱掉衣帽鞋,踩踏或浸入水中;或就地打滚;家庭常备灭火器、应急逃生绳、简易防烟面具和手电筒。

(2)楼房失火:起火之初,及时扑灭火苗;如控制不住,准确判断逃生路径;注意防烟,可用湿毛巾掩盖口鼻,放低身体前进;向下逃生,不要向上;禁止使用电梯;如无法利用楼梯,可利用阳台、避难层、应急逃绳或被单、将布条结成牢固绳索帮助逃生。如无法逃生,关好迎火门窗,用湿布、毛巾堵住门缝;迅速跑到临街阳台窗户呼救,白天可用彩色鲜艳物品挥动或向下抛物,夜间可用手电筒、应急灯。

2.电、气、水事故

(1)触电事故:立即切断电源,用干燥木棍等绝缘物挑开电线;切勿直接接触触电者或电线;禁用金属等。触电者脱离电源后,检查有无呼吸和脉搏,如没有呼吸和脉搏,如果具有急救知识,马上进行心肺复苏;同时立即拨打120急救电话。

(2)电梯事故:电梯运行速度失常时,两脚稍微弯曲,上身向前倾斜,以应对可能的冲击;如突然停运,不要轻易趴门爬出,以防电梯突然开动,造成年人身伤害;被困电梯时,立即通过对讲机、电话、大声呼叫或拍打电梯门等呼救;电梯火灾,立即就近楼层停靠逃生。

（3）燃气事故：立即切断气源，关闭阀门，如有火焰，迅速用湿毛巾、衣物扑灭后关闭；打开门窗通风换气，动作轻缓，避免爆炸；切勿使用电器和电话手机；用湿毛巾掩盖口鼻，迅速撤离，到达安全地后拨打应急电话。

（4）饮用水污染：发现自来水污染，立即停止饮用，并及时告知物业及邻居；向供水和监督部门反映；如不慎饮用被污染的水，注意密切观察身体情况，如有异常，立即就医。

第三节　预防意外伤害

意外伤害是指突然发生的各种事件或事故对人体所造成的损伤，包括各种物理、化学和生物因素。常见的意外伤害包括道路交通事故、跌落、烧烫伤、中毒、溺水、动物叮咬、医疗事故等。此外，还有一些特殊情况，受伤害人对自己有意识伤害，如自杀、自虐、自残等；以及对他人有意识加害而造成的伤害，如家庭暴力及他杀等。

意外伤害是全球面临的一个重要的公共卫生问题，与感染性疾病、慢性非传染性疾病一起危害人类健康。由于生理机能衰退、心理状态变化和社会功能减弱，老年人应对环境突发因素的能力明显下降，成为容易发生意外伤害的高危人群，发生率和高致残率高，消耗了大量的卫生资源，给国家、社会、家庭和个人都带来了沉重的负担。预防意外伤害的意义重大。

采用三级预防策略。第一级预防主要是防止和减少意外伤害的发生，强调事前采取防范措施，减少暴露的机会。如交通安全法律法规的颁布实施，有毒有害物品的交易管理和安全存放，枪支管理，心理异常人员的排查和疏导等。第二级预防主要是减轻意外伤害的严重程度，降低其死亡率和致残率；强调伤害发生后的自救、互救，医院前、院中救护。当伤害发生后，受害者能够快速获救是提高生存机会和减少伤害程度的关键。要广泛普及应急救护的基本知识和技能；提高医疗机构的应急能力。第三级预防主要是在意外伤害发生后，通过积极治疗和康复，尽快尽可能恢复患者功能。

最常见的意外伤害的具体干预措施如下。

 一、道路交通事故的预防

道路交通事故俗称车祸，是指汽车、摩托车等机动车辆或电动车、自行车等非机动车辆造成年人员的伤亡等。主要干预措施包括健全交通安全相关法律、法规，加强交通管理和交通安全教育；驾驶者、乘客和行人都要共同遵守交通规则，提倡互相礼让的文明行为；重点整治酒驾和强化使用安全带或儿童汽车专座；加强道路建设；提高交通工具的安全性能，加强上路前车辆安全检查；建立和健全急救机制；加强机动车伤害监测等。

二、跌倒的预防

跌倒是老年人意外伤害的主要原因，并常导致残疾或死亡。主要干预措施：停用可能诱发跌倒的药物；消除可能导致跌倒的居家环境，如选用不反光且防滑材质的地板等；加强体育锻炼，增强肌肉力量和协调能力，必要时需步态训练；穿防滑鞋子等；加强对老年人，尤其是部分失能老年人的监护等。

三、自杀的预防

对于自杀的预防，WHO提出的措施包括全球紧密合作，提高公众对于自杀的预防意识；加强对策研究，对高危地区开展专项研究；筛查有自杀倾向的高危人群，及时疏导治疗；减少自杀工具如枪支、刀具、药物等的可及性；建立社区自杀预防工作网络，积极开展社区精神卫生、心理咨询服务以及社区健康教育等。

四、溺水的预防

溺水主要是因为失足落水或游泳意外。一旦发生，4～7min可致死。预防措施有加强溺水的安全教育，尤其是学生暑假的安全教育；加强水域周围安全警示；不在陌生水域游泳；到有专业救生人员的游泳馆游泳。

五、中毒的预防

中毒是机体接触化学毒物，引发组织和功能损害、代谢障碍。中毒主要包括食物中毒和化学品中毒。食物中毒的预防措施有饭前便后注意洗手；不吃腐烂变质的食物；不生吃水产品；刀具、砧板要生熟分开。化学品中毒的预防措施有安全使用煤炉、火炉，注意室内通风；化学毒品必须存放于安全、有锁、专人保管的地方，由专业人员使用，遵守操作规程，做好安全防护。中毒后的处理原则：食入中毒者要尽快催吐，将呕吐物送检以便诊断；对吸入中毒者，迅速脱离现场，保持呼吸道通畅；对皮肤沾染中毒者，用大量清水冲洗，送医院治疗。

（王思思　汪新华）

第九章

老年人亚健康的管理

亚健康状态一般认为是指人处于健康与疾病之间的状态,主要表现在躯体、心理及社会行为等方面。随着物质生活水平的逐步提高,人们对健康更加关注,对老年人的亚健康状态也有了新的认识。据估计,目前近70%的人不同程度地生活在"亚健康"状态中。了解"亚健康"问题,有助于加深对健康与疾病的认识,从而采取相应措施,提高老年人的健康素质。

第一节　亚健康概述

在20世纪80年代中期,苏联学者Berkman L F教授首次提出亚健康概念(sub-health status),这是指人体除了处于健康或疾病状态外,还存在介入两者之间的第三种状态,即亚健康状态。2006年,中华中医药协会发布了《亚健康中医临床指南》。亚健康是指人体处于健康和疾病之间的一种状态,表现为在一定时间内的活力降低、功能和适应能力减退的症状,但又不符合现代医学有关疾病的临床或亚临床诊断标准。根据WHO调查结果显示,真正健康的人仅占5%,患有疾病的人占20%,约75%的人处于亚健康状态。

随着我国进入老龄化社会,老年人的亚健康问题逐渐受到重视。老年人是亚健康状态易感人群。随着年龄的增加,老年人的组织与器官在形态与功能上出现一系列退行性变化,生理性及病理性衰老现象也随之出现。

一、老年人亚健康状态的相关影响因素

(一)饮食营养因素

由于缺乏人体重要营养素或者微量元素,导致机体代谢功能出现一定程度的紊乱;譬如钙的摄入不足易出现骨质疏松,维生素D的缺乏可能会引起心脑血管疾

病。另外,部分老年人偏爱素食,易导致维生素摄取不足,从而加快了衰老的速度,导致亚健康。

(二)精神心理因素

老年人从工作岗位退休进入养老生活,生活节奏、生活内容发生很大改变,以及子女长大成年人或成家,独立生活,部分老年人一时较难接受这种变化,从而出现一定程度上的精神心理障碍,如孤独、焦虑、自卑及情绪低落等症状,继而引发亚健康甚至疾病。

(三)社会环境因素

社会联系减少、经济收入减少及住房紧张等因素,部分老年人较长时间处于相对封闭、孤独的环境之中,承受较大压力,这样易产生应激反应,造成一定程度的神经系统功能紊乱,从而产生烦躁、郁闷、空虚或疲乏等症状。

二、老年人亚健康状态的临床表现

根据老年人亚健康的诱因,临床表现分为三大类:生理性(躯体性)亚健康、心理性亚健康及社会适应性亚健康。

(一)老年生理性(躯体性)亚健康

主要表现在功能上的,如出现心慌气短、心悸胸闷、疲乏无力、肌肉酸痛、夜尿增多及失眠等症状。另外一种表现是,经常感到自己体力不支,尽管有充足的睡眠,但总觉得睡不够,容易疲劳,不想活动。去医院检查的各项指标正常。

(二)老年心理性亚健康

老年人的应激能力、承受压力能力下降,容易产生心理问题;而心理问题又是各种躯体疾病的诱因。老年人常见的心理问题有抑郁、焦虑、退休后综合征、空巢综合征等,可表现出不同程度的自卑、空虚、失眠、易怒、反应迟钝、情绪低落等症状。

(三)老年社会适应性亚健康

退休后,老年人在家庭和社会中的地位有所下降,再加上社会活动也相应减少,部分老年人一时无法适应,感到茫然、无所适从,容易产生抑郁、焦虑、兴趣缺乏和满足感低下等负性情绪。

三、老年人亚健康状态的诊断方法

根据亚健康的表现,诊断亚健康状态应从生理、心理和社会适应能力三方面出发。生理功能除了询问症状外,还需要检测具体的实验室指标;心理和社会功能可以通过问卷形式来评估。

应该强调,亚健康的诊断是一个排除性诊断,应建立在排除了其他疾病的基础上。由于老年人的特殊性,高龄、身体素质下降,都是许多疾病的诱因,例如老年人在癌症早期就有可能出现各种不适症状,当这些症状出现而癌症未能确诊时,势必会引起误诊,耽误患者的治疗。

 四、老年人亚健康状态的鉴别诊断

(一)亚临床疾病

这是疾病过程中一个早期或轻微阶段,此时尚未出现临床症状和体征,但可通过实验室或影像学检查发现,比如血清甲胎蛋白(alpha-feto protein,AFP)可能发现亚临床肝癌,测定促甲状腺激素可诊断亚临床甲减或亚临床甲亢。

(二)慢性疲劳综合征(chronic fatigue syndrome,CFS)

这是一组以慢性持久或反复发作的脑力疲劳和体力疲劳为主要特征的症候群。

五、老年人亚健康状态的干预方法

亚健康是一种动态的过程,易于转化,处理得当的话能够恢复健康,相反也会因处置不当而发展成各种疾病。因此,亚健康的妥善处理是疾病预防的重中之重。目前一般采用综合性干预措施来预防老年人的亚健康。主要通过早发现、早干预,科学锻炼、合理饮食、心理调节和行为干预等方式,改变老年人不良的生活习惯,改善营养状况,保持身心健康,维持正常的机体功能。

(一)关注自身情况,定期体检

老年人应了解自身日常呼吸、血压、脉搏、大小便情况,发现异常时要及时记录,并注意安排好饮食和休息。每年至少进行一次健康检查,了解全身器官的情况。发现异常,应及时就医,在医师的指导下采取针对性措施。

(二)加强自身锻炼

体育健身活动是提高老年人身体素质、延缓衰老、促进亚健康状态转为健康状态的最佳方法。应当强调,老年人从事健身活动时,应该注意运动时间、运动频率和运动强度,避免引起身体的不适或疾病。

(三)平衡膳食、加强营养

老年人平时饮食时要尽量低盐、低脂、低糖,注意避免摄入过多糖,多吃新鲜蔬菜、水果、鱼和水产品等。膳食要多种多样,营养均衡,比例适当,保证每日摄取的营养元素齐全。

（四）心理治疗

心理治疗是以系统的心理治疗理论为基础,治疗师通过言语或非言语与患者沟通,营造安全可信的治疗氛围,开展整合人格、适应环境、积极引导的治疗,最终达到消除或减轻症状。对心理治疗所需的条件而言,患者要有求治动机,具有一定的认知水平和言语能力。适用于亚健康状态伴焦虑、抑郁的心理治疗方法很多,如认知行为治疗、人际心理治疗、家庭治疗和团体治疗等。

（五）提倡文明、科学、健康的生活方式。

亚健康在很大程度上是因为长期不科学的生活方式、行为方式引起的。因此,养成健康的生活方式对预防亚健康尤为重要。注意培养良好的卫生行为习惯,包括饭前便后洗手、早晚刷牙、勤洗澡换衣、不乱吐痰、戒烟限酒以及坚持运动锻炼等。

第二节　脑力疲劳

脑力疲劳指的是一种特殊的消极性精神状态,主要表现为倦怠、动机缺乏、无精打采、嗜睡、头昏脑胀、注意力不集中和工作效率低等。如果长期得不到有效的干预和纠正,可能会进一步发展为慢性疲劳综合征。

 一、脑力疲劳的发生机制

脑力疲劳的发生机制尚未十分明确。有许多假说,如神经递质学说、内环境稳态失衡、能量学说等。现有研究推测,脑力疲劳时常伴有多巴胺、去甲肾上腺素水平下降,以及5-羟色胺水平的上升;除了神经递质外,大脑皮质的腺苷水平的上升,抑制了中枢神经系统的兴奋性,从而诱发了脑力疲劳。通过检测持续认知活动诱发大鼠脑力疲劳试验前后血清氨基酸水平发现,脑力疲劳时大鼠的血清支链氨基酸、酪氨酸、半胱氨酸、赖氨酸、甲硫氨酸和精氨酸水平均明显下降。此外,脑力活动需要大量的能量来支持。如果脑力活动活跃,而能量供给不足,则会导致脑细胞活动减弱,造成精神活动能力下降,也会出现脑力疲劳。

 二、脑力疲劳的评估方法

由于脑力疲劳是一种主观感受,因此目前多采用量表来进行主观评测,例如疲劳严重度量表、多维疲劳量表、匹茨堡睡眠质量指数、斯坦福睡眠量表、卡洛琳斯卡嗜睡量表等。脑电图是最早用于评价脑力疲劳客观指标的检查,通常被认为是最可靠的指标。疲劳状态常伴有脑电枕区α节律抑制和顶区α节律波活动增加,并且向额叶进行扩散。疲劳时的脑电改变除 α 节律波外,还与脑背外侧前额叶皮质和后扣带回皮质中 δ 带节律的减少,前额叶、下额叶、后颞叶和枕叶的 β 波节律下降有关。除脑电图外,还可采用功能性磁共振成像、心电图及变异心率、眼电图、眼动指标等。

 ### 三、脑力疲劳的干预方法

对脑力疲劳干预的最好选择是主动休息。不强迫疲劳的大脑持续兴奋,顺应大脑活动的正常生理节律,科学用脑。平时要保持健康的生活方式与积极向上的生活态度,并及时宣泄自己的不良情绪。同时,合理安排体育活动,在运动中放松身心。每天的膳食安排要保证摄取足够的营养元素,为神经活动提供足够的能量。

第三节　视力疲劳

视力疲劳(asthenopia)是由于过度用眼等原因引起一过性视觉减退和一系列眼部不适症状。视力疲劳又称眼疲劳。

 ### 一、视力疲劳的诱发因素

引起视力疲劳的具体诱因还不清楚,可能有以下几方面:

(1)眼的因素(屈光、调节和集合)。老年人由于器官老化,如晶状体核老化、悬韧带功能减退、调节能力下降,多数还伴有全身性疾病,如糖尿病、高血压等,再加上老年人由于长期退休在家,活动多与“看”有关,如观看电视、阅读书报等,伴随着长期用眼或佩戴不匹配的眼镜,容易出现视力疲劳。

(2)外界环境因素(光、声、化学物质等刺激)。

(3)内在环境因素(全身性疾病,生活规律紊乱)。

(4)精神因素(紧张、忧郁、人际关系紧张)。

 ### 二、视力疲劳的临床表现

视疲劳症状分为 3 级:轻度,用眼后出现眼部酸胀等眼部症状,休息后很快恢复,对学习和工作无明显影响;中度,有明显的眼部症状,影响学习和工作;重度,除有明显的眼部症状和视作业不能持久外,尚有记忆力减退、失眠等全身不适,严重影响学习、工作和生活。或者参考《视疲劳调查问卷》,得分＜16 分为轻度视力疲劳,16≤得分≤28 分为中度视力疲劳,得分＞28 分为重度视力疲劳。

三、视力疲劳的治疗方案

预防和治疗视力疲劳的关键,首先要培养科学用眼习惯,避免用眼过度,使眼睛得到充足的休息。其次要矫正视力,佩戴合适的眼镜,定期复查眼底、眼压、晶体及视力。若有眼科疾病,如角膜病、青光眼、虹膜睫状体病、白内障等,应及时到眼科就诊。最后,要保持良好的生活习惯,合理安排每日饮食,多吃富含维生素 A、B 的食物,如韭菜、胡萝卜、菠菜、番茄、瘦肉等,维持血糖、血压的稳定。

附件:《视力疲劳调查问卷》

在下面的 15 种状况中,根据发生的次数分为:从不发生(0分),很少发生(1分),偶尔发生(2分),总是发生(3分),反复发生(4分)。计算 15 个问题的得分总数,超过 16 分者有视力疲劳的症状。

A.看书或近距离工作时,是否觉得眼部疲劳或不适?

B.看书或近距离工作时,是否头痛?

C.看书或近距离工作时,是否觉得易困乏?

D.看书或近距离工作时,注意力是否不集中?

E.是否对记忆看过的东西感到困难?

F.看书或近距离工作时,是否会出现双影?

G.看书或近距离工作时,是否觉得文字移动、跳动、游动或在纸面上漂浮?

H.是否觉得看书速度慢?

I.看书或近距离工作时,是否觉得眼胀、眼酸?

J.看书或近距离工作时,是否有一种眼球拉伸感?

K.看书或近距离工作时,是否会出现视物模糊或聚焦不准确?

L.看书或近距离工作时,是否会"串行"?

M.看书或近距离工作时,是否不得不反复读同一行?

N.是否回避看书或近距离工作?

O.是否从视远变到视近或从视近转到视远聚焦困难?

(王小同　吕德钊)

<table>
<tr><td>第十章</td><td>休闲运动与旅游保健</td></tr>
</table>

随着物质生活水平的提高,人们对健康和长寿的愿景越来越强烈,单纯的养生已难以满足人们对高品质生活的追求。一种融休闲、旅游、保健为一体的休闲旅游应运而生,发展迅速,成为一种潜力巨大的朝阳旅游产业。

第一节　休闲运动概述

一、休闲运动的定义

休闲运动是指人们在余暇时间里,根据自身条件,积极自主,轻松愉快,毫无心理负担进行娱乐性健身活动。

二、休闲运动的目的

休闲运动的目的在于强身健体、愉悦身心,对养成积极的生活态度和主动的创造精神,调节人的生理状态和心理状态,促进自我发展、自我健康具有重要意义。

三、休闲运动的功能

休闲运动具有丰富生活的文化功能、愉悦身心的娱乐功能和完善自我的教育功能。

四、休闲运动的分类

(一)心理与智能健康休闲运动

心理健康休闲运动:参与这类活动的体力消耗较小,以安静的形式为主。在闲暇时间里,观看和欣赏各种体育比赛、阅读体育新闻和知识、听相声、养鱼、钓鱼与朋友散步谈心、全家公园游等,可以调节情绪,促进心理健康。

智能健康休闲运动:参与这类活动的体力消耗较小,脑力支出大,体现的是智慧与心理素质的竞争。下围棋、象棋等棋类活动,各种电子游艺活动,打台球,书画,集邮,参加智力竞赛和猜谜等,可提高智力,促进大脑健康。

身心健康休闲运动:篮球、足球、排球、网球、羽毛球、乒乓球、高尔夫球、保龄球等球类活动;也有户外的水上游乐、跑步、旅游、郊游、滑雪、登山、骑自行车、武术、气功等内容,有益身心健康。

(二)其他分类方式

按活动的组织方式分类:①个人、家庭、社会、集体、学校、单位;②按活动空间分类:室内、室外、水上、空中;③按有无器械分类:徒手、器械;④按竞争性质分类:竞赛性、非竞赛性;⑤按有无盈利分类:商业性、公益性。

五、老年人适宜的休闲运动与休闲行为

老年人大部分时间都是休闲的时光,因而老年人的休闲体育活动也变得愈发重要。

老年人参加休闲娱乐的主要动机就是为了寻求健康、愉悦身心和交友。其休闲娱乐活动的项目形式多样。城市老年人参加的休闲体育项目主要有以下一些类型(表10.1)。

表10.1　城市老年人喜爱的休闲运动项目

类别	项目
武术类	太极拳、太极剑、武术套路、木兰拳、木兰扇、木兰剑
行步登山类	散步、跑步、登山
健身舞蹈类	广场舞、排舞、基本体操、健身球操、交谊舞、腰鼓
健身路径类	各种健身路径活动
保健气功类	各类保健体操、导引养生功
球类运动	乒乓球、门球、台球、网球等
棋牌类	象棋、围棋、桥牌
其他类	钓鱼、游泳、旅游、结伴远足、蹬脚踏车

许多老年人在生命的后期依然保持高度的积极性,参加多种休闲活动,以极大的热情融入社会,在心理和生理上获得更大的满足。丰富多彩的休闲活动使其自身健康状况明显好转,精神更充沛,身体更健朗。休闲运动愉悦了身心,提高了生活质量。

从休闲的角度看,退休老年人有更大的休闲空间。他们有一定的财产积累,子女已长大,没有过重的生活负担。因此,老年人是最具休闲潜力的人群。

老年人的体育锻炼,多以群体锻炼为主。一些有共同喜好的人常常结伴或聚集在一起进行共同活动,久而久之,就形成一个相对固定的群体。他们成为朋友,彼此之间有更多的语言交流和情感交流,聊家常、聊生活、聊子女,生活变得丰富,情绪得到调节。

也有个别老年人在退休之后便闷在家中,与社会的接触逐渐减少,常常感到空虚、寂寞,伴有很深的失落感,因失落而消沉,甚至一病不起。引导这些人积极参加各种体育运动,结识更多的朋友,加强人际交往,增强情感交流,消除孤独感,调整心态,增强适应能力,保持心理健康,显得尤为重要。

第二节　低强度有氧运动保健

随着年龄不断增长,身体不断老化,以往的高强度运动已经不适合中老年人了,取而代之的是中低强度有氧运动。锻炼的强度太小,即吸氧量小于最大吸氧量的40%,则达不到增强全身耐力的效果,这也是"家务劳动和工作不能代替运动"的依据。高强度运动对老年人有一定的危险性。因此,在日常锻炼中采用低强度或中低强度,持续较长时间的锻炼的效果好。中低强度有氧运动,随着时间的延长,脂肪供能的比例增大,有一定的瘦身作用。

 一、老年人参加低强度有氧运动锻炼的益处

1.提高身体素质
老年人必须具备基本的身体素质,包括耐力、力量、柔韧、协调、平衡能力等。有了基本的身体素质,才能安全有效地适应日常生活和工作,应付可能发生的意外事故。中低强度有氧运动可有效提高身体素质。

2.改善心肺功能
中低强度有氧运动可以适量增加心脏负荷,使心脏毛细血管增多,心肌供氧改善,增加氧气的输送能力,促进血液循环,缓解心功能的衰退,成为冠心病康复的主要方法。还可增强肺脏功能,提高肺活量和摄氧量。

3.预防慢性病
中低强度有氧运动可增加骨密度,预防骨质疏松;可促进新陈代谢,降低胆固醇,预防高脂血症、肥胖,软化血管;调节情绪和延缓衰老等。

二、适合老年人的低强度运动形式

(一)低强度有氧耐力运动

1.慢跑

慢跑是锻炼人体心肺功能的最好方式,不仅可以有效促进身体各个系统的功能,还能锻炼人的意志。在开始慢跑时,最好先进行1个月的步行和跑步交替锻炼,待身体适应以后,再逐渐增加跑步时间。

2.椭圆机锻炼

椭圆机是健身房常见的心肺适能运动训练设备,运动型态类似越野滑雪的动作,它施加给腿部的压力比脚踏车的小,而且让上半身也得到锻炼。

3.骑自行车

骑自行车是有趣的锻炼方式,而且伤害关节的概率也很小。在室外30min的骑行锻炼不会感觉乏味,反而会觉得锻炼的时间过得好快。

4.游泳

游泳是一项很好的全身运动,可提高肺活量,好处多多。

5.水上有氧运动

如果在泳池里来回游显得有些重复枯燥,那就把有氧课程带到水上来,试试水上脚踏车。

可根据自身情况和兴趣,练习者可选择快走、骑行、爬山、爬楼梯、广场舞、五禽戏、八段锦、木球等。

(二)肌肉力量和耐力运动

65岁以上的老年人,由于四肢肌肉含量的减少,平衡能力和力量下降。适合健康老年人的肌肉力量和耐力锻炼有:在健身房采用抗阻训练器;在家可采用哑铃、沙袋和拉力器等,提高肌肉耐力和肌力。

抗阻力量训练是通过多次多组有节奏的负重练习达到改善肌群力量、耐力的运动方式。

1.平衡下蹲

两脚分开站立,脚尖朝前,膝盖不要过度前移,缓慢下蹲,用臀部发力站起。每天锻炼50~60次,注意下蹲和站起的姿势,注意腰部和膝盖不要额外受力。

2.转体下蹲

两腿分开站立,双臂伸直,手掌向下,上体保持挺胸姿势;然后下蹲(下蹲不便者可以在身下放一个椅子来防止摔跤)。下蹲(保持全脚踏地的姿势)的过程中,将左手向右转,同时上身略微向右转;还原时,手臂回到原位;再次下蹲时将右手向左转;如此重复10~15次。

3.靠墙下蹲

身体靠在墙上,在自己可以接受的位置下尽量下蹲。每次坚持20s左右,可以连续6~8次。该动作可以很好地锻炼大腿前侧的肌肉,保护膝盖。

上述三项运动主要是锻炼股四头肌、股二头肌的力量;第二个动作是在靠墙下蹲的基础上加上身体旋转,可提高动作难度,加强身体的稳定性。如需进一步提高难度,可双手持小哑铃进行锻炼。

4.扶椅(墙)踢腿

扶住椅子(墙),身体立直。大腿可以试着向侧面、后面、后侧面等方向踢出。注意保持身体直立,不要歪斜。每边腿可以做20~30次。

该运动可锻炼腿部肌肉,提高身体稳定性。

(三)柔韧协调运动

俗话说"筋长一寸,命长十年"。多数老年人身体僵硬,影响日常生活。增加关节活动度练习,如瑜伽、广场舞、排舞、广播操等,可通过上肢、下肢、肩、臀和躯干关节的屈伸、拉伸活动,提高关节的灵活性、韧带的柔韧性以及身体的协调性。中国传统运动太极拳具有动作舒展,柔和,有节律,动作与呼吸相配合,思想集中等特点,是一种适合老年人的锻炼方式,能调节老年人的神经系统功能和肢体灵活性。

1.猫弓腰式伸展

全程四肢着地,手与肩部垂直,膝关节与臀部垂直;为保护膝关节,可在膝关节下加垫毛巾等柔软防滑的物品。起始时背部保持平直,然后缓缓将背部向上拱起,臀部保持原有姿态,坚持此姿态10s;之后背部微微向下陷,坚持10s,使胸部得到扩展。按此方式上下伸展背部3~6次。

该运动可提高身体稳定性,增强脊柱活动能力。四肢着地的动作也能锻炼手臂和腿部肌肉。

2.拉伸腿部韧带

坐在椅子上,一脚踩地,膝关节成90°弯曲;另一腿前伸,脚尖向上勾起,手尽可能伸向勾起的脚尖;维持此姿势30~60s,然后换另一腿,重复动作。

该运动在于锻炼腿部韧带。保持腿部韧带的柔韧性可缓解膝关节和髋关节承受的压力。

(四)平衡能力训练

人到老年,平衡能力就会衰退,很容易出现跌倒、摔跤等情况,还会引起髋、腕和腰等部位的意外损伤。老年人要加强平衡能力训练,如左右手交替训练,用左手进行日常工作,有助于提高平衡能力。此外,生活、运动时要穿不易滑的运动鞋,避免跌倒。

1.站姿平衡运动

可以通过两种锻炼方法实现。

(1)单腿站立。

站在墙的旁边(防止摔倒),两腿分开站立,与髋部同宽,然后抬起一只脚,另一只腿弯曲,用腹部的肌肉来保持平衡,维持30s左右;再换另一只腿练习;重复15次以上。

(2)左右移重心。

先将重心移到左腿上,20s后再将重心移到右腿上,再过20s将重心重新移到左腿上,重心左右交替,重复15次以上。

该项运动主要是锻炼腿部股四头肌、股二头肌力量的同时,提高身体稳定性。

2.坐姿旋转

两手前平举或侧平举,慢慢上抬与肩水平时,转动上身,两手随之转动,上身先转向左,两眼注视左侧片刻,然后上身转向右,两手转向右,两眼注视右侧片刻,反复做10次。

3.左右手交替练习

凳脚高与膝齐平,上身下俯,先伸出左手触摸右足趾,然后恢复端坐姿势,然后再下俯,伸出右手触摸左足趾,反复做10次。

上述运动可增强脊柱的活动能力,提高身体的稳定性。

 ## 三、低强度有氧运动的强度和时间

(1)运动前热身:每次运动前要先热身。

(2)预测靶心率:靶心率以170-年龄为宜。

(3)自我感觉:自我感觉是掌握运动量和运动强度的重要指标。

(4)持续时间:老年人每次有氧运动时间一般不应少于20min,可长至1h左右。

(5)运动频率:根据个人体质情况而定,一般每周3~5次,次数太少难以达到锻炼目的。

四、有氧运动时如何保健

(1)运动方式应避免机械单一,如科学和规范地进行有氧耐力运动、肌肉力量训练、灵活性和协调性运动、平衡能力训练,可综合起来循序渐进、循环练习。

(2)老年人易健忘,记性差,简单动作会重复多次练习,提高动作的准确性,忌参加陌生、厌烦的运动项目。

（3）应合理安排运动项目，掌握适宜的运动量和运动强度，运动强度从低到中等逐渐增加；切莫逞强好胜。健身时注意人身安全。

（4）如锻炼中出现恶心、头晕、胸痛、肌肉疼痛、呼吸短促、脉搏加快、疲劳等现象，说明运动强度过大，应立刻休息或降低运动强度。如果锻炼后第二天的晨脉较以前增加5次/分以上，说明前一天的活动量偏大，应适当调整运动量。

（5）注意药物作用。倍他乐克或氨酰心安等药物有降血压、减慢心率的作用。此时，不能用心率来判断运动强度，可采用自觉运动强度分级表来判断，9～11级即感觉有点累，这个强度适于老年人健身运动。

（6）不经常活动的以及有慢性疾病的老年人，最好在运动前，到医院做一个全面检查，由医生判断有没有运动禁忌证，然后根据康复医师开具的有氧运动处方进行锻炼。

第三节　舞蹈类运动保健

舞蹈在给老年人带来健康、活力的同时，更丰富了他们的晚年生活。2006年春节联欢晚会上，唐山市俏夕舞蹈队演出的皮影舞《俏夕阳》受到海内外观众的一致好评。尤其难能可贵的是，12名演员的平均年龄为60岁，其中年龄最大的已经74岁。

一、舞蹈类运动保健的概念

舞蹈类运动是融音乐、舞蹈于一体的、展示人体健与美的运动项目，具有改善体质、增进健康、塑造体型、愉悦精神、陶冶情操等多重功效。根据年龄、性别、需求和爱好，选择交际舞、华尔兹、秧歌、广场舞、排舞等。

二、老年人参加舞蹈类运动的益处

1.有益身体健康

老年人学习舞蹈类运动对促进身体健康意义非凡。

（1）对肺活量的影响。肺是人体最重要的器官之一，肺活量的大小直接影响到脑部和全身各个器官的血液供应。肺活量大的人吸入的新鲜空气多，血液循环快，有健脑醒脑的作用。舞蹈练习运动强度中等，练习过程中与外界需要有大量的气体交换，可使中老年人的呼吸系统得到改善，增大肺活量。

（2）对消化系统的影响。老年人常有肠胃功能下降、食欲不振、消化不良等症状。舞蹈动作,如身体的拉伸、扭动、前俯后仰等,对腹腔器官有多方位的牵拉、按摩作用。可以调节肠胃蠕动和腺体的分泌功能,保持交感神经与副交感神经系统的功能协调,增进食欲、促进营养物质的吸收和利用。

(3)对神经系统的影响。舞蹈练习需要运用记忆力和大脑神经支配动作,可适度锻炼大脑,有利于防止老年性痴呆的发生。

(4)对心血管系统的影响。跳舞时心率加快,心肌收缩加大,心输出量增加,血流循环加快,呼吸加深加快,对心血管系统是很好的锻炼。舞蹈可改善心功能,降低血压,延缓动脉粥样硬化斑块的形成,增加心肌供氧。情绪对于心血管系统疾病有很大的影响,欢快的节奏、舒展的动作令人精神振奋,身心愉悦。

(5)预防骨质疏松。老年人骨代谢处于负平衡状态,肌肉萎缩,关节附近骨质增生,韧带弹性下降,关节活动度下降等。适度运动有益骨骼和肌肉健康。跳舞时全身参与运动,扭颈、转腰、转髋等关节拧转、肌肉拉伸的动作,可增加骨骼的血液循环,使骨骼营养良好,预防骨质疏松。

(6)对脊椎健康的影响。脊椎的骨质、椎间盘、韧带、肌肉产生病变,会压迫刺激脊髓、脊神经、自主神经等从而导致脊椎病。舞蹈在拉伸韧带的同时锻炼了肌肉,促进了血液淋巴循环,可预防脊椎病,有利于脊椎病的康复。

(7)对睡眠质量的影响。中老年人白天适度的运动有助于晚上安眠。一曲舞毕后,令人心情愉悦。舞蹈运动量适中,锻炼时有出汗,结束后虽感疲劳,但可较快消除,晚间容易入睡且睡眠质量高。

2.愉悦身心健康

舞蹈既能给观众带来优雅的视觉冲击,也给舞者本身带来健康与美丽。舞蹈通常有欢快、悠扬的音乐伴奏,活动节奏可急可缓、可紧可舒,时间可长可短。舞蹈是一种很好的交际活动,可以加强思想交流、增进发谊、结交新朋友。跳舞时精神放松、心情愉快,有益于身心健康,尤其适合老年人。

节奏欢快的舞蹈让人兴奋,充满力量。一曲结束,可让人忘却烦恼、振奋精神、愉悦身心。舞蹈不但愉悦自己,还愉悦别人,观众看到充满激情、青春活力的舞蹈后无形中也愉悦了观众的身心。

音乐可以用来陶冶情操、放松精神和愉悦心情。当你处于忧愁和悲伤时听着催人奋进的音乐,跳着欢快的舞蹈,很快就会将不快和烦恼抛到脑后。

3.丰富群众文化生活

生活物质水平的提高,使得追求美、追求健康、追求时尚、追求身心愉悦,逐渐成为人们的精神向往。伴随着网络、电视的普及,人民更喜欢喜闻乐见的文化生活,简单、自在、轻松是她们所追捧的。舞蹈逐渐成为一种雅俗共赏的艺术形式,越来越受到人们,尤其是老年人的喜爱,比如广场舞、排舞已经成为老年人喜闻乐见的健身方法。

4.传承中华传统文化

中国有56个民族,每个地方的民族舞蹈都特色鲜明,也具有典型的文化性、地域性,如浙江的采茶舞,四川的锅庄舞,内蒙古的蒙古舞,云南的傣族舞,东北的大秧歌等。许多老年人学习本地传统戏曲、舞蹈,既丰富了生活、陶冶了情操,又使本土文化得到更好的宣传和传承。

三、老年人舞蹈练习时如何保健

1.做好热身和放松

避免因突然运动而造成肌肉拉伤或关节损伤。如运动前活动一下膝关节、踝关节,扭扭腰,拍拍腿,做5~10min热身练习,以身体微微出汗为度。跳完舞后不要马上收工回家,须做一些舒缓活动来放松。如肌肉拉伸等,让全身肌肉松弛下来。避免肌肉痉挛的发生。

2.注意控制心率

若刚开始跳舞就感到气喘、出汗较多、肌肉酸痛、周身无力、食欲不振、睡眠失常等,均提示运动量过大,必须进行调整。在运动量的控制上,可对舞蹈结束后1min的脉搏次数进行测试,当运动后心率小于170-年龄的数值,表明运动量比较合理。

3.注意控制运动幅度

跳舞过程中,动作幅度不能过大,避免突然的大幅度扭颈、转腰、转髋、下腰等动作。许多舞蹈都要求腰部转动灵活,若协调不好或用力过猛,可引起腰部肌肉、韧带、筋膜等软组织损伤,导致局部肿胀、疼痛,皮肤出现青紫斑块,肌肉痉挛发硬,影响日常活动。一旦发生扭伤,应及时治疗,卧床休息。

4.合理安排运动时间

不少中老年朋友有清晨跳舞的习惯。经过一夜睡眠,清晨跳上一场舞,可活动全身筋骨,让人轻松一整天。需要注意的是运动前不妨先喝一杯开水。此时的一杯水,可迅速吸收,稀释黏稠血液,改善脏器代谢,促进血液循环,这样不但使皮肤看起来光亮,还可使精力倍增。

不要进食后马上跳舞。进食后消化器官血液循环会加快以帮助消化食物。此时立即跳舞,大量血液将改道流向运动器官从而对食物消化吸收不利。一般来说,饭后休息40min左右,开始跳舞,较为适宜。

不吃饭就跳广场舞,容易出现低血糖反应;晚上跳到很晚也不可取,影响自身睡眠,还影响周边居民的休息;在拥挤的广场上跳舞,对身体也有害。

第四节　旅游疗养保健

"世界那么大,我想去看看",这不仅仅是年轻人的诉求,也是越来越多老年人的心愿。

旅游,不仅能使人在美好的大自然中开阔心胸,陶冶情操,而且能增长知识,强身健体。

随着人们经济条件和生活质量的提高,保健养生显得更加重要,旅游无疑是一种有效方法。

一、疗养学的概念

疗养学是为增强体质、防治疾病、促进康复而研究利用自然界具有医疗作用的物理化学因子(即自然疗养因子)防治疾病的学科。对象为慢性病、老年病、病后或手术后恢复期患者及健康人,使慢性病有不同程度的好转;促进病后或手术后恢复;使健康人消除疲劳。

自20世纪中叶起,在城市日益现代化的同时,发达国家的人们首先体验到现代化城市存在着有损于健康的多种因素。为了减轻这些不利因素的影响,生活在城镇的人们千方百计地争取多接触大自然,回归大自然,到野外去,到森林去,到海滨去,到山区去,这成为时尚。

自然因子是综合性的生态因子,是人类进化所必需的,是维持健康的基础。人类对阳光和阳光中的紫外线,对清新的空气和空气中的氧和负离子,对淡水、海水和矿泉水,对森林等与健康的关系有了更深的科学认识。它们是生命之源,保健之本。近年,世界各地兴起的自然疗法,开展气候疗法、日光浴、海水浴、沙浴等,取得了良好的效果。

二、老年人参加旅游疗养保健的益处

在身体条件和经济条件许可的情况下,老年人可以享受旅游带来的快乐。游玩在世界各地的山水,饱览名胜古迹,了解风土人情,为生活增添新的乐趣,促进身心健康。

1.增长见识,开阔眼界

俗话说"读万卷书不如行万里路"。老年人在旅游的过程中,可以领略到祖国的大好河山,各地的风俗民情。可以通过自己的感知、认知,真真切切地感受到美丽的风景,了解各地各民族的历史、风土人情、文化艺术、饮食习惯等。不再局限于居住地的小环境中,增长见识,开阔眼界。

2.放松心情,亲近自然

旅游可以陶冶情操,放松心情。旅游胜地风景秀美,绿水青山,鸟语花香,不仅可以一览大好河山的壮丽景色,还能令人胸怀开阔,心旷神怡,陶冶情操。此外,老年人一旦离家出游,把大事小事、烦心事、家务事都抛在身后,无事一身轻。赏景的心情与居家过日子截然不同,精神的放松,心态的放松,有益于身心健康。

3.缓解孤独,排解寂寞

老年人最怕与社会隔离,平时在家里感到孤单寂寞。他们渴望融入社会,接触社会。通过旅游可以接触外面的世界,走出了狭窄单调的生活,结识新朋友。同时与家人和亲朋好友结伴旅游,既可互相照应,又相互交流感情,增进友谊,有利于消除其孤独感。

4.锻炼身体,有益身心

旅游可锻炼体魄,增进健康。长线旅行是一项消耗较大的运动,无论是坐车、行走,还是爬山、逛景点,都比一般的健身运动消耗体能。游览之时,精神振奋,烦恼郁闷烟消云散,休息之时肌肉由紧张转为松弛,睡眠好,吃饭香,对身体健康有很好的促进作用。在游览过程中,还能受到阳光的沐浴,从而增强体质,健康长寿。

三、老年人外出旅游时如何保健

1.行前检查

(1)行前体检:有冠心病、糖尿病、高血压等老年基础病的老年人在旅行前要对自己的身体进行一次全面的检查,在医生许可后再出行。老年人可随身携带个人资料卡,如简单的病史介绍及家人联系电话等,若途中不幸出现病情,可减少诊断时间。

(2)线路选择:旅游前应根据自己的年龄和体力合理选择旅游的地点、项目和日程,不要勉强。可以根据自己的喜好及条件,选择合适的线路,同时注意量力而行,不宜选择过分消耗体力的登高、爬山或远途旅游。

(3)个人物品:有慢性病的老年人出门不可中断原有疾病的治疗,要备好应急药物。

出行前了解旅游地的天气和气温,老年人体温调节功能较差,易受凉感冒,所以衣服要带得够用,以便随时增减,同时还需选择一双柔软合脚的鞋。

2.行中舒适

行程舒适:旅游意味着要打破平日的生活习惯,早睡早起甚至没有午睡。如果旅游行程安排过于紧密、紧张,就明显不适合老年人。

入住舒适:老年人易疲劳且不易恢复,旅游中要有充足的休息和睡眠。住宿条件不求豪华,卫生、舒适、安静即可。睡前用热水浸泡并按摩双脚,以舒缓肌肉,减轻疲劳。

劳逸结合:时间一般以1周为宜,而且每天确保8h左右睡眠,避免过度疲劳。

3.行后安全

(1)饮食合理:旅游时体力消耗较平时大,充足的食品必不可少,选择便于携带、营养丰富、新鲜卫生的食品,多吃水果。注意不要吃生冷食品和不清洁的食品。

(2)注意安全:老年人的平衡能力差,易摔跌,旅游时不要拥挤,不要攀爬陡峭山岩以防发生意外事故。贵重物品随身携带,不要将行李随便放或轻易交给别人保管。

(3)减少购物:老年人旅行时最好减少购物,从而减轻旅途负担和减少被骗的机会,同时购买旅行意外险以防万一。

四、养生旅游新模式

随着经济的发展,老龄化日益严重,亚健康人群日益增多。受全球整体健康理念的影响,人们越来越重视健康养生。在解决温饱后,健康养生受到了人们的大力追捧,目前已经日益流行和发展起来。健康养生和旅游活动相结合成为一种全新的业态形式,养生资源与旅游活动有机融合、渗透,多方位促进了人们的身心健康,逐渐被各方面重视。

(一)中国文化养生旅游——养生历史悠久

从老子《道德经》到《庄子·内篇》,从《周易》到《吕氏春秋》,从《黄帝内经》到《千金要方》,从《神农本草经》到《茶经》,我们的祖先从未停止过对健康和长寿的探索与追求。五千年来中华养生文化与时俱进不断发展,兼容并蓄,博大精深,形成了较为完整的养生文化体系。以特有的中医药养生观、中华茶文化和太极文化为核心思想,传承中国古老的养生文化内涵,以茶保健、温泉疗养、有机国药调理等为主要养生手段,结合养生旅游目的地建设,最终达到养身养心、天人合一的全方位疗养目的。

(二)日本温泉养生——重视医疗效果

日本很多温泉不仅能解除人体疲劳,也有显著的疗效。因医疗效果显著而出名的有:草津温泉,别名"药出汤";佐渡温泉,明眼护目的明眼汤;月冈泉,驻颜美容的美人魔法汤。而且日本对温泉的定义和分类,以对人体有健康作用的矿物质含量等为依据。

（三）泰国养生疗程——美体养生

泰式美体养生，倡导身、心、灵三位一体，以泰式药浴为主导，是以独特的泰式药草蒸汽浴配合精油按摩。泰式药草蒸汽浴，将古老欧式水源SPA哲学配以泰式传统技巧按摩，是一种由内而外的肌肤健康美容疗法。泰国的养生哲理是东西方养生理念的融合，泰国美体养生项目以人体为中心，由内向外，由心灵静修、生活瑜伽、艺术排毒、健身方案定制等模块组成。以泰式按摩、全身药裹、足底按摩等传统项目为主体，为游客提供量身定做的健康生活方式私人咨询，创造健康体魄和安乐生活的方式。

（四）法国田园养生——酒庄养生旅游

法国的酒庄文化，使葡萄酒成为传承法国辉煌历史的重要角色。法国酒庄文化将宗教、艺术和大自然融合在一体，展现着法兰西优雅的文化底蕴。酒庄养生旅游是以乡村、庄园为载体，围绕酒文化展示、水果采摘、造酒体验、品酒中心、购物中心，逐渐向旅游、文创产业、养生美容业与旅游业等多领域渗透，打造相关产业链。旅游产品所形成的文化氛围，能够吸引游客前来游览、休闲、劳作、体验、参与、放松精神。

（五）瑞士康复疗养模式——抗衰老养生

抗衰老养生作为21世纪最重要的保健医疗新模式，能提供早期发现、预防、治疗或者逆转衰老相关的功能异常的疗法。瑞士引入星级酒店标准的个性化服务，把医院、疗养、保健和度假四者结合到一起，瑞士推出的健康管理模式以专业的健康维护计划，实现"健康保障"和"健康管理"的完美结合。将健康管理模式引入到养生休闲旅游开发之中，在一些景区或旅游地，利用网络帮助游客完成寻名医、挂号及病后康复等一系列整体健康管理，即"IT+健康+旅游"的新模式。

（六）韩国"造美"旅游模式——美容养生

韩国的美容养生旅游吸收了东西方文化之精华，形成了一套完整的以全身健康为中心的服务产品体系，包括整形美容手术、全身肌肤管理、美体营养餐配置以及零售店模式开发、食品搭配和饮料选择等。专业的皮肤管理中心均设有专门的诊疗阵容，针对个人皮肤进行明确的诊断后，进行专门化的集中治疗管理，专业化和完成度较高。韩国有很多城市都设有"整容一条街"，作为一个著名整容大国，韩国启动了为"外国整容游客"联系美容外科医院的工作，率先设立整容美容支援中心，积极扩大医疗旅游市场。

应该提醒大家，在国外保健消费，要提高防范意识，注意安全，防止上当受骗。

（卢晓文）

第十一章

健康生活方式

健康权是人权的重要内容。健康是生命体实现生存和发展的重要状态。保持健康的重要手段就是坚持健康的生活方式;实现全民健康就需要倡导全民健康生活方式。

健康生活方式是指有益于健康的习惯化的行为方式。健康生活方式管理核心是养成良好的生活习惯。2007年9月1日,原国家卫生部疾病预防控制局、全国爱卫会办公室和中国疾病预防控制中心共同发起了以"和谐我生活,健康中国人"为主题的全民健康生活方式行动,并发布了全民健康生活方式行动倡议书。之后,每年的9月1日定为我国的"全民健康生活方式行动日"。倡导"日行一万步、吃动两平衡、健康一辈子"的健康生活方式,坚持开展控烟、控盐、控油、控制体重、提倡适量运动等活动。健康生活方式具体表现为合理膳食、适量运动、控烟限酒和保持心理平衡。不健康的生活方式是多种疾病发生和流行的重要因素,如吸烟、缺乏运动等与心脑血管疾病和肥胖等的发生密切相关;而健康的生活方式可以预防慢性病。改变不良生活方式可以有效降低慢性病的发病率,延缓慢性病发生发展,是提高国民健康水平的重要措施。加强多部门联合,制订和创造有利于健康的政策和环境,倡导健康生活方式,推进全民健康生活方式行动,使居民能较好地接受健康生活方式的行为理念,提高认识,自觉实践,自觉改变不良行为习惯,有效防控慢性病。

第一节　烟酒习惯干预

吸烟和饮酒是严重影响老年人健康的不良行为,作为与慢性病密切相关的行为危险因素,引起全球重视。

一、控烟行动

(一)烟草的危害

烟草烟雾中含有多种已知的致癌物,有充分证据表明吸烟可以导致多种恶性肿瘤,导致呼吸系统和心脑血管系统等疾病。根据WHO报告,每3个吸烟者中就有1个死于吸烟相关疾病,吸烟者的平均寿命比非吸烟者缩短10年。烟草对健康的危害已成为当今世界最严重的公共卫生问题之一。为此,WHO制订了第一部国际公共卫生条约《烟草控制框架公约》。我国2003年签署《烟草控制框架公约》,2005年经全国人民代表大会批准,2006年1月正式生效。我国现有吸烟者逾3亿,城市、农村居民的吸烟率分别为25.1%和31.5%,农村吸烟率显著高于城市。每年因吸烟相关疾病所致的死亡人数超过100万,因二手烟暴露导致的死亡人数超过10万。迫切需要加强对烟草危害的防控。

(二)控烟行动目标

到2022年和2030年,15岁以上人群吸烟率分别低于24.5%和20%;全面无烟法规保护的人口比例分别达到30%及以上和80%及以上;把各级党政机关建设成无烟机关,逐步在全国范围内实现室内公共场所、室内工作场所和公共交通工具全面禁烟;将违反有关法律法规向未成年人出售烟草的商家、发布烟草广告的企业和商家,纳入社会诚信体系"黑名单",依法依规实施联合惩戒。

(三)戒烟指导

提倡不吸烟,吸烟者要戒烟,越早越好;创建无烟家庭,保护家人免受二手烟危害;领导干部、医师和教师发挥引领作用;鼓励企业、单位营造无烟工作环境。

1.充分了解吸烟和二手烟暴露的严重危害

不吸烟者不尝试吸烟。吸烟者尽早尽可能戒烟,药物治疗和尼古丁替代疗法可以提高长期戒烟率。不在禁止吸烟场所吸烟。

2.创建无烟家庭

劝导家庭成员不吸烟或不主动戒烟,教育未成年人不吸烟,让家人免受二手烟危害。

3.在禁止吸烟场所劝阻他人吸烟

依法投诉举报在禁止吸烟场所的吸烟行为,支持维护无烟环境。

4.戒烟措施

·对有意愿戒烟者,可采用5A技能。

(1)询问ask。询问烟草使用情况,并做好记录,了解其健康情况。

(2)建议advice。建议吸烟者戒烟。

（3）评估 assess。评估戒烟者的戒烟意愿。

（4）帮助 assist。帮助制订戒烟计划和解决常见问题。

（5）随访 arrange。戒烟开始时就要安排随访。

·对没有有意愿戒烟者，可采用5R技能。

（1）相关 relevance。帮助吸烟者懂得戒烟与个人及家人健康息息相关。

（2）风险 risk。让吸烟者懂得吸烟对自己健康和他人健康的影响。

（3）益处 rewards。让戒烟者了解戒烟的好处。

（4）障碍 roadblock。了解戒烟过程中的困难和挫折，告知其如何应对。

（5）重复 repetition。重复干预，使其真正戒烟，并防止复吸。

（四）无烟环境与无烟文化

（1）提倡无烟文化，提高社会文明程度。积极利用世界无烟日、世界心脏日、国际肺癌日等卫生健康主题日开展控烟宣传；倡导无烟婚礼、无烟家庭。

（2）关注青少年的吸烟问题，为青少年营造远离烟草的环境。将烟草危害和二手烟危害等控烟相关知识纳入中小学生健康教育课程。不向未成年人售烟。加强无烟学校建设。

（3）鼓励企业、单位出台室内全面无烟规定，为员工营造无烟工作环境。

（4）充分发挥居（村）委会的作用，协助控烟政策在辖区内得到落实。

（5）鼓励志愿服务组织、其他社会组织和个人通过各种形式参与和支持控烟工作。

（五）政府的主导作用

充分发挥政府的主导作用。逐步提高全面无烟法规覆盖人口比例，在全国范围内实现室内公共场所、室内工作场所和公共交通工具全面禁烟。积极推进无烟环境建设，强化公共场所控烟监督执法。研究推进采取税收、价格调节等综合手段，提高控烟成效。深入开展健康宣教工作。加大控烟宣传教育力度，进一步加强卷烟包装标识管理，完善烟草危害警示内容和形式，提高健康危害警示效果，提高公众对烟草危害健康的认知程度。制订完善相关技术标准并监督执行。限制影视作品中的吸烟镜头。逐步建立和完善戒烟服务体系，将询问患者吸烟史纳入到日常的门诊问诊中，推广简短戒烟干预服务和烟草依赖疾病诊治。加强对戒烟服务的宣传和推广，使更多吸烟者了解到其在戒烟过程中能获得的帮助。创建无烟医院，推进医院全面禁烟等。

 二、饮酒习惯干预

酒精消耗是全球疾病负担的第三大危险因素，全球每年因饮酒导致的死亡人数高达330万，占所有死亡总数的5.9%。饮酒是老年人生活中的普遍现象，应采取措施,控制饮酒。

（一）饮酒对健康的影响

2018年WHO认为饮酒损害健康。过量饮酒,尤其是有害饮酒对健康影响更大。饮酒的益处与其不良后果相比,得不偿失。

（1）饮酒与老年人患2型糖尿病的风险密切相关。酗酒会增加2型糖尿病患病风险,因为酗酒会导致体量增加,血糖和血压水平升高。饮酒不仅对糖尿病本身有影响,同时也对糖尿病并发症的发生有一定的影响。

（2）饮酒量与冠心病的关系相对复杂。甘油三酯是冠心病的独立危险因素。对高甘油三酯患者而言,即使少量饮酒,也可导致甘油三酯水平升高。过量饮酒可增加高血压、心房颤动的发病率。也有报道,适量饮酒可减少冠心病的风险,其机制可能同升高高密度脂蛋白胆固醇、血清脂联素水平和降低血清C-反应蛋白、纤维蛋白原水平等有关。

（3）饮酒是高血压的一个重要危险因素。经常大量饮酒会增加患高血压的风险。酗酒者高血压的患病率比戒酒者或少量饮酒者高2倍。限制饮酒能使血压下降。

（4）饮酒影响消化道功能。酒精可直接刺激胃黏膜,一次大量饮酒可引起急性胃炎;长期饮酒也会发生慢性胃炎、胃及十二指肠溃疡;已有溃疡病者,还易发生出血。饮酒可直接损害肝细胞,导致脂肪肝,甚至酒精性肝硬化。

（5）长期饮酒或一次大量饮酒会对神经系统产生毒性作用,导致神经和精神系统疾病。

（6）慢性酗酒是骨密度疏松和骨质疏松性骨折的危险因素。

（7）长期饮酒者可以出现酒精依赖。酒精依赖是一种精神障碍。酒精是一种成瘾性物质。在我国喝酒的人群中,约有10%的男性、5%的女性是酒精依赖者。由于酒精依赖发生率上升,劳动力丧失、离婚、犯罪等问题也同步上升。

（二）饮酒的程度

1.饮酒者自评的问卷

该问卷共有12个问题,如果有3个问题回答"是",那么就应引起警惕;若有4个以上回答"是",那问题就比较严重,就应该采取措施了。这些问题是:

（1）在社交场合饮酒时,你是否会主动要求给你的杯子里加酒?（是,否）

（2）如果情况允许,你是否愿意自己多喝一点,而让他人少喝一点?（是,否）

（3）当你独处时,是否喜欢偶尔喝上几杯?（是,否）

（4）在你的经历中,有没有因喝酒而导致与亲友争吵或招声誉不好被轻视?（是,否）

(5)你是否在每天的特定时间(如刚下班时、睡觉以前)都要喝点酒?(是,否)

(6)当你感到烦恼或遇到难处时,是否会自然而然地"举杯浇愁"?(是,否)

(7)当别人问你喝了多少酒时,你会不会不说实话?(是,否)

(8)假如你停止喝酒,是否会觉得身上没劲、不自在或心里不踏实?(是,否)

(9)你有没有因喝酒而耽误工作、生活或其他重要事情?(是,否)

(10)你是不是不饮酒就睡不着,早上一起床就想喝酒?(是,否)

(11)你有没有将前一天晚上喝酒后的事情全部遗忘的经历?(是,否)

(12)你是否有因消除恐惧、增加自信和回避不安而饮酒?(是,否)

饮酒者对照自身情况,如果发现情况可疑,今后应控制饮酒量;如发现亲友有类似情况,也应尽力劝说,以免问题越来越严重。

2.饮酒程度的界定

适量饮酒为日均酒精摄入量不超过推荐量(男性为25g,女性为15g);过量饮酒指超过推荐量;有害饮酒指男性超过61g,女性超过41g。饮酒是指过去1年内每周饮酒≥1次者。偶尔饮酒指每周饮酒频率分为<3次;经常饮酒为3~7次;每天饮酒≥7次。根据饮酒种类分为白酒、啤酒、红酒和混合酒。依据不同酒类酒精度(高度白酒52%、低度白酒38%、啤酒4%、红酒10%)计算酒精量。

(三)饮酒习惯

我国成年人饮酒率为30.5%,其中男性为53.8%,女性为12.2%;过量饮酒率:男性14.0%,女性为1.1%;有害饮酒率为7.1%。每天饮酒率:男性为25.7%,女性为10.9%。男性饮酒类型主要为混合酒,女性为啤酒。我国成年居民饮酒率、过量饮酒率、有害饮酒率和每天饮酒率均较高。

据调查,云南省老年人的饮酒率28.9%,超过1/3几乎每天饮酒1次,以啤酒等低度酒为主,原因可能为啤酒便宜。74岁及以下的老年人、男性、再婚、干部、大学学历及以上、月收入2000元以上、吸烟者的饮酒率较高。他们是开展社区限酒活动的重点人群。由于慢性病患病率增加,高龄老年人被迫戒酒,饮酒率降低。吸烟与饮酒呈伴随现象,互相促进,对健康的损害更大,提示在开展禁烟宣传的同时也应开展限酒宣传。

(四)干预教育的实施

1.从思想上认识到戒酒的重要性

可以通过影视、广播、图片、实物、讨论等多种方式,让嗜酒者端正对酒的态度,正确认识饮酒的危害,从思想上认识到戒酒的必要性。

2.开展有针对性的健康教育

根据饮酒者的具体情况,区别对待。保健专业人员的干预法应是因人而异,讨论饮酒的危害,劝说限酒。简短的干预,包括几分钟的非正式的忠告和讲解饮酒危害。主要目标是那些尚未达到饮酒不良后果的,但也没有打算限酒的对象。目的是说服那些饮酒已损害健康的人,鼓励他们主动减少饮酒量或戒酒。

3.戒酒方法

(1)逐渐减量法。要制订戒酒计划,不急于求成。戒酒是个较长的过程,不可能一蹴而就。逐渐减少饮酒量和饮酒次数,可以从一天三顿酒到两顿然后到一顿,最后隔几天才饮一次酒。饮白酒者应把高度白酒改为低度白酒或葡萄酒等,以帮助平稳过渡。长期嗜酒的人不能突然停止饮酒。突然停止饮酒可能会出现"戒酒综合征",表现为震颤、激动、失眠、心慌和不思饮食等;严重时可出现幻觉、妄想及癫痫发作等,应及时就医。

(2)在医生的指导下借助药物戒酒。饮酒是一种成瘾行为,需要相当努力才能纠正。有时需要借助药物的帮助,以提高戒酒的成功率。试用厌恶疗法,在医疗机构,遵医生处方,皮下注射阿朴吗啡,然后闻酒味,快呕吐时,给酒一杯,如此每日或隔日一次,约10~30次即可形成呕吐条件反射,对酒产生厌恶感,达到戒酒目的。老年人慎用此法。

(3)家庭成员支持戒酒。戒酒不容易,家人一定要给予帮助、关怀与鼓励,使其充满信心,最终成功戒掉酒瘾。具体做法:帮助酒精成瘾者了解酒精危害,提高认识,自觉戒酒,定时限量饮酒,使其循序渐进地戒除酒瘾。同时,创造良好的家庭气氛,用亲情、温情来减轻戒酒时的不适。通过健康宣传教育,减少家庭饮酒人数。此外,酒精成瘾者要减少应酬活动,即尽量减少饮酒机会。抵制不健康饮酒文化是控制过量饮酒的重要措施。

(4)日常饮食帮助戒酒。要多吃清淡的食物,如蔬菜、水果,少吃油腻的肉食;多吃富含维生素和蛋白质的食物,如胡萝卜、芹菜、茄子、番茄、小米粥及豆制品等。根据自己的喜好选择食物,使其心理有种满足感,有利于戒酒。

（五）干预教育的实效

(1)干预的重点是改变酗酒者的动机。

(2)口头或书面的忠告应清晰明了,简单易懂。饮酒损害健康的忠告,可帮助饮酒者认识饮酒危险性。

(3)干预的目的在于减少饮酒量。

(4)戒酒者若从意识上下定决心,从行动上循序渐进,坚持不懈,定能收到良好效果。

第二节 饮食习惯干预

良好合理的健康饮食习惯是保健的保证,而不良的饮食习惯则会损害健康。

 一、合理膳食习惯

(一)合理膳食是健康的基础

近年来,我国居民营养健康状况明显改善,但营养不足与过剩以及营养相关疾病多发等问题仍不容乐观。我国居民人均每日食盐摄入量为10.5g(WHO推荐为5g)。人均每日食用油摄入量42.1g,脂肪提供能量比例达到32.9%(《中国居民膳食指南》推荐标准为25~30g;推荐值上限为30.0%)。我国人均每日添加糖(主要为蔗糖)摄入量约30g(WHO推荐不超过25g)。我国成年人营养不良率为6%,孕妇、儿童及老年人群贫血率较高,钙、铁、维生素A、维生素D等缺乏,膳食纤维摄入明显不足。

高盐、高糖及高脂等不健康饮食是引起肥胖、糖尿病、心脑血管疾病和肿瘤的危险因素。饮食因素导致的疾病负担占到15.9%,已成为影响人群健康的重要危险因素。2012年全国18岁及以上成年人超重率为30.1%,肥胖率为11.9%;与2002年相比分别增长了32.0%和67.6%。

(二)合理膳食行动目标

到2022年和2030年,成年人肥胖增长率持续减缓;居民营养健康知识知晓率分别在2019年基础上提高10%和在2022年基础上提高10%;贫血率分别低于12%和10%,合格碘盐覆盖率均达到90%及以上;成年人脂肪供能比下降到32%和30%;每1万人配备1名营养指导员;实施农村义务教育学生营养改善计划和贫困地区儿童营养改善项目;实施以食品安全为基础的营养健康标准,推进营养标准体系建设。

提倡每日人均食盐摄入量不高于5g,添加糖摄入量不高于25g,食用油摄入量为25~30g,蔬菜和水果摄入量不低于500g(其中深色蔬菜应占1/2,新鲜水果200~350g,不能用果汁代替鲜果),摄入食物种类不少于12种;每周不少于25种。BMI控制在18.5~24kg/㎡;成年人男性腰围小于85cm,女性小于80cm。

(三)养成合理膳食习惯

(1)学习中国居民膳食科学知识,使用其平衡膳食宝塔、平衡膳食餐盘等支持性工具,根据个人特点合理搭配食物,包括谷薯类、蔬菜、水果类、畜禽鱼蛋奶类、大豆坚果类等。不能生吃的食材要做熟后食用;生吃的蔬菜水果等食品要洗净。生、熟食品要分开存放和加工。日常用餐时宜细嚼慢咽,保持心情平和,食不过量;但要注意避免因过度节食影响必要营养素的摄入。少吃肥肉、烟熏和腌制肉制品,少吃高盐和油炸食品,控制添加糖的摄入量。足量饮水,成年人一般每天饮用7~8杯(1500~1700mL);提倡饮用白开水或茶水,少喝含糖饮料;未成年人、孕妇及哺乳期妇女不饮酒。

(2)超重($24kg/m^2 \leqslant BMI < 28kg/m^2$)和肥胖($BMI \geqslant 28kg/m^2$)的成年人群。减少能量摄入,增加新鲜蔬菜和水果在膳食中的比重,适当选择富含优质蛋白质,如瘦肉、鱼、蛋白质和豆类的食物。避免吃油腻食物和油炸食品,少吃零食和甜食,不喝或少喝含糖饮料。规律进食,既不漏餐,也不暴饮暴食。

(3)贫血、消瘦等营养不良人群。建议在合理膳食的基础上,适当增加瘦肉类、奶蛋类和大豆及豆制品的摄入,保持膳食多样性,满足身体对蛋白质、钙、铁、维生素A、维生素D、维生素B_{12}、叶酸等营养素的需求;增加含铁食物的摄入量或在医生指导下补充铁剂。

(4)家庭。提倡按需购买食物,合理储存;选择新鲜、卫生、当季的食物,采取适宜的烹调方式;按需备餐;学会看食品标签;在外点餐因人确定数量,集体用餐时采取分餐、简餐或自助餐;倡导在家吃饭,与家人一起分享食物,享受亲情。发扬我国优良饮食文化。

二、全社会共同参与合理膳食的推广

(一)推动营养健康科普宣教活动常态化

鼓励全社会共同参与全民营养周、"三减三健"(减盐、减油、减糖,健康口腔、健康体重、健康骨骼)等宣教活动。推广使用健康"小三件"(限量盐勺、限量油壶和健康腰围尺),提高其普及率,鼓励专业行业组织指导家庭正确使用。尽快研究制订我国儿童添加蔗糖摄入的限量指导。鼓励消费者减少蔗糖摄入量,尤其是高糖摄入人群应减少食用含蔗糖饮料和甜食。科学减少加工食品中的蔗糖含量,倡导食品生产经营者在食品安全标准允许范围内使用的天然甜味物质和甜味剂取代蔗糖。

(二)提高居民营养标签知晓率

指导消费者正确认读营养标签,提高居民营养标签知晓率。

(三)合理用盐

鼓励生产、销售低钠盐,在专家指导下推广使用。做好低钠盐慎用人群(高温作业者、重体力劳动强度工作者)和不适宜高钾摄入人群(肾功能障碍者)提示预警。引导企业在食盐、食用油生产销售中配套用量控制措施,如在盐袋中赠送2g

量勺;生产限量油壶和带刻度油壶等,鼓励有条件的地方先试。鼓励商店(超市)开设低脂、低盐、低糖食品专柜。

(四)鼓励食堂和餐厅配备专兼职营养师

定期对管理和从业人员开展营养、平衡膳食和食品安全相关的技能培训、考核;提前在显著位置公布食谱,标注分量和营养素含量并简要描述营养成分;鼓励为不同营养状况的人群推荐相应食谱。

(五)制订实施集体供餐单位营养操作规范,开展示范健康食堂和健康餐厅创建活动

鼓励餐饮业、集体食堂向消费者提供营养标识。鼓励发布适合不同年龄、不同地域人群的平衡膳食指导和食谱。鼓励发展传统食养服务,推进传统食养产品的研发以及产业升级换代。

三、政府倡导合理膳食

(一)营养和膳食指导

全面推动实施《国民营养计划(2017—2030年)》,因地制宜开展营养和膳食指导。实施贫困地区重点人群营养干预,将营养干预纳入健康扶贫工作。

(二)推动营养立法和政策研究

研究制订实施营养师制度,在幼儿园、学校、养老机构、医院等集体供餐单位配备营养师,在社区配备营养指导员。强化临床营养工作,不断规范营养筛查、评估和治疗。

(三)完善食品安全标准体系

制订以食品安全为基础的营养健康标准,推进食品营养标准体系建设。发展营养导向型农业和食品加工业。政府要加快研究制订标准来限制高糖食品的生产销售。加大宣传力度,推动低糖或无糖食品的生产与消费。实施食品安全检验检测能力达标工程,加强食品安全抽检和风险监测工作。

(四)加快修订预包装食品营养标签通则

增加蔗糖等强制标识,鼓励食品企业生产"低糖"或"无糖"产品。加强《预包装食品标签通则》的落实和监管。积极推动在食品包装上使用"包装正面标识",帮助消费者快速选择健康食品。研究推进制订特殊人群集体用餐营养操作规范,探索试点在餐饮食品中增加"糖"的标识。研究完善油、盐、糖的包装标准,在外包装上标示建议每人每日食用合理量的有关信息。

（五）合理膳食行动的测评指标

（1）成年人肥胖增长率（%）。体重指数≥28kg/㎡为肥胖。成年人肥胖增长率是指18岁及以上居民肥胖率的年均增长速度。

（2）居民营养健康知识知晓率（%）。居民营养健康知识知晓率=具备基本营养健康知识的人数/监测人群总人数×100%。

（3）人均每日食盐摄入量（g）。倡导≤5g/d。

（4）成年人人均每日食用油摄入量（g）。倡导≤25~30g/d。

（5）人均每日添加糖摄入量（g）。倡导≤25g/d。人均每日添加糖摄入量=监测人群的每日添加糖总消耗量/监测人群总人数。

（6）蔬菜和水果每日摄入量（g）。倡导≥500g/d。

（7）每日摄入食物种类（种）。倡导≥12种/d。

（8）成年人维持健康体重。倡导18.5≤BMI＜24。

（9）每万人营养指导员，预期达到1人。营养指导员是指可以为居民提供合理膳食、均衡营养指导的人员。

（俎德玲）

　　慢性非传染性疾病,简称慢性病,是一类病因复杂,起病隐匿,病程长,病情迁延,不会传染的疾病。慢性病主要包括心脑血管疾病、癌症、慢性呼吸系统疾病、糖尿病和口腔疾病,以及精神疾病等。全球慢性病防控形势严峻,2012 年由慢性病导致死亡的占全球总死亡的 68%。慢性病严重威胁我国人民健康,成为影响我国经济社会发展的重大公共卫生问题。脑血管病、恶性肿瘤等慢性病成为主要死因,占全国总死亡的 86.6%,占总疾病负担近 70%。慢性病的发生和流行与经济、社会、人口、行为方式、环境等因素密切相关。只有广泛宣传、普及健康知识,践行健康生活方式,合理膳食,科学锻炼,戒烟限酒,保持心理平衡,规范慢性病防治管理,才能有效防治慢性病。

第一节　心脑血管疾病防治管理

　　心脑血管疾病具有高患病率、高致残率、高复发率和高死亡率的特点,给个人、家庭和社会带来了沉重负担。全国现有高血压患者 2.7 亿,脑卒中患者 1300 万,冠心病患者 1100 万。高血压、血脂异常、糖尿病,以及肥胖、吸烟、缺乏体力活动和不健康饮食习惯等是其主要的且可以干预的危险因素。中国 18 岁及以上居民高血压患病率为 25.2%,血脂异常达到 40.4%,并呈现上升趋势。干预这些危险因素,不仅能够预防心脑血管疾病,而且能够预防其复发。1998 年,我国把每年的 10 月 8 日定为"全国高血压日",以期引起人们对防治高血压的重视。

◐ 一、心脑血管疾病防治管理目标

　　到 2022 年和 2030 年,全国心脑血管疾病死亡率分别为≤209.7/10 万和 190.7/10 万;30 岁及以上居民高血压知晓率分别不低于 55% 和 65%;高血压患者规范管理

率分别不低于60%和70%；高血压治疗率、控制率持续提高；35岁及以上居民年度血脂检测率不低于27%和35%；鼓励开展群众性应急救护培训，取得培训证书的人员分别提高到1%及以上和3%及以上。提倡居民定期健康体检。

 ## 二、心脑血管疾病防治的个人管理

1.知晓个人血压

18岁及以上成年人定期自我监测血压。血压正常者至少每年测量1次血压。超重或肥胖、高盐饮食、吸烟、长期饮酒、长期精神紧张、体力活动不足者等是高血压病的高危人群。建议血压为正常高值者（120~139mmHg/80~89mmHg）和其高危人群要经常测量血压，及早控制危险因素，并接受医务人员的健康指导。

2.自我血压管理

在未使用降压药物的情况下，1~4周内多次测血压，非同日3次所测的收缩压超过140mmHg和（或）舒张压超过90mmHg，可诊断为高血压，应进一步查明原因。高血压病患者要学会自我健康管理，认真遵照医嘱服用降压药，经常测量血压和复诊。

3.合理膳食

建议高血压病患者及高危人群限制食盐的摄入，每日食盐摄入量不超过5g，戒烟限酒，减少摄入富含油脂和高糖的食物，限量食用烹调油。

4.科学锻炼

建议心脑血管疾病高危人群，即具有心脑血管既往病史或血压异常、血脂异常，或根据WHO的《心血管风险评估和管理指南》，判断10年心脑血管疾病患病风险≥20%的，要科学锻炼。运动前要进行心脑血管病风险评估。运动强度取决于个人的健康状态。条件许可的话，建议以中等强度有氧耐力运动为主，如健步走、慢跑、游泳、太极拳等。

5.定期血脂检测

40岁以下血脂正常人群，每2~5年检测1次血脂；≥40岁人群至少每年检测1次血脂。心脑血管疾病高危人群每半年检测1次血脂。

6.预防脑卒中

脑卒中发病率、死亡率与高血压关系密切；血压越高，脑卒中风险越高。房颤和血脂异常也是缺血性脑卒中的重要病因。控制血压、血糖和血脂，保持正常体重，可降低脑卒中风险。房颤患者要遵照医嘱抗凝治疗。

三、心脑血管疾病防治的社区管理

1.普及全民应急救护知识

鼓励、支持红十字会等社会组织和急救中心等医疗机构开展群众性应急救护培训,普及全民应急救护知识,使公众掌握基本必备的心肺复苏等应急自救互救知识与技能。按照师生1:50的比例对中小学教职人员进行急救员公益培训。完善公共场所急救设施设备配备。

2.全面实施35岁以上人群首诊测血压制度

基层医疗卫生机构为辖区35岁及以上常住居民中原发性高血压患者提供规范的健康管理服务。乡镇卫生院和社区卫生服务中心应配备血脂检测仪器,扩大心脑血管疾病高危人群筛查干预覆盖面;在医院就诊人群中开展心脑血管疾病机会性筛查。

3.规范社区"高血压、高血糖、高血脂"管理

社区开展超重、肥胖、高血压和血糖增高以及血脂异常等高危人群的患病风险评估和干预指导,做好高血压、糖尿病、血脂异常患者的规范化管理。

4.建设胸痛协同救治网络

所有市(地)、县依托现有资源建设胸痛中心,形成急性胸痛协同救治网络。继续推进医院卒中中心建设。强化培训、质量控制和督导考核,推广普及适宜技术。

5.强化脑卒中、胸痛的院前急救与诊疗

强化脑卒中、胸痛诊疗相关院前急救设备设施配备,推进、完善并发布脑卒中、胸痛"急救地图"。加强卒中中心与基层医疗卫生机构的协作联动,提高基层医疗机构溶栓知识知晓率和应对能力。

6.普及心脑血管疾病发病初期自救措施和紧急就医指导知识

急性心肌梗死疼痛的部位(心前区、胸骨后、剑突下、左肩等)与心绞痛相同,但持续时间长,程度重,并可伴有恶心、呕吐、胸闷、出冷汗和濒死感等症状。应让患者绝对卧床休息,松解领口,保持室内安静和空气流通。有条件者立即吸氧,舌下含服硝酸甘油1片,同时立即呼叫急救中心,切忌乘公共汽车或扶患者步行去医院。

早期脑卒中发病的特点是突然一侧肢体无力或者麻木,或突然说话不清,或听不懂别人讲话,或突然视物旋转,站立不能,一过性视力障碍,难以忍受的头痛等;症状逐渐加重或呈持续性,伴有恶心、呕吐。如有上述情况,应将患者放平,仰卧位,不要用枕头,头偏向一侧,注意保暖。同时,立即拨打急救电话,尽量快速到达医院。要抓住4h的黄金抢救时间窗,接受静脉溶栓治疗,可降低其致死率和致残率。

第二节　癌症防治管理

《2017年中国肿瘤登记年报》显示,我国每年新发癌症病例约380万,死亡人数约229万,发病率及死亡率呈现逐年上升趋势。随着我国人口老龄化和工业化、城镇化进程不断加快,慢性感染、不健康生活方式、环境污染、职业暴露等因素逐渐累积,我国癌症防控形势仍十分严峻。经验表明:积极预防、早期筛查、规范治疗,可显著降低癌症的发病率和死亡率。2000年,国际抗癌联盟定于每年的2月4日为"世界癌症日",旨在提高重视程度,促进合作,加强基础和防治领域研究。

 一、癌症防治管理的预期目标

到2022年和2030年,全国的总体癌症5年生存率分别不低于43.3%和46.6%;癌症防治核心知识知晓率分别不低于70%和80%;高发地区重点癌种的早期诊断率达到55%及以上并持续提高;基本实现癌症高危人群定期防癌体检;到2030年总体癌症5年生存率提高15%。

 二、癌症防治的个人管理

1.尽早关注癌症预防

癌症的发生是一个多因素、多阶段、复杂渐进的过程,建议尽早掌握癌症防治核心信息及知识要点,积极预防癌症发生。

2.践行健康生活方式

戒烟限酒、平衡膳食、科学运动、控制体重、心情舒畅可以有效降低癌症发生。如戒烟可降低患肺癌的风险,合理饮食可减少结肠癌、乳腺癌、食管癌、肝癌和胃癌的风险。

3.减少致癌相关感染

癌症不会传染,但一些与癌症发生密切相关的细菌如幽门螺杆菌,病毒如人乳头瘤病毒、肝炎病毒、EB病毒、艾滋病病毒、人类疱疹病毒8型等则会传染。改善个人卫生,提高免疫力,接种肝炎病毒疫苗、人乳头瘤病毒疫苗等,避免感染,预防癌症的发生。

4.定期防癌体检

规范的防癌体检是发现癌症和癌前病变的重要途径。目前的技术手段可以早期发现大部分的常见癌症,如胃肠镜检查可以发现消化道肿瘤;宫颈脱落细胞学检查或高危型人乳头瘤病毒(HPV)DNA检测,可以发现宫颈癌;胸部低剂量螺旋

CT 可以发现肺癌;超声结合乳腺钼靶X射线摄影检查可以发现乳腺癌。对于慢性肝炎病毒感染患者,定期AFP检测及腹部B超检查可以发现早期肝癌。建议高危人群选择专业的体检机构进行定期防癌体检,结合年龄、既往检查结果等,选择合适的体检间隔时间。

5.密切关注癌症危险信号

早期癌症没有明显症状,但是身体还是会发出一些警告信号。要注意癌症早期的危险信号,如身体浅表部位出现的异常肿块;体表黑痣和疣等在短期内色素加深或迅速增大,皮肤或黏膜溃疡,经久不愈;乳房不规则肿块或乳头溢液;持续性消化不良和食欲减退;无痛性黄疸;大便习惯及性状改变或带血;持久性声音嘶哑、干咳、痰中带血;听力异常,流鼻血,头痛;阴道异常出血,特别是停经后出血或接触性出血;无痛性血尿,排尿不畅;疼痛,尤其是夜间痛醒;不明原因的发热、乏力、进行性体重减轻等。如有上述症状,应及时就医。

6.规范治疗

癌症患者要到正规医院进行规范化治疗,不要轻信偏方或虚假广告,以免贻误治疗时机。

7.保持良好的心理状态

保持良好的心理状态,可提高免疫力,稳定病情。

8.合理膳食营养

癌症患者的食物可参考恶性肿瘤患者膳食指导。保持适量的谷类食物、豆制品、蔬菜和水果摄入。如果胃肠道功能正常,注意粗细搭配,适当多吃鱼、禽肉、蛋类,少吃红肉。在治疗期或康复期,若膳食摄入不足且经膳食指导仍不能满足目标需要量的,可给予肠内或肠外营养支持治疗。不吃霉变食物,少吃烧烤、腌制和煎炸的动物性食物。

三、癌症防治的社区管理

1.普及癌症防治知识

普及癌症防治知识,将癌症防治知识作为学校、医疗卫生机构、社区、养老机构等场所的重要健康教育内容。建立防癌知识信息的发布制度,健全覆盖全国的健康素养和生活方式监测体系。建立健全健康促进与教育体系,提高健康教育服务能力。从小抓起,普及科学防癌知识培训。

2.癌症机会性筛查

对发病率高、筛查手段和技术方案比较成熟的胃癌、食管癌、结直肠癌、肺癌、宫颈癌、乳腺癌等重点癌症,组织制订统一规范的筛查和早期诊疗指南,在全国推广应用。扩大相关肿瘤的筛查及早期诊疗覆盖面。各地根据本地区癌症流行状况,创造条件,普遍开展癌症机会性筛查。支持县级医院建设"癌症筛查和早期诊疗中心"。基层医疗机构逐步提供癌症风险评估服务,使居民知晓自身患癌风险。引导高危人群定期接受防癌体检,加强疑似病例的随访,早期诊疗癌前病变或早期癌症。

3.致癌职业病危害因素的防护

积极推进无烟环境建设,制订工作场所防癌抗癌指南,开展工作场所致癌职业病危害因素的定期检测、评价和个体防护管理工作。

4.规范癌症诊疗的临床路径

制订并推广肿瘤分级诊疗体系以及常见癌症诊疗规范和临床路径,推广肿瘤诊疗新技术的应用,加速新药研发进程,创新中医药与现代技术相结合的中医癌症诊疗模式,不断提高医疗机构的肿瘤诊疗水平。做好癌症患者康复指导、疼痛管理、长期护理、营养和心理支持,提高生存质量。重视癌症晚期患者的治疗和管理,推进安宁疗护试点工作。

5.基层癌症诊疗新技术的应用及管理

开展癌症筛查、诊断、手术、化疗、放疗、介入等诊疗技术人员的培训。

6.降低癌症患者的就医负担

完善医保缴费参保政策,均衡单位和个人的缴费负担,合理确定政府与个人分担比例。改进职工医保个人账户,开展门诊统筹。促进基本医疗保险、大病保险、医疗救助、应急救助、商业健康保险及慈善救助等制度之间的互补联动和有效衔接,形成保障合力,切实降低癌症患者的就医负担。按规定对符合条件的患有恶性肿瘤的低保对象、特困人员实施医疗救助。鼓励公益慈善组织将优质资源向贫困地区和农村延伸,开展对特殊人群的医疗扶助。

7.完善抗癌药物临床综合评价体系

建立完善抗癌药物临床综合评价体系,针对临床急需的抗癌药物,加快审批流程。完善医保目录动态调整机制,按规定将符合条件的抗癌药物按程序纳入医保目录。开展药品集中采购,保障临床用药需求,降低患者用药负担。

8.加强农村贫困人口癌症筛查诊治

继续开展农村贫困人口大病专项救治,加强农村贫困人口癌症筛查,集中诊治农村特困人员和低保对象的食管癌、胃癌、结肠癌、直肠癌、宫颈癌、乳腺癌和肺癌等重点癌症。

9.健全死因监测和肿瘤登记报告制度

所有县、区开展死因监测和肿瘤登记工作,健全死因监测和肿瘤登记报告制度,定期发布国家和省级肿瘤登记报告。搭建国家癌症大数据平台,建成覆盖全国的癌症病例登记系统,开展癌症临床数据分析研究,为癌症诊治提供决策支持。

第三节　慢性呼吸系统疾病防治管理

慢性呼吸系统疾病是以慢性阻塞性肺疾病(chronic obstructive pulmonary disease,COPD,简称“慢阻肺”)和哮喘为代表的一系列疾病。我国40岁及以上人群COPD患病率为13.6%,患者数近1亿。COPD具有高患病率、高致残率、高病死率和高疾病负担的特点,病程长、反复发作,急性加重,合并症多,严重影响中老年患者的预后和生活质量。COPD最重要的危险因素是吸烟、室内外空气污染物以及职业性粉尘和化学物质。哮喘的主要危险因素包括遗传性易感因素、环境过敏原的暴露、空气污染、病毒感染等。积极控制相关危险因素,可以有效预防慢性呼吸系统疾病的发生发展,显著提高患者的预后和生活质量。

2002年11月20日为首个“世界慢阻肺日”,其主题为“提高疾病知晓度”,提出了“为生命呼吸”的口号,旨在提高公众对慢阻肺作为全球性健康问题的重视程度。

一、慢性呼吸系统疾病防治管理的预期目标

到2022年和2030年,70岁及以下人群慢性呼吸系统疾病死亡率≤9/10万和8.1/10万;40岁及以上居民COPD知晓率分别≥15%和≥30%。

二、慢性呼吸系统疾病防治的个人管理

1.关注疾病早期表现

呼吸困难、慢性咳嗽和(或)咳痰是COPD最常见的症状。40岁及以上人群,或有长期吸烟、职业粉尘或化学物质暴露等危险因素接触,活动后气短,或呼吸困难,慢性咳嗽咳痰,反复下呼吸道感染等高危人群,建议每年进行1次肺功能检测,以及完成慢性阻塞性肺病筛查问卷,确诊是否已患COPD。哮喘主要表现为反复发作的喘息、气急、胸闷或咳嗽,常在夜间及凌晨发作或加重,建议尽快到医院确诊。

2.关注危险因素防护

减少烟草暴露,吸烟者尽早戒烟。加强职业防护,避免接触有毒、有害气体及化学物质;减少生物燃料如煤炭、木柴、动物粪便和麦梗等燃烧所致的室内外空气污染,避免大量油烟刺激;室外空气污染严重时,减少外出,或做好戴口罩等防护措施。提倡家庭湿式清扫。

3.预防上呼吸道感染

感冒是COPD、哮喘等慢性呼吸系统疾病急性发作的主要诱因。建议慢性呼吸系统疾病患者和老年人等高危人群主动接种流感疫苗和肺炎球菌疫苗。

4.加强生活方式干预

建议哮喘和COPD患者注重膳食营养,多吃蔬菜、水果。在专业人员指导下积极参与锻炼及康复治疗,如太极拳、八段锦、散步、呼吸操等,鼓励腹式呼吸。初步了解"三伏贴"等中医药特色服务和"冬病夏治"中医理论。

5.避免接触过敏原和各种诱发因素

宠物毛发、皮屑是哮喘发病和病情加重的危险因素,建议有哮喘患者的家庭不养宠物。

 三、慢性呼吸系统疾病防治的社区管理

1.将肺功能检查纳入40岁及以上人群的常规体检内容

推行高危人群首诊测量肺功能,对疑似COPD患者及时提供转诊服务。推动各地为社区卫生服务中心和乡镇卫生院配备肺功能检查仪等设备,做好基层专业人员培训。

2.将国家基本公共卫生服务项目中纳入COPD患者健康管理

政府支持,研究和落实将COPD患者健康管理纳入国家基本公共卫生服务项目,落实分级诊疗制度,为COPD高危人群和患者提供筛查干预、诊断、治疗、随访管理、功能康复等全程防治管理服务,提高基层COPD的早诊早治率和规范化管理率。

3.提升基层慢性呼吸系统疾病防治能力和水平

政府支持,着力提升基层慢性呼吸系统疾病防治能力和水平,加强基层医疗机构相关诊疗设备,如雾化吸入设施、氧疗设备、无创呼吸机等和长期治疗管理用药的配备。

4.加强科技攻关和成果转化

政府支持,加强科技攻关和成果转化,运用临床综合评价,鼓励相关企业部门研发等措施,提高新型疫苗、诊断技术、药物的可及性,降低患者经济负担。

四、肺功能管理

肺功能是指肺的通气功能和换气功能,吸入氧气和排出二氧化碳,从而使动脉血中氧分压、二氧化碳分压和pH保持在正常的生理范围内。肺功能是呼吸系统通气和换气等功能的总称,可运用特定仪器,检测和评价受试者的呼吸功能。

（一）肺功能测定

1.目的

肺功能测定的目的：①主要用于诊断慢性气道疾病，如慢阻肺和哮喘，评价呼吸系统疾病患者的肺功能损害程度、类型、疗效和病情发展程度；②还用于评估外科手术的肺功能储备估计，特别是胸腹部手术和老年患者手术的风险和耐受性，以供术前参考；③健康检查和劳动力的鉴定等，还用于评估职业病患者的肺功能损害程度。

2.常规项目

肺功能测定包括通气功能测定和换气功能测定。通气功能主要了解气体在呼吸道流通和肺内分布；换气功能主要了解肺泡与肺毛细血管之间的气体交换。常用技术包括：肺通气功能检查（肺量计检查）、肺弥散功能检查、支气管激发试验、支气管舒张试验、气道阻力检查、运动心肺功能检查等，其中以肺通气功能检查最为常用。常规肺功能检查的项目包括肺容积（潮气容积、肺活量曲线及相关参数）和用力通气功能，包括用力肺活量、最大呼气流量、容积曲线及其参数等；部分患者需在用力通气功能的基础上进一步做支气管舒张或激发试验，后者通常在综合医院进行。最常用的仪器是肺量计型肺功能仪，其核心装置是流量计和呼吸管路，可检查肺容积、肺通气功能等。便携式肺功能仪的核心装置是流量计，不含气体分析仪。由于操作简单、容易掌握、携带方便、成本较低等优点，适合在基层医疗机构推广。基层医疗机构开展常规肺功能检查时需要执行操作标准和质量控制标准。

（1）肺容积检查常用参数。

肺容积（lung volume）是一次呼吸过程中不同状态时的肺内气体的容积，包括3种基础肺容积［潮气量、补吸气量、补呼气量］以及由2个或以上的基础肺容积叠加构成的肺容量［深吸气量、肺活量］，见图12.1。这些指标可通过肺量计直接检查。正常值随年龄、性别和体表面积不同而有所不同。

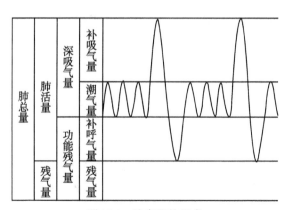

图12.1　肺容积的组成

（引自：徐茂锦，徐晓璐.物理诊断学.上海：上海科学技术出版社，2016）

(2)肺通气功能检查常用参数。

肺通气功能检查主要指用力肺活量检查,即时间肺活量检查;最大呼气流量随呼气容积改变而构成流量-容积(F-V)曲线(maximal expiratory flow volume curve,MEFV)。MEFV曲线的优点为简便、迅速、重复性好、患者易合作。检查中可同步显示流量-容积(F-V)曲线和时间-容积(T-V)曲线,是判断气流受限、评价受试者配合程度和完成质量的最常用方法。最大分钟通气量检查也是通气功能检查的一部分。F-V曲线反映的是在用最大力量、最深、最快吸气或呼气时,吸入或呼出的气体流量(F)随肺容积(V)变化的关系曲线,吸气和呼气曲线可闭合成环,则称为F-V环。

最大呼气F-V曲线上有以下常用参数:最大呼气流量(forced expiratory flow,PEF),用力呼出25%、50%、75%肺活量时的呼气流量($FEF_{25\%}$、$FEF_{50\%}$、$FEF_{75\%}$)。对应的V-T曲线常用参数主要有用力肺活量(forced expiratory volume,FVC)、第1秒用力呼气容积(forced expiratory volume in one second,FEV_1)以及第1秒用力呼气容积占用力肺活量的百分比,即1秒率(FEV_1 / FVC)。最大分钟通气量(maximum minute ventilation,MVV)是指受检者在1min内的最大通气量。对于大多数肺功能的仪器,实际测定时间需测定12s;少部分仪器测定15s;然后计算出MVV,如MVV=15s最大潮气容积、最快呼吸频率时的通气量×4。MVV能反映受检者的呼吸系统整体功能,是反映肺储备能力的很好指标。

3.肺功能检查的禁忌证

肺功能检查虽然是非创伤性检查项目,但仍有其禁忌证。

(1)绝对禁忌证。

近3个月患心肌梗死、脑卒中、休克;近4周出现严重心功能不全、严重心律失常、不稳定性心绞痛;近4周出现大咯血;癫痫发作,需要药物治疗;未控制的高血压病(收缩压>200mmHg、舒张压>100mmHg);主动脉瘤;严重甲状腺功能亢进;近期行眼、耳、颅脑手术。

(2)相对禁忌证。

心率>120次/min;气胸、巨大肺大疱且不准备手术治疗者;孕妇;鼓膜穿孔(需先堵塞患侧耳道后检查);压力性尿失禁;痴呆,智障或意识障碍;近4周有呼吸道感染;免疫力低下易受感染者;其他如呼吸道传染性疾病(结核病、流感等)。

(二)肺通气功能障碍的类型

肺功能诊断常用的概念:肺量计的指标≥正常值下限(normal lower limit,LLN)为正常。如肺功能报告没有LLN,则可采用主要指标FVC、FEV_1预计值≥80%为正常,FEV_1 / FVC>92%预计值为正常。肺通气功能正常指各种肺容积参数、通气功能参数皆在正常范围内。肺通气功能障碍分为阻塞性通气功能障碍、限制性通气功能障碍以及混合性通气功能障碍。小气道功能障碍是介于正常与阻塞性通气功能障碍的一种类型。通过通气、容积参数以及F-V曲线的形态可以判断通气功能障碍的类型。

1.阻塞性通气功能障碍

阻塞性通气功能障碍指气流吸入和/或呼出受限引起的通气功能障碍。其特征是FEV_1/FVC降低。

2.限制性通气功能障碍

限制性通气功能障碍指肺扩张受限和/或回缩受限引起的通气功能障碍。其诊断标准是FVC(VC)<LLN或80%预计值,FEV_1/FVC正常或升高。如能检测肺总量,则以肺总量下降作为金标准。

3.混合性通气功能障碍

混合性通气功能障碍指同时存在阻塞性和限制性通气功能障碍。

4.小气道功能障碍

小气道功能障碍是指反映小气道功能的流量参数$FEF_{50\%}$、$FEF_{75\%}$和$FEF_{25\%\sim75\%}$下降,MEFV曲线略向容量轴凹形,常规通气功能参数FVC、FEV_1、FEV_1/FVC尚在正常范围。当$FEF_{50\%}$、$FEF_{75\%}$和$FEF_{25\%\sim75\%}$3项指标中有2项低于65%预计值,可判断为小气道功能障碍。常见于COPD高危患者、哮喘的缓解期以及老年人和长期吸烟者。

（三）肺通气功能障碍的分级

无论阻塞性、限制性或混合性通气障碍,通气功能障碍的分级均按照FEV_1占预计值%来判断。2018年中华医学会的《常规肺功能检查基层指南》建议采用5级分法,见表12.1。

表12.1　肺通气功能障碍的程度分级

严重程度	PEV_1占预计值%
轻度	≥70%,但<LLN或PEV_1/FVC值<LLN
中度	60%~69%
中重度	50%~59%
重度	35%~49%
极重度	<35%

肺功能检查结果受多种因素的影响,与仪器的准确性、操作者的指导及技术的熟练程度、受检者的配合程度等因素相关。故对报告的解读必须密切结合临床,根

据肺功能检查数据和图形,参照临床申请要求,结合病史,对呼吸生理和病理进行解释,得出结论和建议。完整的肺功能报告要有肺功能损害的类型、分级以及对临床诊治提出参考意见。肺功能报告由操作的技术员具体描写并签字,再由临床医师审核签发。判断肺功能报告的准确性,首先是仪器定标准确,其次是检查结果准确,后者根据描记的图形可大致做出判断。患者配合不好的肺功能检查结果没有临床价值。

(四)在COPD诊断和管理中的应用

肺通气功能检测是COPD诊断的必备手段,吸入支气管舒张剂后FEV1／FVC<0.7或LLN是诊断COPD的金标准,必须强调是吸入支气管舒张剂后。对于40岁以上、有COPD高危因素者要常规进行肺通气功能筛查,以早期诊断COPD,从而给予早期治疗,防止肺功能进行性下降,改善预后。在COPD病情严重程度分级中,FEV_1是作为独立的指标。根据FEV_1占预计值％,将COPD分为4级:$FEV_1 \geq 80\%$预计值为1级,50%预计值$< FEV_1 < 80\%$预计值为2级,30%预计值$\leq FEV_1 < 50\%$预计值为3级,$FEV_1 < 30\%$预计值为4级。这种COPD的气流受限程度有别于肺功能损害程度,前者为疾病的严重程度分级,后者为肺功能损害分级,肺功能损害程度不等同于疾病的严重程度。FEV_1越低,预后越差。如果短期内FEV_1进行性下降,则预示疾病进展迅速,预后更差。肺通气功能指标还可以作为指导药物选择的参考依据,如果COPD患者支气管舒张试验阳性,或用支气管舒张剂后FEV_1改善较多,结合外周血嗜酸粒细胞计数,提示该患者气道阻塞可逆因素较多,可能合并哮喘,除了用支气管舒张剂外,还应加用吸入糖皮质激素(inhaled corticosteroids,ICS)。

(五)在哮喘诊断和管理中的应用

对于哮喘的诊断,肺通气功能检测也是重要的手段。哮喘的诊断标准中,除了临床症状体征外,需要有可变的气流受限的客观依据作为诊断标准,以下3条至少要符合1条:

(1)支气管舒张试验阳性。

(2)支气管激发试验阳性。

(3)24h PEF变异率＞10％。

临床上怀疑哮喘的患者,都应该进行常规肺通气功能检测;如通气功能提示阻塞性通气改变,即可以行支气管舒张试验。如舒张试验阳性,结合临床病史来确立哮喘的诊断;如舒张试验阴性且$FEV_1 > 70\%$预计值者,有条件的单位可以行支气管激发试验。部分有条件的基层医疗机构在经过培训考核后也可开展(激发试验需要有临床医生在场)。24h PEF监测是一个简单可行的能获得可变气流受限证据的手段,适合在基层医院广泛应用,但需要对患者进行充分的培训。

（六）常规随访

监测肺功能、临床症状和急性加重情况，是评估病情进展的重要标准。COPD患者的肺功能逐步下降，因此常规随访非常必要。2018年慢性阻塞性肺疾病全球倡议组织建议定期（至少每年1次FEV检查）追踪患者肺功能下降情况，以调整治疗策略，同时及时发现并发症和共患疾病。COPD患者急性加重期稳定后也应定期进行肺功能检查以明确病情进展的情况。急性加重期虽然不适合进行肺功能检查，但建议急性加重期后3个月进行随访，重新评估患者的临床症状、肺功能等，以确定患者是否恢复到稳定的临床状态。此外，肺功能检查还是评估药物疗效的重要参考指标。肺功能检查是一项相对客观、准确并可量化的评估方法。在评估COPD疗效时，肺功能检查往往作为重要的研究指标。

我国COPD患者众多，但仅有12%的COPD患者做过肺功能检查；2.6%的男性和1.8%的女性知晓自己患病，而且60%～70%的COPD早期患者没有明显的咳嗽、咳痰、喘息等症状。国家《"十三五"卫生与健康规划》将COPD纳入了国家慢性病防治策略，将肺功能检查纳入居民常规体检项目。提高高危人群和患者的肺功能检查的知晓率，在基层医疗单位普及肺功能检查，任重道远。

第四节　糖尿病防治管理

糖尿病是一种常见的内分泌代谢疾病。我国18岁以上人群糖尿病患病率从2002年的4.2%迅速上升至2012年的9.7%，据估算，目前我国糖尿病患者超过9700万，糖尿病前期人群约1.5亿。糖尿病并发症累及血管、眼、肾、足等多个器官，致残率和致死率高，严重影响健康，给个人、家庭和社会带来沉重负担。2型糖尿病是我国最常见的类型，肥胖是其重要的危险因素。糖尿病前期人群接受适当的生活方式干预可延迟或预防糖尿病的发生。

WHO于1991年将每年的11月14日定为"世界糖尿病日"，借此引起全球对糖尿病的警觉。2006年底，联合国通过决议，从2007年起，将"世界糖尿病日"正式更名为"联合国糖尿病日"，将专家、学术行为上升为各国的政府行为，促使各国政府和社会各界加强对糖尿病的控制，减少糖尿病的危害。

一、糖尿病防治管理的预期目标

到2022年和2030年，全国18岁及以上居民糖尿病知晓率分别高于50%和60%；糖尿病患者规范管理率分别高于60%和70%；持续提高糖尿病治疗率和控制率及并发症筛查率。

二、糖尿病防治的个人管理

1.全面了解糖尿病知识,关注个人血糖水平

健康人40岁开始每年检测1次空腹血糖。具备以下因素之一,即为糖尿病高危人群:超重或肥胖和(或)中心性肥胖、静坐生活方式、高血压、血脂异常、一级亲属中有2型糖尿病家族史、妊娠糖尿病史、巨大儿(出生体重≥4kg)生育史、动脉粥样硬化性心血管疾病患者、有一过性类固醇糖尿病病史、多囊卵巢综合征患者或伴有与胰岛素抵抗相关的临床状态(如黑棘皮征等)、长期接受抗精神病药物和/或抗抑郁药物治疗和他汀类药物治疗患者、有糖尿病前期史。6.1mmol/L≤空腹血糖(FBG)<7.0mmol/L,或7.8mmol/L≤糖负荷2h血糖(2hPG)<11.1mmol/L,则为糖调节受损,也称糖尿病前期。糖尿病前期人群及中心性肥胖是2型糖尿病最重要的高危人群。

2.降低糖尿病的发病风险

糖尿病前期人群可通过饮食控制和科学运动降低发病风险,建议每半年检测1次空腹血糖或餐后2h血糖。同时密切关注其他心脑血管危险因素,并给予适当的干预措施。建议超重或肥胖者的体重指数接近24kg/m²,或体重至少下降7%,每日饮食总热量至少减少400~500kcal,饱和脂肪酸摄入占总脂肪酸摄入的30%以下,中等强度活动至少保持在150分钟/周。

3.糖尿病患者加强健康管理

如出现糖尿病典型症状,"三多一少"(多饮、多食、多尿,体重减轻);随机血糖≥11.1mmol/L,或空腹血糖≥7.0mmol/L,或糖负荷2h血糖≥11.1mmol/L,可诊断为糖尿病。无典型糖尿病症状者,需改日复查确认。建议糖尿病患者定期监测血糖、血压、血脂,合理饮食,科学运动,戒烟限酒,遵医嘱用药,定期进行并发症检查。

4.注重膳食营养

糖尿病患者的饮食可参照《中国糖尿病膳食指南》,做到合理饮食,主食定量(摄入量因人而异),建议选择低血糖生成指数(GI)食物,全谷物、杂豆类占主食的1/3;餐餐有蔬菜,两餐之间适量选择低GI水果;每周不超过4个鸡蛋或每两天1个鸡蛋,不弃蛋黄;奶类、豆类天天有,零食加餐时可选少许坚果;烹调要少油少盐;饮用白开水,不饮酒;进餐定时定量,控制进餐速度,细嚼慢咽。进餐顺序:先吃蔬菜,再吃肉类,最后吃主食。

5.科学运动

糖尿病患者要科学锻炼。每周至少有5天,每天半h以上的中等强度有氧运动,如快走、羽毛球、太极拳、广场舞等。运动时需防止低血糖和跌倒摔伤。老年患

者不宜参加剧烈运动。血糖控制极差且伴有急性并发症或严重慢性并发症时,不宜采取运动疗法。

 ### 三、糖尿病防治的社区管理

1.基层医疗卫生机构为糖尿病患者提供规范的健康管理服务

承担国家公共卫生服务项目的基层医疗卫生机构应为辖区内≥35岁常住居民中2型糖尿病患者提供规范健康管理服务,对2型糖尿病高危人群进行针对性健康指导与干预。

2.落实糖尿病分级诊疗服务技术规范

鼓励医疗机构为糖尿病患者开展饮食控制指导和运动促进健康指导,指导患者开展自我血糖监测和健康管理。

3.促进基层糖尿病及并发症筛查标准化

提高医务人员对糖尿病及其并发症的早期发现、规范化诊疗和治疗能力。及早干预治疗糖尿病视网膜病变、糖尿病伴肾脏损害、糖尿病足等并发症,延缓并发症进展,降低致残率和致死率。

4.糖尿病健康管理的信息化

依托区域全民健康信息平台,推进"互联网+公共卫生"服务,充分利用信息技术丰富糖尿病健康管理手段,创新健康服务模式,提高管理效果。

第五节 口腔疾病的健康管理

口腔健康是全身健康的重要组成部分,2007年WHO提出口腔疾病是一个严重的公共卫生问题,需要积极防治。口腔疾病可直接或间接影响全身健康。口腔疾病如龋病、牙周疾病等会破坏牙齿和其周围组织,除影响咀嚼、言语功能和美观外,还会引起社交困难和心理障碍。口腔中有些微生物,可导致或加剧全身疾病,如冠心病、糖尿病等。全身疾病也可影响口腔健康,出现相应的症状和体征。糖尿病患者抗感染能力下降,常伴发牙周炎,拔牙伤口难以愈合。艾滋病患者早期出现口腔病损,如口腔念珠菌病、毛状白斑、卡波济肉瘤感染等。

老年人颌面部骨骼、咀嚼肌、表情肌、软组织等也会发生一系列退行性变化,加上因口腔疾病导致的牙齿缺失,将会严重影响咀嚼功能、外观形象、发音和社交能力。幸福的晚年需要健康的牙齿。良好的口腔健康,对于摄入足量均衡营养,保持社交活动,促进老年人健康至关重要的。

1989年我国确定每年的9月20日为全国爱牙日,并设有主题:2009年为"维护口腔健康,提高生命质量";2012年为"健康口腔,幸福家庭";2019年为"口腔健康全身健康"。

 一、口腔疾病健康管理的预期目标

口腔健康应具备3个方面内容:良好的口腔卫生、健全的口腔功能和没有口腔疾病;增强口腔健康意识,提高健康水平;拥有较为完整的牙列,至少保持20颗有功能的牙齿。

 二、口腔疾病的个人健康管理

（一）养成良好的口腔卫生习惯

人老掉牙不是必然的,大多数是由于长期患有龋病、牙周病等口腔疾病造成的。只要防治口腔疾病,掌握科学的口腔保健方法,形成良好的口腔卫生习惯,就可终生拥有一副健康的牙齿。需要注意的是,只要口腔内还有牙齿,就应科学刷牙;没牙齿也要注意清洁口腔。

（二）积极防治牙根面龋

老年人由于牙龈萎缩,牙根暴露于口腔环境,根面易发生龋坏,称根面龋。这是常见病。预防根面龋:使用含氟牙膏,保健牙刷,正确方法早晚刷牙;饭后漱口,有条件者可使用漱口液漱口;不吸烟;适当控制甜食摄入频率,多吃新鲜蔬菜与瓜果,合理膳食,保证微量元素的摄取,增加牙齿抗龋能力。根面龋应及时治疗。

（三）及时诊治食物嵌塞

食物嵌塞,俗称"塞牙",是最常见的口腔不适之一。其原因为长期咀嚼使得牙冠发生明显磨损,牙齿形态变得不利于自我清洁;随着增龄,原先填满两牙邻面间隙的牙龈乳头萎缩,留下缝隙;缺牙后邻牙倾斜,牙列拥挤或稀疏等。在咀嚼过程中,食物就会沿水平或垂直方向挤入牙间缝隙,造成塞牙。遇到塞牙时,应立即刷牙、漱口或使用牙线、牙间刷清理,避免用粗糙牙签剔牙。刷不掉的嵌塞物可用质地较柔软的细牙签轻轻剔出,不可用力过猛过快。反复塞牙者应到医院进行口腔专业治疗。

（四）及时诊治牙本质敏感

牙本质敏感,俗称"倒牙",主要是指对冷、热、酸、甜等刺激产生的短暂而尖锐的疼痛。其主要原因是使用刷毛过硬的牙刷、刷牙用力过大、刷牙方法不正确造成牙颈部釉质缺损;或长期咀嚼过硬食物,夜间磨牙导致牙齿磨耗;或牙龈萎缩造成牙本质暴露。其防治:①饭后漱口;②减少酸性食物和饮料的摄入;③进食酸性食物和饮料后不要马上刷牙,一h后再刷牙;④选择合格的牙刷,采用正确的刷牙方法,避免用力刷牙;⑤使用抗敏感牙膏。如4~8周后无明显效果,应及时就医。

(五)可摘义齿每天清洁

假牙要保持卫生。每次饭后取出活动假牙,以软毛牙刷刷洗干净,内侧建议冲洗为主,避免磨耗而引起固位不良。夜间不戴假牙时,应清洗后放置清水中保存。最好使用假牙清洁片。

(六)注意口腔黏膜病变

老年人口腔黏膜疾病高发。应关注口腔黏膜变化:发现口腔内有2周以上没有愈合的溃疡,口腔黏膜有硬结、白色或红色斑块,出现牙痛、牙龈出血等症状,要及时就医。如果口腔黏膜长期受到不良刺激,或有烟酒不良嗜好,易发生口腔白斑,甚至癌变。因此,应早期预防,消除不良刺激和戒除烟酒嗜好。一旦出现症状,要及时就诊。

(七)叩　齿

叩齿是我国传统的中医口腔保健方法。每天叩齿1~2次,每次叩齿36下;可以促进牙周血液循环、增进牙周组织健康。长期坚持可固齿强身。如有牙齿松动、咬合错乱,则不宜叩齿,因叩齿可能会造成牙周组织损伤。

(八)定期口腔健康检查

由于老年人口腔解剖生理的特殊性,口腔疾病发展变化快,自我修复能力弱。因此,定期检查、洁治等对维持口腔健康十分重要。老年人每半年到医疗机构做1次口腔健康检查。

三、口腔疾病的社区健康管理

(一)防治龋病和牙周疾病

龋病和牙周疾病,包括牙龈炎和牙周炎,是引起牙菌斑等的常见病,治疗复杂,费时费钱。除了自我口腔保健,更需要专业口腔保健,清除牙菌斑。

1.龋病

龋病是由于口腔里的某些细菌,利用食物中的糖发酵产酸而逐渐产生的。早期一般没有疼痛不适的感觉,检查时可发现牙面上有黑点或白斑;进一步发展就可形成龋洞,遇酸、甜、冷、热等刺激时会感到疼痛不适;严重时由冷、热刺激引起的疼痛十分明显;如果得不到及时治疗,最后牙体破坏,变成残根、残冠和牙齿丧失,造成严重的咀嚼困难,影响身体健康。

2.牙周疾病

牙周疾病是发生在牙齿周围支持组织(包括牙骨质、牙槽骨、牙龈、牙周膜等)疾病。首先是牙龈红肿、触碰时容易出血;如果不及时治疗,会出现牙龈萎缩、牙槽骨吸收、牙周袋形成、牙齿松动与移位；严重时牙周溢脓，口腔异味，牙齿脱落。所以，牙周疾病是牙齿缺失的主要原因之一。

3.定期口腔健康检查

龋病和牙周病等常缓慢发生，早期无明显症状，不易察觉；出现疼痛等症状时可能已到中晚期；治疗复杂，花费多，痛苦大，疗效还不一定满意。因此，定期口腔健康检查，每年至少1次，及时发现口腔疾病，早期治疗。

4.提倡每年洁牙1次

牙菌斑、食物残渣、软垢在牙面上附着沉积，与唾液中的矿物质结合，逐渐钙化形成牙石。牙石表面粗糙，对牙龈造成不良刺激，又有利于新的牙菌斑黏附，引起牙周病。个人口腔保健方法只能清除牙菌斑，不能去除牙石。因此，需定期到医院洁牙，最好每年1次。洁牙是使用洁牙器械，清除龈缘周围的牙石及牙菌斑。洁牙过程中可能会有轻微出血。洁牙后也可能会出现短暂的牙齿敏感，但不会伤及牙龈和牙齿，更不会造成牙缝稀疏和牙齿松动。定期洁牙能够保持牙齿坚固和牙周健康。但是，患有牙龈部恶性肿瘤的患者，不宜常规洁牙，以免肿瘤局部扩散及远处扩散；患有出血性疾病的，如血小板减少症或白血病等，活动性心绞痛、心力衰竭、心肌梗死等患者，不宜常规洁牙，特别是安装了心脏起搏器的，更不适合超声波洁牙。

（二）及时就诊口腔疾病

口腔疾病可表现为疼痛或不适的症状。如口臭，主要由口腔疾病所致。应及时到具备执业资质的口腔医疗机构诊治。

1.及时修复缺失牙齿

牙齿具有咀嚼食物、辅助发音和维持面容形态的功能。牙齿缺失易发生咀嚼困难、食物嵌塞、对颌牙伸长、邻牙倾斜等。前牙缺失还会导致发音不准、面部形态发生变化，全口牙丧失后，咀嚼困难，面容苍老。因此，不论缺牙多少，都应及时进行义齿修复。修复一般在拔牙2~3个月后进行。修复前应治疗遗留疾病，必要时对牙槽骨和软组织进行修整，确保修复质量。目前主要有活动修复和固定修复，包括固定桥、种植义齿。选择何种修复方法应依据患者的口腔条件和主观要求而定。

2.及时处理残根残冠

因龋坏、外伤等造成的牙冠及部分牙根缺失，称为残根；因龋坏、磨损等因素造成的牙冠缺失，称为残冠。残根、残冠可导致以下情况。

（1）疼痛。残留的牙髓发炎可引起疼痛。

（2）根尖周围急、慢性炎症，慢性的可形成肉芽肿、根尖囊肿。

（3）牙冠缺失使邻近的牙齿向残根处倾斜，对颌牙伸长，出现咬合关系紊乱。

(4)边缘锐利的残根,长期刺激邻近的舌黏膜或者颊黏膜易引起癌变。

(5)残根、残冠还可引起全身感染。

因此,应该及时拔除没有治疗价值的残根或残冠。此外,松动、无功能的牙齿也需要拔除。牙齿缺失或拔牙3个月后,要及时镶牙,保持口腔牙列的完整,恢复口腔的基本功能。

3.选择具备执业资质的医疗机构

口腔保健和治疗,一定要选择具备执业资质的口腔医疗机构,才能保证医疗质量和严格的感染控制。所谓具备执业资质的口腔医疗机构,是指根据《医疗机构管理条例》及《医疗机构管理条例细则》规定,经登记取得《医疗机构执业许可证》的口腔诊所、综合医院口腔科以及口腔医院。在诊疗中,患者的血液、唾液污染的诊疗器械等均是造成交叉感染的危险因素。具备执业资质的医疗机构具有完善的感染控制的管理制度、措施和消毒灭菌设备,确保一人一机,一用一消毒,可杜绝治疗过程中的交叉感染。而且具备执业资质的医疗机构的口腔医师接受过口腔医学专业教育和临床医疗技能训练,取得医师资格,并经过执业注册,具备解决患者病痛的能力。

(三)个人口腔保健指导

1.早晚刷牙,饭后漱口

刷牙能去除牙菌斑、软垢和食物残渣,保持口腔卫生,维护牙齿和牙周组织健康。刷牙清除牙菌斑数h后,菌斑可以在清洁的牙面上重新附着,不断形成,特别是夜间入睡后,唾液分泌减少,口腔自洁作用减弱,细菌更容易生长。因此,每天至少要刷牙2次,晚上睡前刷牙更重要。刷牙时用舌刷清洁舌背部能明显改善口腔异味。饭后漱口可去除口腔内的食物残渣,保持口腔清洁。咀嚼无糖口香糖也可刺激唾液分泌,降低口腔酸度,有助于口气清新,牙齿清洁。

2.做到一人一刷一口杯

在同一个家庭里,每个人的年龄不同,身体健康状况不一样,口腔健康状况也各不相同,因而有着不同的口腔保健需求。应根据各人的情况,选用适合个人所需的牙刷和牙膏。若一家人共用一把牙刷和一个漱口杯,可能会引起疾病的相互传播。因此,必须做到一人一牙刷一口杯,分开放置,以免拿错。

3.正确选择和使用漱口液

清水漱口可清除口腔内的食物残渣,但其清除力量微弱,不足以去除牙菌斑。目前市售的一些漱口液添加了某些抗菌消炎物质,有一定的辅助控制牙菌斑的作用。如含氟漱口液,适合在低氟区、适氟地区使用,预防龋病;洗必泰漱口液能杀灭唾液中和吸附到牙面上的细菌,适合牙周病患者;以香精油为主要成分的漱口液,有广谱灭菌作用,适合日常使用。还有的漱口液可在患有口炎、唇炎时含漱,预防感染,促进伤口愈合。

4.科学刷牙

水平颤动拂刷法是一种能有效清除龈沟内牙菌斑的刷牙方法。拂刷就是轻轻地擦过,掌握这种刷牙方法,能够帮助清除各个牙面的牙菌斑,能有效地去除牙颈部及龈沟内的牙菌斑。操作要领:①手持牙刷刷柄,先将刷头放置于口腔内一侧的后牙牙颈部,刷毛与牙长轴大约呈45°,刷毛指向牙根方向(上颌牙向上,下颌牙向下),轻微加压,使刷毛部分进入牙龈沟内,将部分置于牙龈上。②以2~3颗牙为一组开始刷牙,用短距离水平颤动的往返动作在同一个部位至少刷10次,然后将牙刷向牙冠方向转动,继续拂刷牙齿的唇(颊)舌(腭)面。③刷完后,将牙刷移至下一组2~3颗牙的位置重新放置,注意与前面的保持一定的重叠区域,继续进行下一个部位的刷牙。④刷上前牙舌面时,将刷头竖放在牙面上,使前部刷毛接触龈缘,自上而下拂刷。刷下前牙舌面时,自下而上拂刷。⑤刷咬合面时,刷毛指向咬合面,稍用力作前后短距离来回刷。

5.提倡使用保健牙刷

保健牙刷具有以下特点:①刷头小,以便在口腔内,特别是口腔后部,转动自如;②刷毛排列合理,一般为10~12束长,3~4束宽,各束之间有一定的间距,既有利于有效清除牙菌斑,又使牙刷本身容易清洗;③刷毛较软,长短适中,顶端圆钝,避免牙刷对牙齿和牙龈的损伤;④牙刷柄长度、宽度适中,并具有防滑设计,握持方便,感觉舒适。刷牙后,牙刷毛间往往粘有食物残渣和细菌,清水冲洗,并将刷毛上的水分甩干,刷头向上,放在口杯中,置于通风处。为防止牙刷藏匿细菌,一般应每3个月左右更换。若刷毛发生弯曲或倒伏,会对口腔的软硬组织造成损伤,则需立即更换。

6.清洁牙间隙

牙齿与牙齿之间的间隙称为邻间隙或牙间隙,牙间隙最容易滞留菌斑和软垢。刷牙时牙刷刷毛不能完全伸及牙间隙。如果在刷牙时,配合使用牙线或牙间刷,清洁牙间隙,可达到彻底清洁牙齿的目的。牙线是用尼龙线、丝线或涤纶线制成,它有助于邻面间隙或牙龈乳头处的清洁,特别对平的或凸的牙面最合适。牙间刷的刷头为金属丝,其四周附带有柔软的刷毛,适用于牙龈退缩和牙根外露的患者清除牙间隙处的牙面和根面的牙菌斑。使用时应注意,若龈乳头无退缩、插入有困难时,不要勉强进入,以免损伤牙龈。

7.选择合适牙膏

牙膏是辅助刷牙的一种制剂,可增强刷牙的摩擦力,帮助去除食物残屑、软垢和牙菌斑,有助于消除或减轻口腔异味,使口气清新,提倡使用含氟牙膏来预防龋病。成年人每次刷牙只需用大约1g(长度约1cm)的膏体即可。如果在牙膏中加入其他有效成分,如氟化物、抗菌药物、控制牙石和抗敏感的化学物质,则分别具有防龋、减少牙菌斑、抑制牙石形成和抗牙齿敏感作用。

含氟牙膏有明显的防龋效果,其广泛应用是龋病发病率大幅度下降的主要原因之一。含氟牙膏特别适合于有患龋倾向的儿童和老年人使用。但应该注意:牙膏不是药,能预防口腔疾病,不能治疗口腔疾病。有口腔疾病时应该及时就医。

8.科学用氟

氟是人体健康所必需的一种微量元素,摄入适量的氟化物可以减少牙齿的溶解度和促进牙齿的再矿化,抑制口腔微生物生长,预防龋病的发生。全身应用包括饮水氟化、食盐氟化、牛奶氟化、氟片、氟滴剂;局部应用包括含氟牙膏、含氟漱口液、局部涂氟、含氟涂料、含氟泡沫、含氟凝胶等。但摄入过量氟也可导致不良反应。因此,氟化物的推广应用,适合于低氟地区、适氟地区以及在龋病高发地区的高危人群。

9.科学吃糖

糖是人类的主要营养要素之一,是能量的主要来源,是许多食品及饮料的调味剂,同时也是公认的引起龋病的危险因素。容易引起龋病的主要是蔗糖,其次为葡萄糖、淀粉等。如果经常摄入过多的含糖甜食或饮用过多的碳酸饮料,会导致牙齿脱钙,引发龋病或牙齿敏感。因此,提倡科学吃糖非常重要。吃糖次数越多,牙齿受损机会越大。所以,应尽量减少每天吃糖的次数;少喝碳酸饮料,进食后用清水或茶水漱口,晚上睡前刷牙后不再进食。

10.吸烟有害口腔健康

吸烟是引起口腔癌的主要危险因素。90%以上的口腔癌患者是吸烟者。吸烟者的口腔黏膜有不同程度的炎性增生,严重者的黏膜会增生发白,称为烟白斑,系癌前病变。吸烟还是牙周病的主要危险因素之一,其牙周病的概率较不吸烟者高出5倍。孕妇吸烟或被动吸烟,可以引起胎儿口腔颌面部畸形。吸烟者的牙齿表面常常出现褐色烟斑和牙石,产生口腔异味,影响个人形象和社会交往。

第六节　老年人用药安全

用药安全是全面评估患者的病情、基因、体质、家族遗传病史和药物适应证、禁忌证、不良反应及相互作用等方面,准确用药,达到安全、合理、有效和经济的目的。合理用药是指安全、有效、经济、适度和方便地使用药物。用药安全和合理用药与老年人健康息息相关,决不能掉以轻心。

 一、最佳受益的原则

　　老年人的药物不良反应发生率高,病死率高。因此,老年人选用药物需要充分权衡,遵循个体化及最佳受益原则,确保用药安全和合理用药,对因、对症并举,选择有循证证据、疗效肯定、缓解症状、纠正病理过程或消除病因的,并且不良反应轻、价格合理、服用方便的药物,以最小的治疗风险取得最大的治疗效果。老年人要加强用药自我监护和自我管理。

 二、避免多重用药

　　老年人常常同时患有多种疾病,接受多种药物治疗。多重用药(≥5种药物)在老年人中非常普遍,包括处方药、非处方药及中草药等。不良的药物相互作用(adverse drug interactions,ADI)是因为合用药物导致药物疗效变化和/或发生不良反应。药物不良反应(adverse drug reactions,ADR)是指应用正常剂量所产生的与其防治目的无关的不利或有害反应。老年人常见的药物不良反应有精神症状、直立性低血压、听力下降、肝肾功能损害和跌倒等,导致骨折、长期卧床、血栓形成等,可加重病情,影响生活质量,严重的甚至导致残疾或死亡。

　　我国老年人的药物不良反应发生率为15.4%,其中用1~5种药者,不良反应发生率为5%~15%;5~10种药物者,为20%~60%;15种以上药物者,则高达80%以上。提高安全用药意识,合并用药时,要发挥药物之间的协同作用,尽量避免或减少其拮抗及不良反应。对于老年人用药,一般不推荐同时服用4种以上药物。在多药合用时,要抓主要矛盾,应用主要药物控制疾病的进展,其他药物尽量少用,可用可不用的和疗效不肯定的药物一律不用。

 三、制订个体化给药方案

　　老年人,尤其是高龄老年人,药效的个体差异性很大,可能同健康状况、衰老及代谢和疾病状态不同等有关。因此,老年人用药要根据年龄、性别、体重、肝肾功能和病情及药理学特点,仔细制订包括选择药物、药物剂量、给药途径、给药时间、疗程长短、是否联合用药等在内的个体化、精准化用药方案,达到最佳疗效和最轻的不良反应的目的。

　　肝肾功能与药物剂量调整:老年人肾功能减退比较常见,要根据肌酐清除率,酌情减少药物剂量或延长给药时间。如有肝功能受损的,需酌情减量,或选择不影响肝功能的药物,或选择既经肝脏代谢又通过肾脏排泄的药物,尽可能不选择可能或损害肝功能的药物。

老年人的药物吸收、分布、代谢、排泄及对药物耐受性与年青人不同,加上其肝酶活性和肾排泄能力下降,白蛋白含量降低,脂肪组织增加,应用成年人剂量可出现较高的血药浓度,药物分解变慢,体内蓄积增加,使药效和毒副作用增加。因此,《中华人民共和国药典》规定,60岁以上的应为成年人剂量的3/4,80岁以上的为1/2。

老年人慢性病需要药物长期控制,随着增龄、生理特点的变化及疾病的进展,原先药物可能不再适合当前的状态,需要及时调整。

错误用药还表现为随意缩短或延长给药时间,时断时续,疗程不足,当停不停,或突然停药,随意换药等。要选用最方便、最安全的给药途径,能口服的就不进行肌内注射,能肌内注射的就不输液;一次用药就够的,就不用多次。

 ## 四、选择最佳用药时间与及时停药

(一)择时原则

择时原则是根据疾病、药代动力学和药效学的昼夜节律,选择最佳用药时间,以提高疗效和减少毒副作用。

(二)及时停药

及时停药非常重要,以下情况需要停药:①出现新的症状,考虑为药物不良反应所致;②疗程已结束;③症状消失后的原先对症的药物。

(三)潜在不适当用药判断标准

潜在不适当用药(potentially inappropriate medication,PIM)系指使用此类药物的潜在不良风险可能超过预期获益,为高风险药物。国外提出老年人避免使用或慎用的10种药物:非甾体抗炎药;地高辛的剂量超过0.125mg;某些降糖药;肌松剂;苯二氮类抗焦虑药;安眠药,如扎来普隆和唑吡坦;某些抗胆碱药物;镇痛剂哌替啶;抗精神病类药物;雌激素片剂和贴剂等。这些药的治疗剂量与中毒剂量比较接近,是老年人最常发生不良反应的"高危药物"。我国老年人潜在不适当用药判断标准(2017年版),共纳入13大类72种/类药物,其中高风险药物28种/类,老年人须避免使用;低风险药物44种/类,老年人须慎用。

 ## 五、老年药物处方的质量控制

多种措施可促进提高药物处方的质量,包括对症下药、监测药物不良反应和药物浓度、避免药物相互作用等。教育性干预、计算机化医嘱录入可减少处方中的不当之处。

六、提高用药依从性

用药依从性是指患者遵照医嘱用药的顺从程度,即是否按照医嘱不折不扣按时及按规定剂量用药。比较理想的依从指数应达到90~100。

$$依从指数 = \frac{实际服用药片数}{按医嘱应服药片数} \times 100$$

部分老年人不能清晰了解治疗目的、服药时间和方法等,也可能由于健忘,导致误服、漏服或重复服药,极大影响用药安全和药物疗效。老年人应积极与医护人员、临床药师交流沟通,多了解用药常识和药物信息,家属及照护者要协助老年人提高用药依从性。基层医师和家人、照护者应监护老年人的用药情况,了解老年人的健康状况,及时发现、处理药物不良反应,提高老年人的依从性及疗效。

七、中西药联用的配伍原则

随着中药、中成药普及,同时使用中西药概率增加。中西药联合应用要注意不影响药物代谢动力学,不影响疗效,不增加药物不良反应和毒性。此外,还要注意以下问题:

(1)含重金属离子和Ca^{2+}、Mg^{2+}、Al^{3+}的药,如朱砂、砒霜、龙骨、牡蛎、寒水石、明矾、牛黄解毒片等,不宜与四环素、土霉素、多西环素等药配伍应用,否则会形成难溶解和难吸收的络合物,影响疗效。不同的中草药含微量元素不同,作用不同;西药与这些微量元素结合,影响正常作用的发挥。

(2)中药与西药的协同作用,如石决明、龙骨、牡蛎、石膏、蛤壳等含钙高的中药与洋地黄配伍有中毒的可能,不宜一起服用。

(3)含鞣酸的中药或中药制剂,如大黄、感冒片、七厘散、舒痔丸等,不宜与利福平、硫酸亚铁、红霉素、四环素及乳酶生等同服。因这些中药会使西药产生沉淀,影响疗效。

(4)酸性成分的中药可引起体内环境的pH下降,影响部分西药在肾脏的排泄,出现毒性蓄积,对机体不利。如含有机酸的五味子、保和丸、山楂、乌梅、女贞子不宜与氨基苷类抗生素、磺胺类药以及胃舒平、氨茶碱等同时应用。

(5)有的中药片剂与抗生素相互拮抗,不宜同时服用。如清热解毒药穿心莲片、小檗碱(黄连素)片、双黄片、牛黄解毒片不能与四环素、红霉素及氟哌酸一起应用。

(6)若将地高辛与胃痛散(中成药)同服,后者使地高辛的吸收增加,引起中毒。

为避免药物相互作用而产生不良反应,中西药合用时,两种以上不同病种的中西药不要同时服用;服用中西药时,应间隔2~3h。

八、合理用药的基本常识

（一）处方药与非处方药

为了指导广大患者更合理、更方便使用药物，2000年1月1日我国颁布了《处方药与非处方药分类管理办法》并正式实施。

1.处方药

处方药是由国家食品药品监督管理局审定，必须凭执业医师处方才能在药房购买的药品。这类药物一般是安全范围较窄，治疗剂量与中毒剂量比较接近，毒性较大，适应证要求严格，必须在执业医师指导下才能使用的药物，如麻醉药、心脏病用药、降血糖药、降血压药、抗肿瘤药、抗精神病药、精神兴奋药、致幻药、抗癫痫药、催眠药、激素类、抗凝血药、抗生素及注射用药等。

2.非处方药（over the counter drug,OTC）

非处方药是指为方便公众用药，由国家食品药品监督管理局审定，不需要医师处方，患者可以根据自身病情，自我判断，自我用药；或借助药品说明书就可自行使用的药品。这类药物可以在药店或商场药品专柜购买，包括抗感冒药、解热镇痛药、维生素类、微量元素类、抗过敏药、抗眩晕药、各种钙片、助消化及抗胃酸药、消腹胀药、缓泻药、止泻药、胃肠解痉药、胃动力药、镇咳药、平喘药、祛痰药、支气管扩张药、保肝药、利胆药、利尿药、抗寄生虫药、避孕药、妇科外用药、口腔清洁药、眼科用药、耳疾用药、皮肤消炎药、止痒药、治癣药及外用消毒药等。根据其安全性，非处方药又可分为甲、乙两类。甲类非处方药只在药店销售。乙类非处方药的安全性更大一些，除药店外，还可在超市、宾馆、百货商店等销售。随着临床实践经验积累，处方药与非处方药也需要不断调整。

（二）正确使用非处方药

（1）必须明确症状和病因。很多药物有禁忌证，非处方药也不例外。选用非处方药前，应了解自己的病情和诊断。如头痛由感冒，或由已确诊的偏头痛引起，可用止痛药，如散利痛。如果头痛原因不明，就必须去医院就诊，除外高血压病、颅脑肿瘤、颅脑感染和鼻窦炎等疾病，以免延误诊治。另外，是否患有肝肾功能不全、青光眼和糖尿病等疾病，或过敏体质等，在选用非处方药时必须注意这些因素。

（2）要具备一定的药理知识。参考有关药品的资料、说明书或咨询药师，以便准确选药。

（3）用药前要识别包装，仔细阅读说明书，特别注意批准文号、药名、成分、含量、适应证、用法、用量、不良反应、禁忌证、药物之间的相互作用、注意事项、贮藏方法、生产厂家、日期、有效期等。若从药店购药，须索取发票，妥善保存，以备不时之需,有据可查。

(4)老年人特别是肝肾功能不良者,用药剂量要比说明书推荐剂量小(详见上述)。

(5)要熟记药品的不良反应及应对措施。一旦出现不适,须适当减量;若是严重反应,如发生心律、血压变化或出现过敏反应,须立即停药并去医院诊治。

(6)非处方药一般为临时或短期用药,若超过3~5天,症状仍不减轻,应去医院诊治。

(7)非处方药同样不宜多种药物联合使用,以免药物之间相互作用,产生不良反应。

(8)非处方药不宜求洋、求贵、求新,最好选择以往用之有效、价格适中、安全的药物。

(9)服用药物前,一定要先核对一下药品的剂量。药名相同的药品可能会有不同的剂量和剂型。如阿司匹林,可有普通剂型、缓释片、肠溶片等,还有复方制剂等,其剂量可能不相同。所以,服药决不能按片数,重要的是按实际剂量。

(10)说明书或处方中常用外文简写的含义:g——克;mg——毫克(千分之一克);μg——微克(千分之一毫克);sig——用法;A.C.——饭前;P.C.——饭后;q.n.——每晚一次;q.o.——口服;im.——肌内注射;iv.——静脉注射;q.d.——每天1次;bid.——每天2次;tid.——每天3次;qid.——每天4次;q6h.——每6h1次;q8h.——每8h1次。

(三)药物保管的注意事项

1.干燥、防潮、阴凉

药品说明书上注明贮于干燥、防潮、阴凉处的药物,尤应注意这一点。干燥,指相对湿度为50%~70%;阴凉,指温度不超过20℃。夏天尤应防止受潮变质。对要求避光的药品,可选择棕色玻璃容器或在容器外罩一层黑色避光纸保存。

2.使用药物应在有效期内

过期药品会失效,不能使用。应定期检查,尤其是急救药盒中的药物,毫不犹豫淘汰过期药物。此外,有些药物,如糖浆、口服液、胃蛋白酶合剂等,打开瓶盖或包装后,应在短时间内用完,不宜以有效期为准。

3.识别药物是否变质

用药前一定要仔细进行检查,若发现片剂表面出现花斑、发黄、发霉、松散或有新的结晶;糖衣片表面褪色、出现花斑或黑色、崩裂、粘连、发霉;胶囊剂外壳软化、变形、碎裂、表面粘连;丸剂变形、变色、变硬、发霉等,均表示药品已变质,不得服用。若发现注射剂颜色变深、出现杂质、浑浊、沉淀、絮状物、分层等均提示已变质,不得再用。若发现粉针剂结块、变色、潮解,也不能再使用。

(何冬娟　诸葛毅)

第十三章

中医养生

　　中医养生保健根据我国传统医学基本理论,运用中医药技术,结合现代健康管理理念,为老年人提供系统的评估、调理、指导和教育等服务,达到保养身心、预防疾病、改善体质和增进健康的目的。随着老龄化社会到来和健康意识的提高,人们对中医养生的需求更为迫切。中医养生日益受到重视,越来越得到推崇。

　　我国传统医学在疾病预防、延缓衰老及健康长寿等方面有着自身独特研究,积累了丰富理论和经验。相比西方医学,中医养生更加注重研究延缓衰老、健康长寿。中医养生保健理论博大精深,内涵丰富,是一座有待进一步开发的宝藏。"法于阴阳,和于术数,饮食有节,起居有常,不妄作劳。故能形与神具,而尽终其天年,度百岁乃去"的论述和"治未病"理念,具有重大理论指导意义和实践价值。

第一节　中医养生的基本原则

　　健康长寿是人类社会发展的必然转归,是每个人的美好愿景。随着物质生活水平不断提高和精神文明不断丰富,健康长寿已经成为人们对美好生活追求的重要内容。

　　但是怎样才能健康长寿呢?遵循养生之道就是重要的途径之一。"养生"最早见于《庄子·内篇》。所谓"生",即生命、生存、生长之意;所谓"养",即保养、调养、补养之意。养生就是保养生命。

　　养生原则,是指养生实践所必须遵循的总的法则。在长期的实践中,中医不断地研究人体的生命活动现象和规律,探索衰老的机理,研究致病和导致早衰的原因和条件,逐渐形成了一系列的养生原则。

一、时令养生

时令养生是中医特色之一。按照春夏秋冬四时节令的变化,采用相应的养生方法。在"天人合一"的整体观思想指导下,提出了养生要顺应自然。根据"春生,夏长,秋收,冬藏"规律,强调"春养肝、夏养心、长夏养脾、秋养肺、冬养肾"的顺应自然的防病养生之道。"起居有常",春天要早起,冬天要早睡。若能顺应自然而摄生,各种生理功能便可循其常性,机体则处于阴阳和谐的健康状态。

二、饮食养生

饮食养生,也称"食补",是按照中医理论,结合个人体质类型,选择合适的食物,调整饮食方式和成分,保持或恢复健康的养生方法。人体的营养物质都来源于饮食五味,经脾胃运化,输布全身,而饮食不节可导致脾胃不调,易致脏腑损伤。因此,饮食养生着重强调五味调和与"饮食有节"。饮食忌饥饱不均,忌偏食,以保证能获取所需的各种营养成分。偏食可导致营养成分失衡,容易生病。食药同源,均有四性五味;而五味与五脏相对应,既可致病,也可治病,如偏阳虚体质的可适当吃点辛味的食品,以助阳气的生发;偏阴虚体质的人则可以多吃酸甘食品以滋阴。

三、运动养生

运动养生是通过练习中医传统保健项目来维护健康,增强体质,延长寿命,延缓衰老。常见的有太极拳、八段锦和五禽戏等。运动养生以中医的阴阳、脏腑、气血、经络等理论为基础,通过意念、呼吸和躯体运动相结合,调养"精气神",延缓衰老、健康长寿。

运动养生应考虑季节、年龄、体力及有无疾病影响等因素,做到科学安排,量力而行。还要注意每次活动时间,不可过长,避免"久视伤血,久卧伤气,久坐伤肉,久立伤骨,久行伤筋"。

四、情志养生

情志养生是通过调节情绪以达到身心安宁的养生方法。"恬淡虚无,真气从之;精神内守,病安从来?"道出了情志养生和防病的真谛。恬淡,是一种安静、怡然、淡泊的心理状态,没有太多的功利和欲望的牵绊。老年人心理调摄的关键在于保持心态平和,心胸开阔,乐观豁达,适应角色变化,热爱生活。也可以通过欣赏音乐、习字作画等调摄心理,寓情于物,身心愉悦。

五、体质养生

体质养生是根据不同体质的特征制订适合自己的养生方法。体质类型有平和质、阳虚质和特禀质等九种。体质养生要因人而异,辨体施养。40至60岁,生命活动开始由盛转衰,工作繁忙,压力较大;此时养生应注意静神少虑,切勿过劳,节制房事。60岁后,脏腑功能衰退,生理与心理适应能力减退,养生应注意知足谦和,加强饮食调养,生活起居有节,运动锻炼动静结合。

 六、经穴养生

经穴养生是根据中医经络理论,按照中医经络和腧穴的功效主治,采取针、灸、推拿、按摩、运动等方式,达到疏通经络、调和阴阳从而实现驱邪治病,使机体恢复阴平阳秘和谐状态的养生方法。《黄帝内经》载:"经脉者,人之所以生,病之所以成。人之所以治,病之所以起"。并能"决生死,处百病,调虚实",因此经络疗法能达到"有病治病,无病防病"作用。

 七、扶正避邪

疾病的发生、发展取决于正气和邪气较量。所谓"正气存内,邪不可干;邪之所凑,其气必虚"。正气不足是疾病发生的内在因素,邪气入侵是疾病发生的重要条件。因此,防治疾病也应从"扶正祛邪"着手。首先要增强正气,提高机体的御邪能力。中医养生着重调养精气神,培补正气,提高免疫力。其次要采取多种措施阻止病邪的入侵。六淫各有主时,如春风、夏热暑、长夏湿、秋燥、冬寒;应该顺四时,慎起居,避六淫。

 八、因境施养

环境,在养生中越来越引起人们重视。环境包含地理环境、气候环境、社会环境和个人居住环境。"绿水青山就是金山银山"。良好的生态环境就是健康的基础和保障。《黄帝内经》指出:"高下之理,地势使然也。崇高则阴气治之,污下则阳气治之。阳胜者先天,阴胜者后天。此地理之常,生化之道也。高者其气寿,下者其气夭。地之小大异也,小者小异,大者大异"。这就告诉我们:居住在空气清新、气候寒冷、高山地区的多长寿。现代医学研究认为,海拔1500~2000m之间的山区,阴离子密集,是长寿的理想地理环境。相反,恶劣环境是重要的致病原因。自然环境与人类的健康息息相关,社会环境同样和人的身体状况紧密关联。《黄帝内经》指出:"凡欲诊病者,必问饮食居处,暴乐暴苦,始乐后苦,皆伤精气,精气竭绝,形体毁沮"。明确阐明了诊治疾病要注意地理环境及社会心理因素的影响。

九、综合调养

人是一个统一的有机体,任何一个环节发生了障碍,都会影响整体生命的正常活动。因此,养生应该从全局着眼,关注生命活动的每一环节,通盘考虑,综合调养,包括顺四时、慎起居、节饮食、戒色欲、调情志、动形体,辅以针灸、推拿按摩及药物养生等。正如李梴《医学入门·保养说》中云:"避风寒以保其皮肤、六腑","节劳逸以保其筋骨五脏","戒色欲以养精,正思虑以养神","薄滋味以养血,寡言语以养气"。

中医养生从上述各个不同方面,对机体进行全面调理保养,使机体内外协调,适应自然变化,增强抗病能力,避免阴阳失调,达到人与自然、体内脏腑气血平衡统一。

第二节　中医体质与保健方法

中医体质是指人体生命过程中,由于先天禀赋和后天获得的基础而形成的形态结构、生理功能和心理状态方面综合的、相对稳定的固有特质;是人类在生长、发育过程中所形成的与自然、社会环境相适应的人体个性特征。根据中华中医药学会的《中医体质分类与判定》,分为平和质、气虚质、阳虚质、阴虚质、痰湿质、湿热质、血瘀质、气郁质、特禀质9种基本类型。

一、中医体质的判定方法

(一)判定方法

从事中医工作者应用9种中医体质分类与判定表,根据老年人回答《中医体质分类与判定表》中全部问题的情况,对每一问题按5级评分,计算原始分及转化分,原始分=各个条目分值相加。转化分数=[(原始分-条目数)/(条目数×4)]×100。依据标准判定体质类型。平和质为正常体质,其他8种体质为偏颇体质。

(二)体质评定示例

示例1:某人各体质类型转化分如下:平和质75分,气虚质56分,阳虚质27分,阴虚质25分,痰湿质12分,湿热质15分,血瘀质20分,气郁质18分,特禀质10分。根据判定标准,虽然平和质转化分为60分,但其他8种体质转化分并未全部为40分,其中气虚质转化分为40分,故此人不能判定为平和质,应判定为是气虚质。

二、中医体质的分型

(一)平和质(A型)

总体特征:体态适中、面色红润、精力充沛。

形体特征:体形匀称健壮。

常见表现:面色、肤色润泽,头发稠密有光泽,目光有神,鼻色明润,嗅觉通利,唇色红润,不易疲劳,精力充沛,耐受寒热,睡眠良好,胃纳佳,二便正常,舌色淡红,苔薄白,脉和缓有力。

心理特征:性格随和开朗。

发病倾向:平素患病较少。

对外界环境的适应能力:对自然环境和社会环境的适应能力较强。

成因:先天禀赋充足,后天调养得当,阴阳气血调和。

（二）气虚质（B 型）

总体特征:疲乏、气短、自汗。

形体特征:肌肉松软不实。

常见表现:平素语音低弱,气短懒言,容易疲乏,精神不振,易出汗,舌淡红,舌边有齿痕,脉弱。

心理特征:性格内向,情绪不稳定,胆小,不喜欢冒险。

发病倾向:易患感冒、内脏下垂等病;病后康复缓慢。

对外界环境的适应能力:不耐受风、寒、暑、湿邪。

成因:先天本弱,后天失养或病后气亏。

（三）阳虚质（C 型）

总体特征:畏寒怕冷、手足不温。

形体特征:肌肉松软不实。

常见表现:平素畏冷,手足不温,喜热饮食,精神不振,舌淡胖嫩,脉沉迟。

心理特征:性格多沉静、内向。

发病倾向:易患痰饮、肿胀、泄泻等病;感邪易从寒化。

对外界环境的适应能力:耐夏不耐冬;易感风、寒、湿邪。

成因:先天不足,或病后阳亏而致阳气不足。

（四）阴虚质（D 型）

总体特征:口燥咽干、手足心热。

形体特征:体形偏瘦。

常见表现:手足心热,口燥咽干,鼻微干,喜冷饮,大便干燥,舌红少津,脉细数。

心理特征:性情急躁,外向好动,活泼。

发病倾向:易患虚劳、失精、不寐等病;感邪易从热化。

对外界环境的适应能力:耐冬不耐夏,不耐受暑、热、燥邪。

成因:先天不足,或久病失血,纵欲耗精而致阴液亏少。

（五）痰湿质（E型）

总体特征:形体肥胖、腹部肥满、口黏苔腻。

形体特征:体形肥胖,腹部肥满松软。

常见表现:面部皮肤油脂较多,多汗且黏,胸闷,痰多,口黏腻或甜,喜食肥甘甜黏,苔腻,脉滑。

心理特征:性格偏温和、稳重,多善于忍耐。

发病倾向:易患消渴、中风、胸痹等病。

对外界环境适应能力:对梅雨季节及湿重环境的适应能力差。

成因:先天遗传,或后天过食肥甘以致痰湿凝聚。

（六）湿热质（F型）

总体特征:以面垢油光、口苦、苔黄腻。

形体特征:形体中等或偏瘦。

常见表现:面垢油光,易生痤疮,口苦口干,身重困倦,大便黏滞不畅或燥结,小便短黄,男性易阴囊潮湿,女性易带下增多,舌质偏红,苔黄腻,脉滑数。

心理特征:容易心烦急躁。

发病倾向:易患疮疖、黄疸、热淋等病。

对外界环境的适应能力:对夏末秋初湿热气候,湿重或气温偏高环境较难适应。

成因:先天禀赋,或久居湿地、善食肥甘,或长期饮酒以致湿热内蕴。

（七）血瘀质（G型）

总体特征:肤色黯、舌质紫黯。

形体特征:胖瘦均见。

常见表现:肤色黯,色素沉着,容易出现瘀斑,口唇黯淡,舌黯或有瘀点,舌下络脉紫黯或增粗,脉涩。

心理特征:易烦,健忘。

发病倾向:易患症瘕及痛证、血证等。

对外界环境的适应能力:不耐受寒邪。

成因:先天禀赋,或后天损伤,忧郁气滞以致血行不畅。

（八）气郁质（H型）

总体特征:神情抑郁、忧虑脆弱。

形体特征:形体瘦者为多。

常见表现:神情抑郁,情感脆弱,烦闷不乐,舌淡红,苔薄白,脉弦。

心理特征:性格内向不稳定、敏感多虑。

发病倾向:易患脏躁、梅核气、百合病及郁证等。

对外界环境的适应能力:对精神刺激的适应能力较差;不适应阴雨天气。

成因:先天遗传,或因精神刺激,暴受惊恐以致气机郁滞。

(九)特禀质(I型)

总体特征:生理缺陷、过敏反应。

形体特征:过敏体质者一般无特殊;先天禀赋异常者或有畸形,或有生理缺陷。

常见表现:过敏体质者常见哮喘、咽痒、鼻塞、喷嚏等;患遗传性疾病者有垂直遗传、先天性、家族性特征。

心理特征:随禀质不同而情况各异。

发病倾向:过敏体质者易患哮喘、荨麻疹、花粉症及药物过敏等;遗传性疾病如血友病、先天愚型等。

对外界的适应能力:适应能力差。

成因:先天因素遗传因素,或环境因素、药物因素。

三、中医体质的保健方法

(一)平和质

1.饮食保健

阴阳平和的老年人应丰富饮食的种类,形成多样化的饮食习惯,多吃五谷杂粮、蔬菜瓜果,少食过于油腻及辛辣之物。建议选择具有健脾、滋肾作用的饮食,如小麦、黄豆、山药、豆腐、木耳、苹果等。推荐食疗方:山药扁豆粥:山药30g,白扁豆10g,粳米50g,白糖少许。制作:将粳米淘洗干净,山药切片,白扁豆洗净;将粳米、白扁豆放入锅内,加水适量,置武火上烧沸,再用文火熬煮至八成熟时,加入山药片、白糖,继续熬煮至熟即成。本粥有补益脾胃的作用。

2.穴位保健

(1)选穴:足三里、气海。

(2)定位:足三里穴位于外膝眼下3寸,胫骨前嵴外1横指处;气海穴位于前正中线上,脐下1.5寸。

(3)操作:①点按法:用大拇指或中指气海穴;同时按压足三里;每次5~10min,每日两次,10天1个疗程。②艾灸法:雀啄灸法;点燃艾条后对准足三里、气海穴,距离皮肤约2cm,以皮肤感到温热舒适能耐受为度,每次10~15min,隔日1次,10天为1疗程。

3.经络保健

平和质的经络按摩以通畅督脉为主。首先,将按摩油均匀滴到背部正中线及两侧,自颈部到腰骶部自上而下用手掌掌面进行推擦,与自颈部沿圆弧线到两侧腋窝的推擦相交替,各12次,再沿督脉及两侧第一侧线的膀胱经循行,每隔1寸左右即用拇指进行点、推、揉,3~5遍后,右手五指稍微并拢,用指端自上而下对督脉、两侧竖脊肌进行叩击。

4.运动保健

建议平和质的老年人形成良好的运动习惯,每日0.5~1h进行有氧运动。推荐保健运动为八段锦、太极剑以及太极拳。

5.注意事项

应持之以恒地保持良好的生活起居习惯。保持充足的睡眠时间,不宜食后即睡。

(二)气虚质

1.饮食保健

气虚体质的老年人应多吃性平偏温,益气健脾的食物,如粳米、小米、黄米、大麦、黄豆、白扁豆、豇豆、蚕豆、豌豆、土豆、白薯、红薯、山药、胡萝卜、香菇、鲫鱼、鹌鹑、鹅肉、羊心、羊肚、莲子、蘑菇、芡实、栗子、人参、豆腐、鸡肉、鸡蛋、鹌鹑(蛋)、牛肉等。尽量少吃或不吃空心菜、槟榔、生萝卜等耗气的食物。不宜多食生冷苦寒、辛辣燥热的食物。推荐食疗方:

(1)黄芪童子鸡:童子鸡1只,生黄芪15g,葱、姜、盐、黄酒适量。制作:取童子鸡1只洗净,用纱布袋包好生黄芪,取一根细线,一端扎紧袋口,置于锅内,另一端则绑在锅柄上。在锅中加姜、葱及适量水煮汤,待鸡熟后,拿出黄芪包。加入盐、黄酒调味,即可食用。本汤具有补气补虚之效。

(2)山药粥:山药30g,粳米180g。制作:将山药和粳米一起入锅加清水适量煮粥,煮熟即成。此粥可在每日晚饭时食用。本粥具有补中益气、益肺固精的作用。

2.穴位保健

(1)选穴:足三里、关元、气海、神阙。

(2)定位:关元穴位于前正中线上,脐下3寸;气海穴位于前正中线上,脐下1.5寸;神阙穴位于脐窝中央。

(3)操作:艾灸法:平躺,借助温灸盒,对每个穴位进行温灸,每个穴位时间10min,隔日一次,10天为1疗程。

3.运动保健

气虚体质的老年人应避免剧烈的体育活动;太极拳和八段锦比较适合这类群体。推荐:呼气提肛法。明代"养生十六宜"指出:"谷道宜常撮",谷道指肛门。首先吸气收腹,收缩并提升肛门,停顿2~3s之后,再缓慢放松呼气,如此反复10~15

次。八段锦的"两手攀足固肾腰"和"攒拳怒目增力气",加做1~3遍。

4.注意事项

注意保暖:气虚质者卫阳不足,易于感受外邪,应注意保暖,不要劳汗当风,防止外邪侵袭。避免劳累:劳则气耗,气虚质者尤当注意不可过于劳作,以免更伤正气。

(三)阳虚质

1.饮食保健

阳虚体质的老年人宜选用甘温补脾阳、温肾阳为主的食物,如羊肉、鸡肉、带鱼、黄鳝、虾、刀豆、韭菜、茴香、核桃、栗子、腰果、松子、红茶、生姜等。少食生冷、苦寒、黏腻食物,如田螺、螃蟹、海带、紫菜、芹菜、苦瓜、冬瓜、西瓜、香蕉、柿子、甘蔗、梨、绿豆、蚕豆、绿茶、冷冻饮料等。即使在盛夏,也不要过食寒凉之品。推荐食疗方:

(1)当归生姜羊肉汤:当归20g,生姜30g,羊肉500g。当归、生姜冲洗干净,用清水浸软,切片备用。将羊肉剔去筋膜,放入开水锅中略烫,除去血水后捞出,切片备用。将当归、生姜、羊肉放入砂锅中,加清水、料酒、食盐,旺火烧沸后撇去浮沫,再改用小火炖至羊肉熟烂即成。具有温阳补血、祛寒止痛的功效,适合阳虚体质者食用。

(2)韭菜炒胡桃仁:胡桃仁50g,韭菜200g。将生胡桃仁开水浸泡去皮,沥干备用。韭菜洗干净,切成寸段备用。将麻油倒入炒锅,烧至七成热时,加入胡桃仁,炒黄,再加入韭菜、食盐,翻炒至熟。具有温肾助阳的功效,适合阳虚体质腰膝冷痛者。

2.穴位保健

(1)选穴:足三里、命门、肾俞。①定位:命门穴位于后正中线上,第2腰椎棘突下凹陷中;肾俞穴位于第2腰椎棘突下,旁开1.5寸。②操作:艾灸法:俯卧,借助温灸盒,对穴位进行温灸,时间10~15min,隔日一次,10天为1疗程。

(2)耳穴选穴:肾穴。①定位:肾穴在对耳轮上下脚分叉处下方。②操作方法:将王不留行籽贴于肾穴上,用胶布固定,每穴用拇、食指对捏,以中等力量和速度按压40次,达到使耳郭轻度发热、发痛。每日自行按压3~5次,每次3~5min。两耳穴交替贴压,3~5天一换,10天为1个疗程。

3.推拿保健

采用摩擦腰肾法:以两手平掌的鱼际、掌根或两手虚拳的拳眼,拳背着力,同时做上下左右摩擦两侧腰骶部。每次15min,每天2次,10天1疗程。做坐式八段锦的第四段:"闭气搓手热,背后摩精门,左右辘轳转,两脚放舒伸"。"翻掌向上托,弯腰攀足频"。

4.运动保健

阳虚体质的老年人运动时应注意避风寒,不宜大汗,适合做温和的有氧运动,如慢走、太极剑、太极拳等。宜在阳光充足的环境下进行舒缓柔和的户外活动,日光浴、空气浴是较好的强身壮阳之法。八段锦的"背后七颠百病消"和"两手攀足固肾腰",加做1~3遍。

5.注意事项

阳虚质者耐春夏不耐秋冬,秋冬季节要适当暖衣温食以养护阳气,尤其要注意腰部和下肢保暖,每天以热水泡脚为宜。尽量避免在大风、大寒、大雪的环境中锻炼。夏季暑热多汗,也易导致阳气外泄,使阳气虚于内。建议尽量避免强力劳作和大汗,也不可恣意贪凉饮冷。多在阳光充足的情况下适当进行户外活动,不可在阴暗潮湿寒冷的环境下长期工作和生活。

(四)阴虚质

1.饮食保健

阴虚体质的老年人可以多吃甘凉滋润的食物,比如黑大豆、黑芝麻、蚌肉、兔肉、鸭肉、百合、豆腐、豆浆、猪头、猪髓、燕窝、银耳、木耳、甲鱼、牡蛎肉、鱼翅、干贝、麻油、番茄、葡萄、柑橘、荸荠、香蕉、梨、苹果、桑葚、柿子、甘蔗等。少食温燥、辛辣、香浓的食物,如羊肉、韭菜、茴香、辣椒、葱、蒜、葵花子、酒、咖啡、浓茶,以及荔枝、龙眼、樱桃、杏、大枣、核桃、栗子等之品。

推荐食疗方:

(1)蜂蜜银耳蒸百合:百合120g,蜂蜜30g,银耳30g。将百合、蜂蜜、银耳拌和均匀,蒸令熟软。具有养阴、生津、润燥的功效,适合阴虚体质常感咽干口燥、皮肤干燥者食用。糖尿病患者不宜使用本方。

(2)莲子百合煲瘦肉:莲子(去芯)20g,百合20g,猪瘦肉100g。用莲子(去芯)、百合、猪瘦肉,加水适量同煲,肉熟烂后用盐调味食用。具有养阴清热、益气安神功效,适合阴虚体质且常感虚烦、失眠、多梦者食用。

2.穴位保健

(1)选穴:三阴交、太溪。①定位:三阴交穴位于内踝尖上3寸,胫骨后缘;太溪穴位于足内侧,内踝后方,内踝尖与跟腱之间的凹陷处。②操作方法:用大拇指或中指同时按压三阴交和太溪穴,每次5~10min;每日2次,10天1个疗程。

(2)耳穴选穴:肝穴、肾穴。①定位:肾穴位于对耳轮上下脚分叉处下方;肝穴位于耳甲艇的后下部。②操作方法:将王不留行籽贴于肾穴及肝穴上。(详见阳虚质的耳穴操作方法)。

3.运动保健

阴虚体质的老年人应保证每天0.5~1h的有氧运动,如慢走、游泳、太极拳、太极剑等。可做搅海、漱津,即齿常叩,津常咽。可选择八段锦,在做完八段锦整套动作后将"摇头摆尾去心火"和"两手攀足固肾腰"加做1~3遍。

4.注意事项

熬夜、剧烈运动、高温酷暑的工作生活环境等能加重阴虚倾向,应尽量避免。不宜洗桑拿、泡温泉。节制房事,勿吸烟。

(五)痰湿质

1.饮食保健

痰湿体质的老年人的饮食应以清淡为原则,宜选用健脾助运、祛湿化痰的食物,如冬瓜、白萝卜、薏苡仁、赤小豆、荷叶、山楂、生姜、荠菜、紫菜、海带、鲫鱼、鲤鱼、鲈鱼、文蛤等。少食肥、甜、油、黏(腻)的食物。

推荐食疗方:

(1)荷叶粥:干荷叶30g,粳米60g。揉碎干荷叶,将其与粳米同放锅中,共熬成粥。具有祛湿降浊的功效,适合痰湿体质者食用。

(2)冬瓜海带薏米排骨汤:冬瓜1000g,海带100g,薏米30g,猪排骨少量,生姜2~3片。冬瓜连皮洗净,切成块状;薏米、海带洗净,稍浸泡;猪排骨洗净后斩为件状;然后与生姜一起放进瓦煲内,加入清水3000mL(约12碗水量),先用武火煲沸后,改为文火煲约3h,加入适量食盐和少许生油便可。具有健脾祛湿、化痰消浊的功效,适合痰湿体质、腹部肥满的老年人食用。

2.穴位保健

(1)选穴:足三里、丰隆、水道。

(2)定位:丰隆穴位于外踝尖上8寸,胫骨前嵴外2横指;水道穴位于下腹部,脐中下3寸,距前正中线2寸。

(3)操作方法:用大拇指或中指同时按压足三里、丰隆穴、水道穴,每次5~10min。每日2次,10天1个疗程。

3.经络保健

将并拢的食指、中指、无名指按压中脘、气海、关元、天枢各30~60s(中脘:前正中线上,脐上4寸,或脐与胸剑联合连线的中点处;气海:前正中线上,脐下1.5寸;关元:前正中线上,脐下3寸;天枢:脐中旁开2寸)。

4.运动保健

痰湿体质的老年人每天应有规律的有氧运动,合理的饮食习惯,控制体重。可选择快走、武术以及打羽毛球等,使松弛的肌肉逐渐变得结实、致密。如果体重过重、膝盖受损,可选择游泳。也可用八段锦的"双手托天理三焦"和"调理脾胃须单举"加做1~3遍。

5.注意事项

痰湿体质的人的耐热能力差,所以要尽量避免在炎热和潮湿的环境中锻炼。运动环境宜温暖宜人,不要在寒冷的环境中锻炼。痰湿体质人的一般体重较重,运动负荷强度较高时,要注意运动的节奏,循序渐进地进行锻炼,保障人身安全。晚上睡觉的枕头不宜过高,防止打鼾加重;早睡早起,不要过于安逸,贪恋沙发和床榻。

(六)湿热质

1.饮食保健

湿热体质的老年人应提倡饮食清淡,宜选用甘寒或苦寒的清利化湿食物,如绿豆(芽)、绿豆糕、绿茶、芹菜、黄瓜、苦瓜、西瓜、冬瓜、薏苡仁、赤小豆、马齿苋、莲藕、空心菜、苋菜等。少食胡桃仁、鹅肉、羊肉、狗肉、鳝鱼、香菜、酒、饴糖、胡椒、蜂蜜等甘酸滋腻之品以及韭菜、生姜、辣椒、胡椒、花椒与火锅、烹炸、烧烤等辛温助热的食物。

推荐食疗方:

(1)绿豆薏米粥:生薏苡仁40g,绿豆40g。浸泡一夜,放入锅内,加适量水,用文火炖至熟,焖数分钟即可。具有清热、利湿、解毒的功效,适合湿热体质、易长疮疖者食用。

(2)老黄瓜赤小豆煲猪肉汤:老黄瓜1000g,赤小豆80g,瘦猪肉少量,陈皮10g,生姜1~2片。赤小豆、陈皮洗净,将陈皮刮去瓤,并一起浸泡;洗净老黄瓜,连皮切为厚块状;猪肉洗净,不用刀切。先放陈皮于瓦煲内,加入清水3000mL(约12碗水量),武火煲沸后再加入老黄瓜、猪肉、生姜,煮沸后改为文火煲约2.5h,调入适量食盐和生油即可。具有清热利湿、理气和中的功效,适合湿热体质者食用。

2.穴位保健

(1)选穴:阴陵泉、支沟。

(2)定位:阴陵泉穴位于胫骨内侧踝下方凹陷处;支沟穴位于前臂背侧,当阳池与肘尖的连线上,腕背横纹上3寸,尺骨与桡骨之间。

(3)操作方法:可采用指揉或拍打的方法,每穴操作2~3min,每天1~2次。阴陵泉还可以选择刮痧。每次5~10min。每日2次,10天1个疗程。

3.运动保健

湿热体质的老年人每天应有规律地进行有氧运动,宜做中长跑、游泳、爬山、慢走、各种球类、武术等强度较大的锻炼。夏季应避免在烈日下长时间活动,在秋高气爽的季节,经常选择爬山登高,更有助于祛除湿热。也可做太极拳、八段锦,在完成整套动作后将"双手托天理三焦"和"调理脾胃须单举"加做1~3遍,每日1遍。

4.注意事项

不宜熬夜,或过度疲劳。要保持二便通畅,防止湿热郁聚。注意个人卫生,预防皮肤病变。避免服用兴奋饮料,不宜吸烟饮酒。

(七)血瘀质

1.饮食保健

血瘀体质的老年人建议选用具有调畅气血作用的食物,如黑豆、黄豆、香菇、茄子、油菜、羊血、木瓜、海藻、海带、紫菜、萝卜、胡萝卜、金橘、橙子、柚子、桃子、李子、山楂、醋、玫瑰花、绿茶、红糖、黄酒、葡萄酒、白酒等食物。少食收涩、寒凉、冰冻之物,如乌梅、柿子、石榴、苦瓜、花生米,以及高脂肪、高胆固醇、油腻食物,如蛋黄、虾、猪头肉、猪脑、奶酪等。还可少量饮用葡萄酒、糯米甜酒,有助于促进血液运行,应戒烟。

推荐食疗方:

(1)黑豆川芎粥:川芎10g,黑豆25g,粳米50g。川芎用纱布包裹,和黑豆、粳米一起水煎煮熟,加适量红糖,分次温服。具有活血祛瘀功效,适合血瘀体质者食用。

(2)红花三七蒸老母鸡:老母鸡1只(约1000g),参三七10g,红花15g,陈皮10g。将老母鸡宰杀,剖腹去内脏,洗净后,放入三七、红花、陈皮,文火蒸熟,至肉烂,加葱、盐、姜调味,分餐食之。具有活血行气的功效,适合血瘀体质且患有胸痹、痛证者食用。

2.穴位保健

(1)选穴:期门、血海。

(2)定位:期门穴:位于胸部,当乳头直下,第6肋间隙,前正中线旁开4寸;血海穴:屈膝,在大腿内侧,髌底内侧端上2寸,当股四头肌内侧头的隆起处。

(3)操作方法:采用指揉法。每次2~3min,每天1~2次,10天1个疗程。

3.运动保健

血瘀体质的老年人每天应有规律地进行有氧运动,避免剧烈以及过量的体育运动。可选择促进气血运行的运动项目,持之以恒。采用"步行健身法",促进全身血液的运行,有活血化瘀的功效。八段锦的"左右开弓似射"和"双手托天理三焦",加做1~3遍。如步行健身法,或者八段锦,在完成整套动作后将"左右开弓似射雕"和"背后七颠百病消"加做1~3遍。避免在封闭环境中进行锻炼。锻炼强度视身体情况而定,不宜进行大强度、大负荷运动,以防意外。

4.注意事项

血得温则行,得寒则凝。血瘀质者要避免寒冷刺激。日常生活中应注意动静结合,不可贪图安逸,加重气血郁滞。气为血帅,故亦需注意情志舒畅,勿恼怒郁愤。月经期间慎用活血类食物。

(八)气郁质

1.饮食保健

气郁体质的老年人调理尤其要注重补益气血、调肝养肝、理气解郁和健脾养胃。建议多吃桑葚、覆盆子、枸杞、麦冬、红枣、猪肝、优质蛋白质等具有补益肝血作用的食物和当归、白芍、熟地等药物。同时配合党参、白术、茯苓等,能调节脾胃功能,增加补益效果。可以适当多吃大麦、荞麦、高粱、黄花菜、西红柿、豌豆、蘑菇、豆豉、苦瓜、萝卜、洋葱、大蒜、丝瓜、包心菜、香菜、萝卜等,以及葡萄干、龙眼、橙子、橘子、柚子、猕猴桃、陈皮、玫瑰花、菊花、茉莉花、酸枣仁等行气、解郁、消食、醒神食物。少吃如南瓜、石榴、草莓、酸枣、柠檬等收敛酸涩食物,也不可多食冰冷食品和饮料。

推荐食疗方:

(1)三花茶:茉莉花、菊花、玫瑰花各3g。沸水冲泡,代茶饮。具有行气解郁功效,适合气郁体质者饮用。

(2)黄花菜瘦肉汤:鲜黄花菜60g(干品20g),猪瘦肉500g(切块),生姜3片,适量油盐。黄花菜需要先用开水焯一下,放少许油略炒,然后将黄花菜和瘦肉一起放进瓦煲内,加入清水2500mL,武火煲沸后改文火煲3h,调入适量盐、油便可。具有疏肝解郁功效,适合气郁体质者食用。

2.穴位保健

(1)选穴:太冲、合谷。

(2)定位:太冲穴位于足背,第1、2跖骨结合部之前凹陷中;合谷穴:位于手背,第1、2掌骨间,当第2掌骨桡侧的中点处。

(3)操作方法:用大拇指或中指同时按压两侧太冲穴或两侧合谷穴,每次5~10min。每日2次,10天1个疗程。

3.经络按摩

选取足厥阴肝经的循行路线,进行经络敲打,每次敲打1个来回,每日2次,10天1疗程。

4.运动保健

建议气郁体质的老年人每天有0.5~1h的有氧运动。可选择下棋、打牌、瑜伽等,坚持做较大强度、较大负荷的"发泄式"锻炼,如跑步、登山、游泳。也可参与下棋、打牌等娱乐活动,分散注意力;闲情逸致,加强人际交流。八段锦的"左右开弓似射雕"和"双手托天理三焦",加做1~3遍。

5.注意事项

尽量增加户外活动和社交,防止一人独处时心生凄凉。气郁日久易致血行不畅,衣着宜选择宽松透气性好的款式,还应注意鞋袜也不宜约束过紧,否则易影响气血运行,出现肢体麻木或发凉等症状。居室保持安静,宜宽敞、明亮。平日保持有规律的睡眠,睡前避免饮用茶、咖啡和可可等饮料。衣着宜柔软、透气、舒适。

(九)特禀质

1.饮食保健

特禀体质的老年人的饮食宜清淡、均衡、粗细搭配适当,荤素配伍合理。多食益气固表的食物,如蜂蜜、金针菇、胡萝卜、党参、黄芪、太子参、大枣、鸡肉、枸杞子、莲子、薏苡米、绿豆、百合、粳米、黑芝麻、黑豆等食物。尽量少吃荞麦(含致敏物质荞麦荧光素)、蚕豆、白扁豆、牛肉、鹅肉、鲤鱼、虾、蟹、茄子、酒、辣椒、浓茶、咖啡等辛辣之品、腥膻发物及含致敏物质的食物。避免食用各种致敏食物,减少发作机会。注意:忌食生冷、肥甘油腻及各种"发物",如鱼、虾、蟹、辣椒、肥肉、浓茶、咖啡等,以免引动宿疾。

推荐食疗方:

(1)固表粥:乌梅15g、黄芪20g、当归12g、粳米100g。将乌梅、黄芪、当归放砂锅中加水煎开,再用小火慢煎成浓汁,取出药汁后,再加水煎开后取汁,用汁煮粳米成粥,加冰糖趁热食用。具有益气、养血、脱敏的功效,适合过敏体质易发皮肤过敏者食用。

(2)黄芪首乌藤炖瘦猪肉:首乌藤15g,黄芪15g,猪瘦肉100g,食盐、葱、生姜、料酒、味精各适量。洗净首乌藤、黄芪,切片备用;洗净猪瘦肉,切成2cm见方的块,放入锅内,加灵芝、黄芪、调料、水适量。将锅置武火上烧沸,用文火炖熬至瘦猪肉热烂即成。具有益气养血、祛风脱敏的功效,适合过敏体质者食用。

2.穴位保健

(1)选穴:足三里、神阙穴、曲池穴。

(2)定位:足三里位于外膝眼下3寸,胫骨前嵴外1横指处;神阙穴位于脐窝中央;曲池穴:位于肘横纹外侧端,屈肘,当尺泽与在肘横纹外侧端与肱骨外上髁连线中点。

(3)操作:点按法:用大拇指或中指按压两侧足三里穴,每次按压操作5~10min,每日2次,10天1个疗程。曲池采用指揉法,按揉2~3min。每天1~2次。艾灸法:对足三里穴、神阙穴进行温灸,可以借助温灸器,每次时间10~15min即可,隔日1次,10天为1疗程。

3.经络按摩

选取足少阴肾经的循行路线,敲打经络,每次敲打1个来回,每日2次,10天1疗程。

4.运动保健

建议特禀体质的老年人每天有半h0.5～1h的有氧运动。注意避风寒。

第三节　调理脾胃

脾胃为后天之本,气血生化之源。人以水谷为本,而脾胃又是受纳水谷,运化精微营养物质的重要器官,可见脾胃在人体占有极为重要的位置。《黄帝内经·素问·灵兰秘典论》云:"脾胃者,仓廪之官,五味出焉。"脾主运化,脾运化水谷精微功能旺盛,机体消化吸收功能健全,从而为化生精、气、血、津液,提供足够的原料,使脏腑、经络、四肢百骸,以及筋肉皮毛等组织得到充分的营养,进行正常的生理活动。因此,调理脾胃在中医养生康复中非常重要,已经成为一个应用广泛、行之有效的重要治则。《金匮要略》中指出"四季脾旺不受邪。"说明一年四季中,如果脾胃功能旺盛,则难受到病邪的侵袭,强调了调理脾胃在疾病治疗和养生中的重要性。《脾胃论》对"脾胃"与"百病"的关系也进行了充分的阐述,"元气之充足,皆由脾胃之气无所伤,而后能滋养元气。若胃气之本弱,饮食自倍,则脾胃之气既伤,而元气亦不能充,此诸病之所由生也。"张景岳强调:"脾为土脏,灌溉四傍,是以五脏中皆有脾气,而脾胃中亦有五脏之气,此其互为相使,有可分而不可分者在焉。故曰:'善治脾者,能调五脏,即所以治脾胃也,能治脾胃,使食进胃强,即所以安五脏也。'"说明调理脾胃是中医防治疾病的关键环节。脾胃与五脏关系密切,脾胃调则五脏调。

一、中医调理脾胃的基本治则

"有胃气则生,无胃气则死",说明养胃气是中医调理脾胃的关键,然后根据不同情况选用下列基本治则:祛邪与养胃气兼顾,调治脾胃与他脏互用,开胃与运脾并重,通下与升提互佐,药补与食补兼施。根据证型选择不同的七种养生康复治疗方法:益气健脾、疏肝健脾、健脾运湿、升阳健脾、滋阴益胃、健脾化痰、消积导滞。除了药物外,还有食物、针灸、运动气功、精神等调理脾胃的方法,行之有效,可相互结合,提高疗效。

二、中医调理脾胃的基本方法

（一）益气健脾法

久病的老年患者，脾气虚弱，临床多见食欲下降，面色难看，倦怠乏力，头晕目眩，少气懒言等症状，疾病恢复缓慢，常用益气健脾法，其代表方有补中益气汤、清神益气汤等。

（二）疏肝健脾法与肝脾同治

进入老年，生理、心理都会出现一系列变化，加之疾病缠身，易出现紧张、焦虑、悲观等肝气郁结等情绪变化。肝郁乘脾，脾失健运。表现为情志抑郁，胸胁胀满，脘腹胀闷，嗳气叹息，不思饮食，神疲乏力，大便溏薄等。此时，理当疏肝理气、健脾和胃，肝脾同治；方用逍遥散、柴胡疏肝散等。

（三）健脾运湿法

久病体弱，脾虚无力运化水湿，水湿困阻脾胃，致脾气愈虚。常见腹胀、纳呆、大便溏泻或不爽、倦怠乏力、舌苔腻等。应当健脾运湿，方用四君子汤、香砂六君子汤。

（四）升阳健脾法

对于老年患者，脾胃虚弱，或因进食生冷，或因过服寒凉药物，或素体阳虚等，致脾阳受损。证见形寒肢冷，面色黯，神疲乏力，脘痞食少，脘腹胀满，大便溏，舌淡苔滑等。治当温阳健脾，选用理中丸等。李东垣治病注重升脾阳，运用至老年病证的治疗。

（五）滋阴益胃法

老年久病，耗伤气阴，其中脾胃气阴两虚最常见。常见大便秘结，气短乏力，咽干舌燥，小便短少，舌少津，脉细等。治予滋阴益胃，常用增液汤、益胃汤等。在老年人疾病恢复期，特别是热病后，阴津亏损，应急救其阴。

（六）健脾化痰法

老年脾虚痰饮内生，痰饮停于肠胃，则肠鸣腹泻；痰饮停肺，则咳喘气短；肝风挟痰上逆则眩晕；痰气窜络则瘰疬，变证丛生，理应健脾化痰，二陈汤、温胆汤为其基本方。

（七）消积导滞法

老年脾胃运化失常，消谷不化，积滞肠胃，特别是大病久病之后，骤进滋补，难以消化，而出现中焦积滞，证见腹胀，嗳腐吞酸，口臭，不欲食，大便不爽，舌苔后腻等。因老年脾胃虚弱，运化迟缓，饮食积滞，故消积导滞通腑是治疗关键。

第四节　中医养生抗衰老

健康长寿是人一生的最大追求目标,但生老病死是自然规律,衰老是无法抗拒的。人的天寿为生长期的5~7倍。《黄帝内经》认为人的寿数应该为百年。我国人口平均期望寿命提高很快,改革开放之初为68岁,2010年为74.8岁;但离百岁之遥,远矣! 如何延缓衰老、推迟早衰,是我们的研究方向。衰老分为生理性衰老、病理性衰老和心理性衰老三种类型。生理性衰老是指随着增龄,身体功能自然衰退、老化、消亡的过程。有生必有死,这是自然规律。心理性衰老是指心理年龄先于生理年龄衰老的人,称为"未老先衰""老气横秋"等,表现为办事效率低、竞争意识退化,自卑心理,情绪低落,固执己见,松散懒惰,精神不振,性情急躁、多疑、敏感。需要心理干预。"恬淡虚无,真气从之,精神内守,病安从来"就是治疗大法。病理性衰老是由于内外因素导致身体结构、功能的病理性变化。延缓病理性衰老有一定的临床价值。

中医非常强调养生,抗衰老是其主要内容。早在春秋战国时期,《黄帝内经》就提出了一系列的养生延年抗衰老的方法,如未病先防的"治未病"思想,顺应自然的"天人合一"理念,形神统一的整体观念等。在当时,中医对人体和疾病已有如此深奥的认识,难能可贵。就目前看来,这也是非常先进的养生抗衰老理念。

一、养生抗衰老的基础是坚持良好的生活方式

《黄帝内经》强调,养生延年抗衰老要"法于阴阳,和于术数,饮食有节,起居有常,不妄作劳。故能形与神具,而尽终其天年,度百岁乃去"。"法于阴阳,和于术数"指的是生活起居要顺应自然规律,做到"天人合一";"饮食有节,起居有常,不妄作劳"指的是饮食要有节制,七八分饱就可以了,不能暴饮暴食,作息时间要有规律,工作上不能过分劳累。"形与神具"的意思是要形神统一,要保持平和心态,喜怒忧思悲恐惊都不能太过了。

(一)调神爽心,减少压力

精神上的不良刺激对健康危害极大。《黄帝内经》云:"怒伤肝","恐伤肾","思伤脾","喜伤心","悲伤肺"。过度的悲伤、无法排解的痛苦或长期的精神压抑常常是诱发早衰的重要原因。《灵枢·天年》中的"失神者死,得神者生",一再强调精神与情志在衰老中的重要作用,心理会严重影响衰老进程。心理性衰老对病理性衰老起到恶性负面作用,可诱导和加剧病理性衰老发展。病理性衰老又影响心理性衰老,恶性循环,加速衰老。因此,阻断恶性因果链,是阻遏病理性衰老的关键环节。

调适七情六欲,"恬淡虚无"与"精神内守",可有效地防治心理性衰老。不以物喜,不以己悲,避免过度悲伤和长期精神压抑,拥有自信。浙江省中医学会所调查的百岁老年人都有良好的心态。

（二）固护肾精,减少耗损

中医的"肾"与西医的"肾"概念不同。中医认为"肾为先天之本",与健康水平、衰老过程有着密切关系。肾是人体非常重要的脏器,肾精是五脏六腑精气的根本。先天之精来源于父母,后天之精来源于饮食水谷;在机体生命活动中起着非常重要的作用,肾精的耗损往往是早衰的根源。因此,从中医角度上讲,节欲保精是防止衰老的第一要义,即防止纵欲,固护肾精,减少耗损,增强肾精的储备,这是防止早衰的关键手段。

（三）节制饮食,减少堆存

中医强调,饮食有节,减少废物堆存,是防止衰老的有效方法。

（四）避免超负,减少妄作

《素问·上古天真论》云:"不妄作劳",避免"以欲竭其精,以耗其真"。避免"劳神劳心"太过,这是养生防衰的重要原则。当今社会生活节奏快,竞争激烈,工作压力大,常常加班或熬夜等;或过度娱乐等,机体超负荷运转导致疲劳综合征,诱发早衰。从中医角度上讲,避免超负,减少妄作,是防止衰老的有效措施之一。

（五）防止脑衰,减少退化

大脑是知觉、思维、语言、行为的中枢,也是生命的中枢,具有支配一切活动的作用。《黄帝内经》:"心者,五脏六腑之大主也,精神之所舍也……心伤则神去,神去则死矣。"因此,脑衰则失其司令主宰,导致全身失控,必然导致人体机能失调、失控而致机体衰老。脑衰诱导了衰老的早至。因此,从中医角度上讲,勤于用脑,开发脑的储备,防止脑衰,减少退化,是抗衰老的一项重要措施。此外,配合气功、饮食调理、协调生活节奏以及加强锻炼,也能延缓脑动脉的硬化,延缓衰老、推迟早衰的来临。

（六）顺应环境,减少不谐

"天人合一"强调人与自然和谐统一,顺应四时养生,目的就在于使人体局部和自然界大环境整体和谐统一,步调一致,生命才能得到维护。人体的生命过程应顺应宇宙天体的运转节律,如年月日、阴阳寒暑节律、昼夜幽明节律及月潮汐节律。个体的生理盛衰顺应于自然界的阴阳盛衰,就能因势利导,得天之助。反之,如个体节律违背自然界的生物钟,则"神机不转"促进衰老早发。因此,从中医角度上讲,与四时同步,顺应环境,减少不谐,是防止早衰的重要手段。但是,随着社会发展,环境污染十分严峻,如噪声、废气、废水等,还要保护好自身生存环境,建设好绿色环保环境,避开、减少环境污染的伤害,这也是防止早衰的一大举措。

(七)有氧运动,减少惰性

营养不足或过剩,很容易促进衰老。而运动则常常是消耗过剩的最佳手段。人的成长过程就是一个新陈代谢过程,运动能促进新陈代谢,吐故纳新。《吕氏春秋·尽数》有"流水不腐,户枢不蠹"之说。中医提倡气功、导引、运动,就是为了维护气机的正常升降出入,使清气得入,浊气得出。因此,从中医角度上讲,有氧运动与减少惰性,是抗衰老很有效的措施。

(八)控制疾病,减少发作

中医强调"治未病",未病养生,防病于先;已病早治,防其传变;瘥后调摄,防其复发。对于那些健康的未患者群;体质偏差、有疾病易患倾向者;自觉症状明显,但理化指标无异常者,应"防患于未然"。因此,从中医角度上讲,控制疾病,减少发作,达到防控衰老、延年益寿、提高生活质量的目的。

(九)合理用药,减少滥用

"是药三分毒"。任何一种药物都有一定的毒副作用。只有合理用药,才能将危害降至最小。补益之品也一样,滥用会加剧机体的负担。不顾适应证乱用,此补益之品反而变为"毒药",产生很多副作用。从中医角度讲,药补不如食补,能不用药的尽量不用。可选择食补,运用饮食疗法,调和机体。尽量合理用药,减少滥用、乱用。这也是防止衰老的方法之一。

(十)家居和谐,减少矛盾

家庭是社会的细胞,更是个人生活工作的重要环境。很多因素和矛盾会导致家庭不和谐,如工作与生活的安排,经济的多少,夫妻生活,人际关系,子女教育,长辈的赡养,邻里琐事,家务细节等。处理得不好都可产生不和谐,造成矛盾,或争吵,或烦恼,或郁闷,对心理上、身体上会产生极大的影响,往往会促进早衰发生。因此,从中医角度上讲,注重家庭和谐,减少家庭和夫妻矛盾,也是防止心理性衰老的方法之一。

有了好的生活习惯,往往就能活到天年,甚至活到100岁。这个养生方法是基础,简单且容易掌握和控制。如果能控制得非常好,就不需要其他的办法了。但是,往往生活习惯不可能控制得尽善尽美,也可以用以下两种办法来辅助。

二、导引术

中医非常重视"气"的作用。如果"气"运行通畅,该升的升,该降的降,该散的散,该收的收,运行畅通无阻,没有淤滞,就不会得病。让气血运行畅通就是导引方法的最终目标。针灸推拿等相关经络疗法,也是导引术之一。总之,导引术也是中医比较重要的养生方法,是一种独特的"内求"自我保健方法,具有非常重要的养生保健价值。

唐代药王孙思邈的养生经历值得借鉴。他系统总结了唐代以前的医学理论和临床经验,编写了《千金药方》和《千金翼方》两部医学巨著。孙思邈幼时体弱多病,却能活到百岁以上,必有过人之处的长寿心得。孙思邈的养生之道归纳为下列十三式:发常梳;目常运;齿常叩;漱玉津;耳常鼓;面常洗;头常摇;腰常摆;腹常揉;摄谷道;膝常扭;常散步;脚常搓。

(一)发常梳

将手掌互搓36次使掌心发热,然后由前额向上扫,经后脑扫回颈部。早晚各做10次。有很多重要的穴位在头部,经常"梳发",可以明目祛风,防止头痛、耳鸣、白发和脱发。

(二)目常运

合眼,然后用力睁开眼,眼珠向左、上、右、下四方打圈;再合眼,用力睁开眼,眼珠向右、上、左、下四方打圈。重复3次。搓手36次,将发热的掌心敷上眼部。这动作有助于眼睛保健,纠正近视和弱视。

(三)齿常叩

口微微合上,上下排牙齿互叩,无须太用力,但牙齿互叩时须发出声响,慢慢做36次。这动作可以通上下颚经络,保持头脑清醒,加强肠胃吸收,防止蛀牙和牙骨退化。

(四)漱玉津

口微微合上,将舌头伸出牙齿外,从上面开始,向左慢慢转动,一共12圈,然后将口水吞下去。之后再从上面开始,反方向做12圈。口微微合上,将舌头放在口腔里,围绕上下颚转动。左转12圈后吞口水,然后再反方向做一次。尽量想象将口水带到丹田。从现代科学角度分析,口中含有大量酵素,能调和荷尔蒙分泌,因此可以强健肠胃,延年益寿。

(五)耳常鼓

手掌掩双耳,用力向内压,放手,应该有"扑"的一声。重复做10次;双手掩耳,将耳朵反折,双手食指扣住中指,以食指用力弹后脑风池穴10次,"扑扑"有声。每天临睡前后做这动作,可以增强记忆和听觉。

(六)面常洗

搓手36次,暖手以后上下扫面。暖手后双手同时向外圈。经常做这动作,可以令脸色红润有光泽,同时不会有皱纹。

（七）头常摇

双手叉腰，闭目，垂下头，缓缓向右扭动，直至恢复原位为1次，共做6次。反方面重复。经常做这动作可以令头脑灵活，防止颈椎增生。需要注意的是慢慢做，否则会头晕。

（八）腰常摆

身体和双手有韵律地摆动。当身体扭向左时，右手在前，左手在后，在前的右手轻轻拍打小腹，在后的左手轻轻拍打"命门"穴位，反方向重复。最少做50次，做够100次更好。可以强肠胃，固肾气，防止消化不良、胃痛和腰痛。

（九）腹常揉

搓手36次，手暖后两手交叉，围绕肚脐顺时针方向揉。当自己的身体是一个时钟。揉的范围由小到大，做36次。可以助消化吸收，除腹部鼓胀。

（十）摄谷道（即提肛）

吸气时提肛，即将肛门的肌肉收紧。闭气，维持数秒，直至不能忍受，然后呼气放松。这动作无论何时都可以练习，最好是每天早晚各做20~30次。

（十一）膝常扭

双脚并排，膝部紧贴，人微微下蹲，双手按膝，向左右扭动，各做20次。这动作可以强化膝关节，所谓"人老腿先老、肾亏膝先软"，要延年益寿，应先从双腿做起。

（十二）常散步

挺直胸膛，轻松散步。心无杂念地尽情欣赏一路景色。民谚说，"饭后走一走，活到九十九。"说的就是散步是一项有益的运动。

（十三）脚常搓

右手擦左脚，左手擦右脚。由脚跟向上至脚趾，再向下擦回脚跟为一下，共做36次；两手大拇指轮流擦脚心涌泉穴，共做100次。常做这动作，可以治失眠，降血压，消除头痛。因脚底集中了全身器官的反射区，经常搓脚可以强化各器官，有益于健康。

三、服药养生

服药养生需要比较深入全面地了解中医的基本理论和药性才能做到。您在服药养生之前，一定要听听中医大夫的意见，以免用错药物，对身体造成不良的影响。中医抗衰老方剂具有调和气血和补充肾阳等效果，达到延缓衰老的目的。

（一）扶桑至宝丹

【组成】桑叶500g，巨胜子120g，白蜜500g。

【做法】炼蜜为丸,如梧桐子大。

【用法】每服100丸,一日2次,白开水送下。

【功效】驻容颜、乌须发、祛病延年,服至半年以后,精力能生,诸病不作;久服不已,自登上寿。老年人服之,眼明步健,还能消痰生津、补髓填精。

（二）枸杞子酒

【组成】枸杞子200g,白酒500g。

【做法】洗净、捣碎枸杞子,将其置入瓶中,而后加入白酒,加盖密封,放置阴凉干燥处,每天摇动1次,1周之后才可饮用。边饮边添加白酒。

【用法】根据酒量大小,于晚餐前或临睡前饮用,一般每次服10~20g,不得过量。

【功效】促进肝细胞新生,抗氧化、降血脂、抗衰老、降血糖等。长期服用可补虚延年。

（三）唐郑相国方

【组成】破故纸300g,胡桃肉600g。

【做法】将破故纸酒蒸为末,胡桃肉去皮烂捣,蜜调如饴。

【用法】每天早晨酒服一大匙,不能饮酒者,以熟水调服。忌芸菜、羊肉。

【功效】补肾肺,治虚寒喘嗽、腰腿酸痛。

（四）七宝美髯丹

【组成】九蒸九晒的何首乌、白首乌各500g,赤、白茯苓各500g,牛膝250g,当归240g,枸杞240g,菟丝子240g,补骨脂120g。

【做法】上药石臼捣为末,炼蜜和丸,如梧桐子大。

【用法】每服9g,盐汤或温酒送下。

【功效】治肝肾阴亏、气血不足须发早白、脱发、牙齿动摇、腰膝酸软、遗精崩带、筋骨无力等。

（五）单味药

除了以上的抗衰老方子外,古人还常提倡服用单味药物以延年益寿。

1.黄精

将黄精根茎捣细,水浸去除苦汁,或阴干捣末,九蒸九晒,每日水调服。黄精具有补气养阴、美容养颜、强健身体的作用,因含有黄精多糖及赖氨酸等多种氨基酸,黄精具有增强机体免疫力、降血糖、延缓衰老、抗疲劳、提高记忆力等作用。治肺痨久咳、形体虚弱、动脉粥样硬化及老年人高血压、糖尿病等。

2.地黄

有生地和熟地之分,生地味甘性寒,有凉血、滋阴、消渴作用。将生地洗净捣碎,绞汁煎浓,加白蜜浓煎成丸,如梧桐子大,每天早晨温酒吞服若干。熟地味甘微温,含有地黄素及多种氨基酸,有益精填髓、乌发养颜、强心利尿、补血滋阴的作用,增强体质,控制衰老,长于补血,治头眩、心悸、崩漏等。

3.何首乌

经过九蒸九晒,制过之后,性味温和,不寒不燥,能补肝血,滋肾阴,壮筋骨,延年益寿,令人多子,非常适合养生保健。宋代《开宝本草》记载何首乌"久服长筋骨,益精髓,延年不老"。现代研究发现,何首乌含蒽醌类物质和大量的磷脂,能促进神经细胞的生长,抗氧化作用,保护心血管,调节血清胆固醇,降低血糖,延缓衰老,健脑益智,润肠通便。增强代谢能力。

4.黑芝麻

《本草纲目》称黑芝麻服"百日能除一切痼疾,一年身面光泽不饥,二年白发返黑,三年齿落更出"。黑芝麻能补肝肾,润五脏,益气力,长肌肉,填脑髓之功。其含丰富的维生素E,能延迟细胞衰老,抗肝损伤,调脂降糖降压,抗氧化,乌发养颜。

5.黄芪

黄芪含皂甙、多糖及多种氨基酸,被誉为"补气诸药之最"。有益气固表、敛汗固脱、托疮生肌、利水消肿之功效。现代研究发现,黄芪不仅能增强免疫功能,促进核酸代谢,保肝,利尿,抗应激,改善心肌功能,还能够延缓细胞的衰老进程。

6.人参

在我国第一部药学典籍《神农本草经》记载,人参"主补五脏,安精神,定魂魄,止惊悸,除邪气,明目,开心益智,久服,轻身延年",拥有"百草之王"美誉,具有大补元气、安神益智的功效。现代研究发现,它还具有调节免疫力、促进机体代谢、抗衰老、抗氧化、抗肿瘤、改善记忆力、抗疲劳、改善心血管的功能,提高造血系统功能等作用。

7.三七

三七也称金不换,清代名医赵学敏《本草纲目拾遗》称"人参补气第一,三七补血第一",在中药中补血三七最好。现代药理研究证实,三七含有人参总皂甙含量超过人参,抗氧化、提高免疫力的效果较明显。三七还能改善微循环和增加血流量,可扩张血管,降低血管阻力,增加心输出量,促进血液细胞的新陈代谢,改善皮肤的代谢,防止色素沉着,预防老年斑发生。

8.刺五加

《神农本草经》就把刺五加列为上品药,《本草纲目》称"宁得五加一把,不用金玉满车",久服可以轻身,延年益寿。现代研究证实,刺五加含多种苷类成分,有抗疲劳(作用比人参皂甙更强)、提高免疫力、抗氧化、抗癌、抗衰老等作用。此外,还有增强血流量及调整心肌能力、改善神经系统、调节内分泌系统的功能。

9.灵芝

灵芝为多孔科真菌灵芝的子实体。《神农本草经》认为,灵芝能"补肝气,安魂魄","久食,轻身不老,延年神仙"。现代研究证实,灵芝能增强机体免疫、调节内分泌代谢、维护呼吸系统功能、改善心血管系统功能和整合神经系统功能,具有调免疫、抗氧化、清自由基、平衡代谢、延缓衰老等功能。

10.枸杞子

枸杞子为茄科植物宁夏枸杞的成熟果实。《神农本草经》称枸杞子"久服坚筋骨,轻身不老,耐寒暑"。《本草汇言》赞枸杞子使"气可充,血可补,阳可生,阴可长,火可降,风湿可去"。枸杞子能增强免疫功能,抗肿瘤,降血脂,降血糖,促进肝细胞新生,促进造血功能,延缓衰老等作用。

11.红景天

《神农本草经》就把红景天列为上品药,它是一个很古老的抗衰老中药,有健脾益气、清肺止咳、活血化瘀、宁神益智的功效。近年来国内外学者研究发现,红景天有类似人参"扶正固本"的"适应原样"补益作用,能抗缺氧、增免疫、抗疲劳、抗辐射、调节血糖,调节新陈代谢,延缓机体衰老。

12.绞股蓝

绞股蓝为葫芦科植物,含有甾醇、糖分、色素和50多种多样皂甙,成分与部分人参皂甙结构相同,被誉为"第二人参"。近年药理研究,绞股蓝具有降血脂、抗疲劳、降血糖、抗衰老、抗癌、调节免疫力和提高人体生理机能的作用。

此外,古代也有服用山药、菊花、胡桃、菟丝子等药物来谋求抗衰老的。

四、服用中药应注意的事项

(一)警惕中药的不良反应

中医中药深受慢性疾病患者的青睐,认为中药无不良反应。其实并不是这样的。近年来,加强了对中药的监管,已经陆续发现了数十种中药有明显的肾毒性。其中有雷公藤、马兜铃、山慈姑、关木通、牵牛子、苍耳子、大麻、使君子、益母草、胖大海等。最近发现龙胆泻肝丸内含有关木通和马兜铃酸,对肾脏有毒性。监管发现,有数十种中成药存在着一定的毒性,不能长期服用,如安宫牛黄丸、苏合香丸、冠心苏合丸、朱砂安神丸、冰硼散、磁朱丸、六神丸、玉枢丹、牛黄清心丸等,汞含量均超过食用安全标准。服用中药时如果配伍不当,也可产生严重的不良反应,应引起我们足够的重视。

(二)服用中药要忌口

服药期间禁止食用某些食物,称为忌口。因为大多数中药都来自动物和植物,与食物同源,有着共同的特点。中医认为,食物与中药一样,也具有寒、热、温、凉四性和酸、苦、甘、辛、咸五味。服用中药期间,所进的饮食应遵循与所用药物同性、同味;忌吃与药物性、味相反的食品。患风寒感冒,用辛温解表的方剂或中成药,如用感冒清热冲剂,应忌用苦寒生冷的食品,否则,就会降低药物的疗效。如有里热上攻、热毒蕴蓄所致咽喉肿痛、目赤耳鸣、发热,属急性咽喉炎、扁桃体炎等,应用散热消肿、苦寒药,如黄连上清丸或牛黄上清丸等。此时,就应忌服辛、辣、温性食品,如辣椒、胡椒、酒等;否则,不但会降低疗效,有时还会加重病情。在服用中药期间应忌饮茶水,因为茶叶含有鞣酸、茶碱、咖啡因等,易与中草药中的生物碱、蛋白质、重金属盐等结合,形成沉淀物质,影响吸收,降低疗效。

(三)煎煮中药汤剂的常用方法

选择煎药容器煎煮中药时最好选用砂锅或搪瓷容器,这类容器导热均匀,化学性质稳定,对药材的合成和分解不产生干扰。禁用铁锅,如无砂锅和搪瓷锅,可暂用紫铜锅或铝锅代替。煎煮中药的一般方法是将配伍好的中药放入砂锅内,加入3~5倍的冷水,最好是凉开水(自来水所含的氯对某些中药的成分会产生影响),先浸泡10~20min,再酌情添水。对于辛温解表药,加水略过药面即可;补益药加水过药面2~3cm即可;对于吸水量大的中药,如山药、薏苡仁、茯苓等,则适当增加水量。加热煮沸时,在药材煮开前用强火,煮开后用温火。芳香类解表药、理气药的主要有效成分容易挥发,煎药时间不宜过长,水开后15min左右即可;补益药的主要成分为水溶性,煎药时间需长些,小火微煮30~60min。然后滤出药液,为100mL左右最好。再加2~3倍量水煎煮20~40min,滤取药液,将两次的滤液合并,加以浓缩至200~300mL,分2~3次服用。

(四)煎煮中药的特殊方法

1.先煎药

方剂中的矿物、贝壳类等坚硬的药材,如生石膏、生石决明、生赭石、生牡蛎、生龙骨、生磁石、生瓦楞子、龟甲、鳖甲,这类药材不但要先煎,而且要打碎,先煎煮15~20min,才能煎出有效成分。又如生附子、生半夏,往往先煎1h,以减低其毒性。

2.后下药

方剂中的含挥发性成分的药材,如薄荷、藿香、木香、青蒿、紫苏叶沉香、砂仁、钩藤、佩兰叶等,不宜煎煮过久,应在群药煎成前5~10min下锅,煎沸即可,以防有效成分逸散。

3.包煎

方剂中含黏性成分的药材,影响其他药材出汁;对于带绒毛、芒刺及粉末状的药材,煎煮稠浑,患者难以服用,如车前子、赤石脂、旋覆花、葶苈子、青黛、六一散、滑石粉、麦芽等,应先用布将药包好,再入锅共煎。

4.另煎

方剂中的人参、石斛等贵重药材,为保证其有效成分的煎出,防止丢失,可以另煎。先单独煎煮0.5h,滤出药汁,将药渣再入药共煎。

5.烊化

将方剂中的阿胶、饴糖、蜂蜜、芒硝等,需加到去渣后的药汁中,待加热至烊化后服用。也有些丸剂、丹剂需用药汁浸泡烊化后服用,如至宝丹、金鹿丸等。

6.冲服

方剂中的珍珠、琥珀、牛黄等较贵重、用量又小的药材,不易煎煮出汁,可研成粉随煎煮汤药冲服。

7.泡服

有些代茶饮的方剂,如番泻叶、金银花、麦冬、胖大海等,不用煎煮,用热水浸泡,盖好杯盖,泡出汁后即可饮服。

8.服药的时间及方法

一般服药时间最好在两餐之间服用,如上午10:00和下午4:00,分2次服。服用辛温解表和祛寒药,为发汗解表和祛除里寒者的药液宜较热时服用。用清热药为清解热邪,药液应放凉再服。温养补益药宜药液微温时服用。

结合各类中医衰老理念,浙江中医药大学何任教授总结为:精神上要有修养,身体上要阴阳调和,生活上要适应自然规律,饮食上有所节制,锻炼休息应有常规,不过分疲劳。这样,精神和形体就会健旺,就能"尽终其天年,度百岁乃去"。

总之,生老病死是不可抗拒的自然发展规律,对于我们来讲,如何延缓衰老,防止早衰,这是可以做到的。尽早了解和掌握衰老的警号——早衰先兆的规律,对于推迟早衰、延缓衰老,还是有非常重要的价值的。

(吴国伟　徐文君)

第十四章

老年康复医学基础知识

老年康复是指对有功能障碍的老年人进行康复治疗,达到康复的目标。广义的老年康复内容广泛,包括对老年人出现的残疾进行预防、医疗、功能训练以及对患者及其家人的教育等。WHO提出了健康老龄化的目标,创造条件使老年人过上健康、安全、积极的生活。同时,减少老年人残疾也是21世纪的全球卫生议题之一。因此,老年康复对提高老年人的生活质量,保持较好的独立生活和社会活动能力,具有重要意义。

第一节　概　述

一、康复医学与老年康复医学

康复医学(rehabilitation medicine)是20世纪40年代出现的新兴学科。康复医学和保健医学、预防医学、临床医学构成了现代医学的主要框架。

康复医学内涵在实践中不断完善。1969年,WHO康复专家委员会对康复的定义:康复是指综合地应用医学的、社会的、教育的和职业的措施,最大程度恢复残疾者功能。1981年,WHO康复专家委员会又提出:"应用各种措施,旨在减轻其残疾和残障,减少歧视,更好融入社会。"在拟定的康复实施计划时,应有残疾者、家属及他们所在的社区共同参与。1993年,WHO康复专家委员会再次修改:"在自身和外部条件许可下,根据其愿望和生活计划,尽可能促进残疾者在身体上、心理上、社会生活上、职业上、业余消遣上和教育上的潜能得到最充分的发挥",强调了多维度康复和以人为本的原则。

因此,康复医学的主要任务是研究残疾者功能障碍的预防、评定和治疗,改善功能,降低障碍程度,预防和处理因疾病和功能障碍继发的并发症,提高日常生活的自理能力,改善生存质量,促进重返家庭和社会。

老年康复医学(elderly rehabilitation medicine)是老年医学和康复医学的交叉学科,是康复医学中一个较新且重要的领域,应用各种康复手段,包括功能评定与康复治疗等,解决老年患者的躯体、心理和社会方面的问题。随着人口老龄化进展,老龄人口增加,综合残疾和重症残疾的老年患者越来越多见,对老年康复服务需求也越来越迫切。

此外,老年人的康复与年轻人的康复也存在很大差异。与年轻人相比,由年龄的增长所引起的功能退化与衰弱,以及常伴发的多系统病变,老年人的疾病和伤残往往更为复杂,更加严重,实现康复目标也更为困难。

 ## 二、研究对象

老年康复医学的研究对象是老龄(60岁及以上)或各种急、慢性损伤和疾病所导致的功能障碍或能力减退的老年病伤残者。功能障碍是指人体的组织器官和心理不能发挥正常功能,不能保证人体生命活动全方位正常运行,引起不便和危害,如骨折后引起的肢体运动障碍或关节活动障碍,卒中后引起的言语功能障碍或吞咽功能障碍,脊髓损伤引起的大小便功能障碍,慢性阻塞性肺病引起的呼吸功能障碍,冠心病引起的心功能障碍等。

功能障碍存在于各个系统的各种疾病中,老年康复医学的研究对象涉及临床医学中老年人常见的各种疾病(表14.1)。

表14.1　老年康复医学研究的主要疾病

运动系统	神经系统	心血管系统	呼吸系统	内分泌系统	老年综合征
骨折	脑血管病	高血压	慢性阻塞性肺病	糖尿病	跌倒
骨关节炎	颅脑损伤	冠心病	肺部感染	肥胖症	焦虑抑郁
人工关节置换术后	痴呆	心功能不全	呼吸衰竭	骨质疏松症	睡眠障碍
肩周炎	帕金森病		人工气道		营养不良
颈椎病	脊髓损伤				视听障碍
腰椎病	周围神经病				尿便障碍
软组织劳损					多重用药

《国际残损、残疾和残障分类》(International Classification of Impairments, Disabilities and Handicaps,ICIDH)标准,将功能障碍分为器官水平的残损、个体水平的残疾、社会水平的残障三个层次。《国际功能、残疾和健康分类》(International Classification of Functioning, Disability and Health,ICF)将功能障碍分为损伤、活

动受限、参与限制三个层次，并将这三种功能障碍，统称为残疾。"损伤"定义为身体功能或结构问题，有显著差异或丧失。"活动受限"定义为人体在进行活动时可能遇到的困难。"参与受限"定义为个人投入到生活情景中可能经历到的问题。残疾状态持续不足12个月为暂时性残疾，持续12个月及以上者为永久性残疾。老年康复医学的研究对象，包含各系统疾病后遗留的暂时性和永久性残疾的所有老年患者。

三、老年康复医学的研究目的

老年康复医学的主要目的：一方面，是采用各种综合康复手段增强老年人体质，延缓生理性衰老过程，减少伤病；另一方面，是预防和减轻因生理性衰老过程和疾病引起的功能障碍，预防老年性疾病引起的各种并发症，最大限度地保持老年患者的功能水平，提高日常生活的活动能力，保障生活质量，摆脱对医院及疗养院的依赖，力争重返家庭和社会，减轻其家庭和社会负担。

四、老年康复医学的研究内容

老年患者常同时患多系统的多种疾病，易有合并症和并发症，发病时部分症状不典型、不明显，早期易误诊漏诊；病情迁延，病重患者易发生意识障碍和精神异常，免疫力差，易发生多器官功能衰竭；病后恢复慢、恢复差，功能障碍更复杂多样；常多系统用药，药物间相互作用及不良反应明显。因此，结合上述老年患者的特点和康复医学基本理论知识，老年康复医学研究的主要内容包括以下方面：

（1）研究老年人致残的原因。

（2）研究老年人残疾的预防措施。

（3）制订老年人残疾的康复评定方案。

（4）研究老年人残疾的康复治疗方法。

（5）研究老年人的康复疗养与护理。

（6）研究老年人的家庭康复、社区康复方案。

（7）研究老年人延缓衰老和功能退化的方法。

（8）研究有助于改善老年人残疾或实现部分功能替代的康复用品和医疗设备。

五、老年康复医学的类型

（一）预防性康复

预防性康复是在了解残疾原因的基础上积极采取各种有效措施和途径，控制或延缓残疾的发生。对残疾普遍采取三级预防措施：一级预防是指预防可能导致残疾的各种病因或危险因素（包括生物因素、心理因素、社会因素等），防止发生原发性残疾,其目的是不得病;二级预防是指在疾病或损伤发生之后,早发现、早诊断、早治疗,采取积极主动的措施来防止出现并发症或继发性残疾,其目的在于防止残损发展为残疾;三级预防指残疾已经发生,采取各种积极的康复措施来防止残疾恶化,目的是防止残疾转变为残障。

(二)一般性医疗康复

一般性医疗康复是通过药物手段、介入治疗、手术治疗等方式干预疾病进展,如老年人常患有神经系统疾病、心肺系统疾病等,常通过药物或其他治疗方法控制疾病的进程,力争逆转疾病的进展,避免因疾病进展加重功能障碍。

(三)康复治疗

康复治疗是通过各种康复手段,改善或代偿功能障碍,最大限度地恢复已丧失或减退的功能。

第二节　老年康复医学的组织形式

一、老年康复团队

老年康复团队较其他临床专业团队需要多学科的协作和多专业的配合。因此,老年康复团队由多学科、多专业人员组成,团结合作,共同致力于老年患者功能康复。康复医师召集康复护师、康复治疗师、假肢及矫形器技师、中医师、针灸师、推拿师、营养师、心理医师以及其他内外科专科医师,明确患者功能障碍的种类及程度、确定康复目标、制订系统康复治疗计划,并根据康复进程及评定结果,及时调整康复治疗计划以适应个体化需求。在团队中,每个角色分工明确,各司其职。康复医师负责接诊患者,采集病史,进行体格检查和临床诊断,制订康复计划,指导监督并协调各部门有序开展康复治疗工作,负责领导康复专业领域的医疗、教学和科研工作。康复护师负责住院患者的临床康复护理工作,以功能为中心,根据全面护理、整体护理的原则,在规范护理的基础上,结合患者的个体特点,制订个体化的康复护理计划,尽早开始康复护理措施来防止因功能障碍而引起四肢肌萎缩、骶尾部压疮、肺部感染、下肢深静脉血栓形成、骨质疏松等并发症,以维持整体健康。康复治疗师负责对患者的躯体与心理功能(运动功能、言语功能、吞咽功能、心肺功能、认知功能、社会功能等)进行全方位的评定,根据评定结果,协同康复医师,参与制订康复治疗计划,并通过各种康复治疗方法(物理治疗、作业治疗、言语训练、吞咽训练等),执行康复治疗计划,改善患者功能障碍。假肢及矫形器技师对患者进行肢体测量及功能检查,确定假肢及矫形器制作处方,并制作各种类型的矫形器或假肢,辅助患者改善功能障碍,预防因器质性病变或不良体位引起的关节活动异常。中医师负责为患者制订中药处方,针灸师和推拿师进行针灸、推拿、刮痧、小针刀等传统中医治疗。营养师负责评估患者的营养状态,结合患者所患疾病的营养需求特点,指导膳食,避免营养不良或营养过剩,防止因饮食结构不合理造成原有疾病加重。心理医师进行精神心理测试,通过心理治疗调动康复积极性,发挥主观能动性,使患者主动参与康复治疗中来。其他内外科专科医师提供安全保障。加强多学科、多专业团队成员间的有效沟通和互相促进,有助于康复治疗的实施,提高康复疗效与安全。

⬤ 二、老年康复流程

从伤病的早期开始介入,直至患者回归家庭和社会,康复是一个连续性的服务过程。它可以改善功能结局,提高生活质量。急性期的康复一般需要1~2周,根据疾病严重程度、年龄、基础疾病、患者配合程度等因素的不同,急性期后的康复时间差异较大,可能为数周至数月,甚至数年,直到患者可以日常生活自理,完全回归家庭和社会。有些老年患者只需经过短时间的康复训练,即可完全回归家庭和社会,而有些伤残者虽然经过长期的康复训练和努力,仍然难以生活自理,终身需要他人照顾。基于这样的社会现状,针对不同需求的老年伤残者,在整个康复医疗体系的各个医疗机构,均应设置良好的康复设施,提供优质的康复服务,全方位满足残疾者不同的康复需求。《世界残疾报告》提供的康复流程图(图14.1)如下。

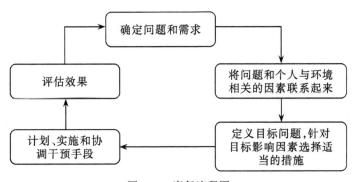

图14.1　康复流程图

⬤ 三、老年康复医疗体系

老年疾病的康复医疗体系包括急性期住院康复、日间门诊康复、社区康复、上门康复、日间照料和护理院等,形成对康复对象的相互联系、分级分层分阶段治疗的网络体系。三级康复医疗网络体系的建立是我国康复医疗学界、政府相关部门结合我国康复现状达成的共识。目前,我国多地区已建立健全的三级康复医疗网络体系:立足于三级综合性医院的康复医学科进行的急性期早期康复介入,主要是预防急性期病变引起的继发残疾,同时进行一些初步的康复训练改善功能。综合医院的康复医学科,有康复门诊、康复病房、康复评定室、物理治疗室、作业治疗室、语言治疗室、心理治疗室、康复工程室、针灸理疗室等(图14.2)。立足于二级综合性医院康复医学科和康复医院提供的康复治疗服务,需要进行比较长时间的康复训练的、处于疾病恢复期且综合病情相对稳定的,可转至二级综合性医院康复医学科或康复医院继续行康复治疗。社区卫生服务机构、日间照料机构、护理院等,提供疾病恢复期的康复指导及一定程度的生活照料,实现家庭生活与康复治疗同步进行。由此实现分层次、分阶段康复,保障残疾者的康复治疗,达到回归家庭、回归社会的康复目标(图14.3)。

（一）急性期住院康复

急性期住院康复主要针对急性期需要住院治疗,同时存在功能障碍的老年病患者。老年人康复应在疾病早期开始进行,循序渐进,贯穿医疗的全过程。为了避免康复介入得过早而使得原发疾病加重,通常主张在生命体征稳定和病情稳定后尽早开始上下肢的主动或被动运动训练,避免肌肉萎缩并增加肌力。

（二）日间门诊康复

日间门诊康复主要针对处于疾病恢复期,病情稳定且不需要住院治疗,同时可以保证每周至少3次往返医院接受康复治疗的老年病合并功能障碍者。对于病情稳定且无须住院治疗的功能障碍患者,应尽可能安排日间门诊康复,以保证功能康复与日常生活同步进行,尽快回归家庭。

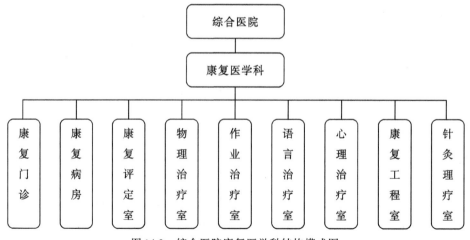

图14.2　综合医院康复医学科结构模式图

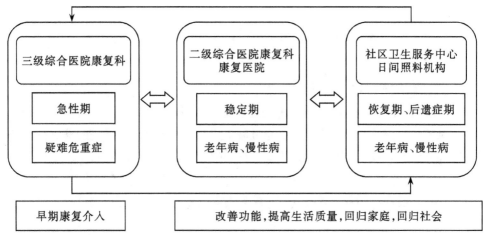

图 14.3　急慢性病分治、分级分层康复医疗机构

（三）社区康复

社区康复主要是为合并功能障碍的老年慢性病患者在社区医院提供康复治疗服务。社区康复应用方便、经济适用、疗效确切，有助于老年病患者融入社区生活，改善生活质量。

（四）上门康复

上门康复主要针对往返医院有困难的高龄老年患者、痴呆患者等。上门康复是由康复专业人员进入患者家庭或者社区，提供康复服务。由于场地和设备的限制，康复治疗的方法有限，通常以手法治疗或简易设备辅助下的康复治疗为主。

（五）日间照料

日间照料是为社区内日常生活需要一定照顾的半失能老年人，提供个人照顾、助餐服务、健康指导、休闲文化娱乐、心理慰藉、紧急援助等日间托养服务的机构。半失能老年人可以白天托养，接受照顾，参与丰富的团体活动，晚上回归家庭享受家庭生活，减轻家庭负担。

（六）护理院

护理院是为长期卧床的、患慢性病的、疾病晚期或姑息治疗的、生活不能自理的老年人以及其他需要长期护理服务的患者提供疾病预防、医疗护理、康复促进、临终关怀等服务的康复机构。护理院将医疗与养老相结合，既满足了老年人对正确的医疗指导的需求，又解决了残疾老年人家庭护理困难的难题，是医院的延续和补充。

第三节　老年康复医学的工作内容

 一、老年疾病的康复评定

康复评定是对病、伤、残患者的功能状态及其水平进行定性和(或)定量的描述,并对其结果进行合理的解释,是通过收集患者的病史和相关信息,准确评价功能障碍的种类、性质、部位、范围、严重程度、预后,为康复目标的制订、康复方法的选择和康复效果的评价提供准确合理的依据。老年疾病的康复应是多方面的、多层次的,在全面细致的评估基础上,对患者的功能障碍进行全方位、分阶段、多层次的治疗。

康复评定的内容主要分为四个方面,包括主观资料、客观资料、功能评定和制订康复治疗计划。目前,国内外普遍采用的康复评定方法是SOAP评估记录法,其内容包括:①主观资料(subjective data, S):主要指患者详细的病史资料,包括主诉、现病史、功能史、既往史、系统回顾、个人史、家族史等,一般通过与患者及其家属面谈来获得;②客观资料(objective data,O),即通过望、触、叩、听等体格检查,获取客观的体征和功能表现,并确定疾病或损伤引发的残疾或残障,确定老年患者躯体、心理、认知等方面的能力;③功能评定(assessment,A):对主观资料和客观资料进行整理与分析;④制订康复治疗计划(plan,P):拟定处理计划,包括需完善的进一步检查、诊断、康复治疗等。

近年来国外推行的老年综合评估(comprehensive geriatric assessment,CGA)模式,是对老年人生理、心理、认知和社会适应情况等进行多项目、多维度、跨学科鉴定的评估过程,并以此为依据,采用维持或改善功能状态的康复治疗方法,最大程度提高老年人的生活质量。CGA的评估对象广泛。患有各种慢性疾病、多种老年问题或老年综合征的老年患者,以及伴有不同程度功能损害的残疾老年人,能通过CGA和干预而获益者,均可完善CGA评估以进行康复介入与干预。

（一)老年综合评估的内容

CGA的评估内容主要包括以下四个方面:全面的医疗评估、认知和心理功能评估、躯体功能评估、社会和环境因素评估。

1.全面的医疗评估

(1)疾病。包括一般情况(姓名、性别、年龄等),了解完整的既往史、现病史、体格检查和辅助检查。

(2)用药管理。评估详尽的用药史(处方药、非处方药),为临床用药个体化、规范用药提供指导,最好有临床药师的参与。

（3）营养状态。测量身高体重、计算体重指数、粗测皮下脂肪厚度，结合疾病情况进行营养风险筛查，指导合理膳食，必要时需要营养师的参与。

（4）口腔问题。评估口腔环境、牙齿健康、缺牙情况、假牙情况、咀嚼功能等。其重点内容在于评估口腔问题是否影响患者吞咽功能、胃肠道功能、营养摄入、情绪、睡眠等。若需要明确口腔疾病状况，可邀请口腔科医师参与评估。

（5）听力。询问听力障碍病史、有无佩戴助听器，评估听力障碍的种类与程度。常用耳语、表声或音叉进行简易检测，必要时需五官科参与完善听力评估。

（6）视力。询问视力障碍病史、有无配镜史，评估双眼视力、视野等。可要求患者阅读大小不同、远近不同的文字进行简易的初评，也可使用对数视力表进行精准的视力评估。视力评估在老年综合评估中的重点内容在于初筛有无视力障碍，评估是否增加跌倒风险，如需明确引起视力障碍的疾病，可请眼科医师进一步参与评估。

（7）尿失禁。询问尿失禁情况，可采用国际尿失禁咨询委员会尿失禁问卷简表（ICI-Q-SF）评估在什么情况下出现尿失禁、尿失禁的发生频率、漏尿量以及尿失禁对患者的影响程度，必要时可完善尿流动力学检查明确尿失禁的原因。

（8）便秘。询问大便次数、性状等。

（9）慢性疼痛。询问疼痛病史，包括疼痛的部位、程度、性质、诱发因素、加重及缓解因素、持续时间、有无放射痛或转移性疼痛、是否影响情绪及睡眠，疼痛部位是否伴有感觉异常、感觉过敏、感觉减退、麻木等。可使用视觉模拟法（visual analogue scale，VAS）对疼痛程度进行简易评估。

2.认知和心理功能评估

（1）认知。询问认知障碍病史，是否存在经常性遗忘、不认识家人或回家的路、注意力下降、行为异常、胡言乱语等，可使用简易精神状态检查表（mini-mental state examination，MMSE）进行初步认知评估，包括时间定向力、地点定向力、记忆力、计算力、听理解能力、执行能力、命名、复述、书写、阅读等方面。也可使用简易智力状态评估量表（Mini-Cog）评估记忆力和执行力等。

（2）情感。询问是否有情绪低落、兴趣减退、活动减少、食欲减退、悲观失望、紧张害怕等症状，有无自杀念头等。老年抑郁量表（Geriatric Depression Scale-15，GDS-15）是专门为老年人设计，并被标准化的抑郁自评量表，在老年人的抑郁筛查中更具有代表性和优越性。目前，尚无专用于筛查老年焦虑的自评量表，可以应用焦虑自评量表（self-rating anxiety，SAS），或汉密尔顿焦虑量表（hamilton anxiety scale，HAMA）和汉密尔顿抑郁量表（hamilton depression scale，HAMD）。

3.躯体功能评估

(1)日常生活活动能力。询问日常生活是否可以自理,是否需要他人照顾。我国目前普遍使用改良Barthel指数(modified barthel index,MBI)评估老年人在日常生活中的活动能力,包括进食、穿衣、修饰、保持个人卫生、如厕、转移、行走等内容。

(2)工具性日常生活活动能力。利用工具性日常生活活动能力量表(instrumental activity of daily living,IADL)评估在家庭中或社区内或多或少需要借助一些工具所要完成的日常生活活动内容,如打电话、做家务、上街购物、食物烹调、驾车、室外活动等。

(3)步态和平衡。计时起立-行走测试法(timed up and go test, TUGT)可作为常用的初筛量表快速定量评定步行能力和平衡能力并预测跌倒风险。国际上更广泛使用、信度和效度更高、可更全面评定平衡与步态功能的是Tinetti平衡与步态量表(tinetti balance and gait analysis)。

(4)跌倒风险。Morse 跌倒评估量表(morse fall scale,MFS)和老年人跌倒风险评估工具(fall risk assessment tool,FRA)可用于评估老年患者跌倒风险。

4.社会和环境因素评估

(1)社会支持系统。利用社会支持评定量表(social support rate scale,SSRS)评定社会支持情况,包括客观支持、主观支持和对支持的利用度的评价。客观支持是指患者所接受的实际的、可见的支持,如物质上的援助;主观支持指患者能体会到情感上的支持,如受他人尊重、理解、赞同等情感支持;支持的利用度是反应个体对各种社会支持的主动利用,包括倾诉方式、求助方式和参与活动的情况。

(2)居住环境。居住环境评估只针对接受居家护理的低危老年患者,其重点在于预防而不是康复。通过对地面、防滑措施、楼梯扶手、室内采光、门槛或台阶、障碍物、电线配置等方面进行全面评估,明确居住环境的安全性。

(二)老年康复评定的方法

1.定性分析

定性分析是反映物质规律的描述性资料,从整体上把握患者的特征,包括观察法和调查法。观察法是观察者凭借感觉器官或其他辅助工具,对患者进行有目的、有计划地考察的一种方法。调查法是以提出问题的形式收集被检查者的有关资料的一种方法。定性分析的优点是不受场地限制,不需要昂贵的仪器设备,短时间内就可以对患者的情况作出大致判断,缺点是有一定主观性,不够准确。

2.半定量分析

半定量分析是将定性分析中所描述的内容进行分等级处理,实现一定程度量化的方法。半定量分析常用的方法是量表法。量表法是运用标准化的量表对患者的功能进行评定的一种方法,分等级量表法和总结量表法。等级量表法是将功能按某种标志排序,常采用数字或字母将功能情况进行定性分级。总结量表法由一系列的技能或功能活动组成,根据患者对该技能或活动的执行表现,对每一项技能或功能活动进行评分。半定量分析比定性分析准确,但量化不如定量分析精确。

3.定量分析

定量分析是通过测量获得并以数量化的方式说明其分析结果。定量分析的结果更准确、更客观。定量分析有视觉模拟法和仪器测量法,视觉模拟法是通过使用一条标有刻度的直线来定量评定某种障碍或症状的一种方法。仪器测量法是利用仪器设备,对被检查者的功能性变量进行直接测量来获得量化记录的方法。

(三)老年康复评定的分期

1.初期评定

在患者入院初期完成。目的是全面了解患者功能障碍的种类、程度等,明确影响功能恢复的因素,预判康复潜力,以确定近期康复目标和远期康复目标,并制订康复治疗计划。

2.中期评定

在康复治疗中期进行。目的是评定患者经过康复治疗后的功能变化情况,判断功能障碍是否改善,有无出现影响功能恢复的新问题,分析其原因,并据此提出针对性的解决措施,调整康复治疗计划,拟定进一步的康复治疗方案。中期评定可进行多次。

3.末期评定

在康复治疗结束时进行。目的是评定患者经过康复治疗后总的功能状况变化情况,评价总的康复疗效,以此为依据,为重返家庭和社会,提出进一步康复治疗建议。

 ## 二、康复治疗

(一)康复治疗的原则

1.个体化原则

根据患者的个体差异以及功能障碍的特点,制订有针对性的康复目标和康复治疗方案,并根据其康复进程,及时调整康复治疗方案。强调个体化,是因为个体之间存在年龄和性别的差异,病情和目标的差异,兴趣和文化的差异,经济和环境的差异等,选择符合个体特征的康复治疗,更有利于患者改善功能障碍。

2.循序渐进

老年人康复治疗初期,治疗强度应小,治疗时间应短,治疗难度应小,治疗总量应少,并随着老年患者对康复过程的缓慢适应,逐渐增大治疗强度、难度和总量,并延长治疗时间,以不引起患者的明显不适为宜,避免突然或大幅度的变化。神经肌肉功能重建是系统再学习的过程,需要时间的积累,治疗效应符合从量变到质变的规律。因此,康复治疗应循序渐进,确保患者在心理上和生理上对运动负荷逐步适应,并在治疗过程中随时关注生命体征和基础疾病的演变过程,确保康复安全。

3.主动参与

患者的主观能动性是提高康复效果的关键。一方面,大脑运动皮质在长期的康复训练后,会发生功能性重塑和神经联络增强,以修复减退或丧失的功能。运动单元的募集是中枢神经功能的表现,而运动单元的募集离不开患者的主动参与。另一方面,主动参与,其本身是心理状态的体现,也是改善情绪的重要措施。通过言语鼓励、心理疏导、精神安慰等方式加强沟通,充分调动患者的康复积极性,让患者能主动参与到康复中来。相比被动参与,主动参与康复治疗可提高康复效果,加速康复进程。

4.持之以恒

康复训练不是一朝一夕即可完成的,以功能训练为核心的康复治疗需要维持一段时间才能有一定的疗效。仅1次足够强度的运动训练的疗效维持时间较短,少则数h,多则2~3日,停止治疗后疗效将逐步消退。运动训练一般需要至少2周的积累,才能显现疗效。老年患者常因多病并存、多功能衰退以及行动不便,或因家庭经济和其他原因,出院后未能继续康复治疗,使得疗效退步。该问题已成为老年康复的难点之一。因此,出院后,至少每周1~2次的康复训练,以维持疗效;而不宜完全停止康复训练。持之以恒的康复训练可维持和巩固疗效。

5.全面康复

人体是多器官、多组织、多系统的综合,康复医学是在整体水平上的康复治疗,一方面需要采取多学科、多专业合作的方式,处理各种功能障碍;另一方面采取医学、教育及社会的各种方法,综合解决患者因残疾带来的各种问题。康复目标也应包括生理、心理、职业、娱乐等多方面,多维性功能障碍、多渠道功能恢复和多样性锻炼手段,决定了康复治疗需全面审视,全面考虑。

(二)康复治疗的措施

1.物理治疗

物理治疗(physical therapy,PT)是通过主动或被动运动训练、手法治疗,并借助各种物理因子(如电、光、声、磁、冷、热、水、力等)来预防和治疗疾病,改善、恢复或重建功能的一种康复方法。运动训练和手法治疗可用于肢体肌肉功能障碍、关节功能障碍、平衡功能障碍及步态异常等,以增强肌肉力量,提高肢体控制能力、协调能力,增加运动耐力,改善骨密度和心肺功能。物理因子治疗作用广泛,可消炎、镇痛、抗菌、兴奋神经-肌肉、缓解痉挛、加速伤口愈合、软化瘢痕、加速骨痂形成,常用于疼痛、软组织损伤、骨关节疾病、痉挛、压疮等病患的治疗。

2. 作业治疗(occupation therapy,OT)

针对患者的功能障碍,从日常生活活动(衣食住行和个人卫生)、工作与生产活动(木工及各种工艺劳动等)、休闲活动(游戏与绘画等)中,选择一些针对性强的活动作为治疗手段,恢复或改善因疾病而减退或丧失的生活自理、学习和工作能力。对永久性残障患者,则教会其使用各种辅助器具,替代减退或丧失的功能,或进行家居和工作环境改造,以适应老年患者的需求。由于老年人的年龄特殊性,作业治疗更加专注于日常生活活动训练和辅助器具的使用,以改善日常生活活动能力,减轻家庭、社会负担。必要时辅以职业作业治疗,满足部分老年人重返工作岗位的需求。

3. 言语治疗(speech therapy,ST)

言语治疗是对有言语障碍的患者进行失语、听理解、命名、书写、阅读等方面的评定,并通过各种训练,患者可通过口语、书面语或手势语进行个体之间交流的方法。常使用的言语治疗方法有发音训练、韵律训练、听理解训练、阅读理解训练等。近年来,吞咽治疗得到广泛的关注。吞咽治疗是对有吞咽障碍的患者进行吞咽功能评定,并通过吞咽功能训练提高进食的安全性及有效性,改善吞咽功能。

4. 心理治疗(psychotherapy)

通过观察、谈话、心理测试等方式对患者的人格、心理、情绪等方面进行评定,在此基础上借助于精神支持疗法、暗示疗法、森田疗法、行为疗法、催眠疗法、松弛疗法、音乐疗法、心理咨询等针对性的心理治疗方法,改善患者的心理问题。心理治疗在各种功能障碍的各个康复治疗阶段都需要介入,可提高患者的主观能动性,从而提高总体康复效果,是涉及面最广、与其他康复疗法密切相关的康复治疗方法。

5. 康复工程(rehabilitation engineering,RE)

康复工程指应用现代工程学的原理和方法,结合医学知识,研制康复器械与设备,以恢复、代偿或重建功能,弥补残疾者生活能力的不足的方法。其包括矫形器、假肢、助听器、拐杖、轮椅等辅助工具的制作和无障碍建筑改造等。

6. 中国传统康复治疗(traditional Chinese medicine treatment)

利用中医独特的康复理论和中国传统的治疗方法,中西医结合,将中药、针灸、推拿按摩、气功及武术等方法合理地应用于康复治疗中,以调节脏腑、平衡阴阳、疏通经络,促进患者功能的恢复。

7. 文体治疗(recreation therapy,RT)

文体治疗是通过文娱和体育的方式,改善患者各种功能障碍的方法。一方面可改善认知功能,增强肌力耐力,改善平衡和协调功能;另一方面可增加康复乐趣,从娱乐中改善患者的心理状态,增强自信心和主观能动性。

8. 康复护理(rehabilitation nursing)

康复护理是将护理学应用于康复的一种方法,是在一般的治疗护理基础上,采用与改善日常生活活动能力密切相关的方法,鼓励和指导患者自己主动进行护理相关的活动,包括床上体位训练、膀胱训练、直肠训练、压疮护理等。

第四节　老年人助行器的选择

一、概　念

助行器(walking aids)也可称为步行器、步行辅助器等,是辅助人体支撑体重、保持平衡和行走的器具。助行器在老年患者中应用普遍,其主要作用是辅助下肢承重,保持身体平衡,缓解疼痛,改善步态,锻炼行走,改善步行功能。

二、助行器的种类

助行器的种类繁多,性能各不相同,根据其结构和功能,可将助行器分为杖类助行器和助行架两大类。根据需要单臂还是双臂使用,可分为单臂操作助行器具和双臂操作助行器具。

(1)杖类助行器。小巧、轻便、灵活,但支撑面积小、稳定性差,包括手杖、前臂支撑杖、肘杖、腋杖等。

(2)助行架。支撑面积大、稳定性好,但体积较大,比较笨重,包括标准型助行架、轮式助行架、助行椅、助行台等。

三、适应证

助行器适用于偏瘫、双侧下肢肌力下降、平衡障碍、下肢动作协调障碍、下肢骨关节病变、单侧下肢瘫、双髋用石膏固定、佩戴假肢、老年、偏盲或全盲等伤残者。

四、影响助行器稳定性的因素

助行器的主要作用是辅助步行时保持身体平衡,稳定性成为评价助行器性能的一个关键指标。助行器的稳定性受多方面的影响:与地面上双足与助行器支点构成的地面面积大小成正比,与助行器本身与地面的接触面积大小成正比,与助行器本身重量成正比,而与使用助行器时患者的重心高低成反比。根据上述影响因素,各类助行器按照稳定性大小排列如下:助行架(标准型＞轮式)＞腋杖＞臂杖＞手杖(多足＞单足)。

五、助行器的选用原则

(1)明确应用助行器的目的,包括日常居家生活中使用、工作中使用、休闲与运动中使用、外出时使用,以及是否需要载物、提供座位等。

(2)全面了解患者的基本情况,包括年龄、身高、体重、全身健康情况、病情严重程度等。

(3)对患者进行全面的功能评估,包括平衡能力、下肢承重能力、下肢肌力、步态、步行功能,同时需评估上肢肌力与支撑力、手的握力和抓握方式等。

(4)符合患者所处的环境要求,需充分考虑患者的家居面积、户型差异、地面平整程度、斜坡、台阶、楼梯情况以及障碍物等。

(5)患者需具备良好的认知能力,可学会助行器的正确使用方法,能认识到使用助行器时可能存在危险的情况(如在坑洼的地面上使用多足手杖或在斜坡上使用有轮助行架等),能及时地调整与应对遇到的危险,能发现助行器的故障并及时寻求专业人士进行维修。

(6)考虑患者的个人爱好与习惯,如助行器的款式、外形、颜色、重量等。

六、常见助行器的选择

对行走不便的老年人,合适的助行器可方便行走,而且有助于保持身体笔挺,避免因长期行走姿势不良引起的继发畸形;相反,不适宜的助行器运用起来相对困难,在一定程度上降低其辅助行走的作用,还可能引起腰酸背痛等不适,甚至增加跌倒风险,所以,选择合适的助行器格外重要。

(一)手　杖

手杖是一只手扶持以助行走的助行器,适用于症状较轻的下肢功能障碍或平衡障碍患者,只可分担25%的体重。使用手杖时,上肢(包括腕和手)和肩部必须具备一定的支撑能力,需要足够的握力。常见手杖的种类有单足手杖和多足手杖(图14.4)。

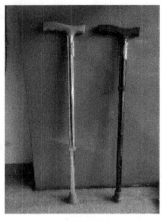 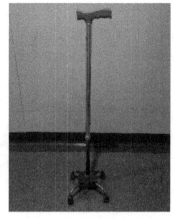

A:单足手杖   B:四足手杖

图 14.4 不同类型的手杖

1.单足手杖

重量较轻,外形相对小巧,支撑面小,携带方便,适合上下楼梯以及在其他支撑空间有限的地方使用,但稳定性比多足手杖差。适用于上肢肌力佳、支撑力强、手握力好的下肢运动功能障碍或平衡障碍患者,如下肢单瘫患者及老年人等。

2.多足手杖

与单足手杖相比,外形稍笨重,但支撑面较宽,稳定性较好。但因支撑面宽,不适合在支撑空间有限的地方(如楼梯)或高低不平的地面使用。多足手杖对行走速度有所限制,只允许慢速步行,快速步行时其稳定性降低,增加跌倒风险。多足手杖包括三足手杖和四足手杖,四足手杖比三足拐杖的稳定性更佳。适用于臂力较弱或患有震颤麻痹,使用单足手杖不安全的下肢运动功能障碍或平衡障碍患者。

（二）前臂支撑杖

前臂支撑杖是一种带有手柄和水平前臂支撑架的拐杖,手柄在前臂支撑架的前方,有固定带可将前臂水平固定在前臂支撑架的平台上,便于抬起前臂支撑杖。使用时,患者由水平放置的前臂支撑部分体重,适用于单侧或双侧下肢运动功能障碍或平衡障碍,而手和腕部又不能负重的患者。与腋杖相比,其优点是不对腋下产生压迫,避免损伤臂丛神经和血管,缺点是站立时手部活动受限。

（三）肘 杖

带有手柄和一个向后倾斜的前臂支撑架,前臂支撑架托在肘部的后下方,可减轻患肢负重的40%~50%。肘杖(图14.5)以手部和腕部支撑为主,辅以前臂的支撑作用,协同支撑体重。肘杖可单侧使用,也可双侧使用,其稳定性优于手杖,低于腋杖,但较腋杖轻便灵活,不会损伤腋下血管和神经。适用于有部分躯体平衡能力和移动力,握力较差,前臂力弱,但又不便使用腋杖的下肢运动功能障碍或平衡障碍患者。

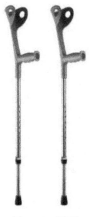

图14.5　肘杖

（四）腋　杖

支撑面积大、稳定性好,特别是侧方稳定性好,可减轻患肢负重的70%~80%。但腋杖基底宽,所需面积大。与手杖及肘杖相比,腋杖(图14.6)使用欠灵活,不适合在狭小、拥挤的地方使用。使用者要有足够的握力,着力点是腕关节,腋托控制前进方向,腋杖使用不当易损伤腋下血管和神经。腋杖可单侧使用,也可双侧使用。适用于单侧下肢运动障碍,不能部分或完全负重的患者,如下肢骨关节损伤或脊髓灰质炎后遗症;也用于双下肢运动障碍或协调性欠佳,不能用左右下肢交替迈步的患者,如截瘫或双髋用石膏固定时。

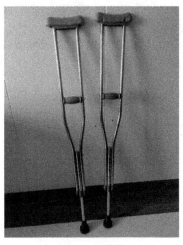

图14.6　腋杖

（五）助行架

1.标准型助行架

标准型助行架是一种由三个面（前面和左右两侧面）构成的金属框架,左右上方各设置一个或一对手柄,框架底部没有轮子,利用手柄和支架支撑体重。助行架属于双臂操作助行器,适用于单侧下肢无力或截肢,需要比单臂操作助行器提供更大支持的患者,如下肢骨折患者;也可用于双下肢无力或步行协调性差,需要独立、稳定站立及行走者,如震颤麻痹或共济失调患者;还可以用于长期卧床或患病的老年人,给予广泛的支持,以帮助活动,减少长期卧床并发症（图14.7）。

2.轮式助行架

适用于单侧或双侧下肢运动功能障碍,而且由于各种原因双上肢不能抬起助行架步行的患者。使用方式与标准型助行架相仿,但使用时无须完全抬起助行架,上下坡时容易发生危险,也不适合在不平坦的地面上使用（图14.8）。

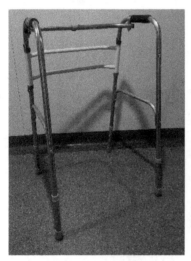 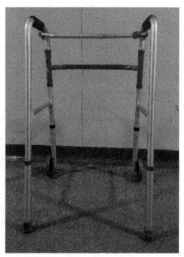

图14.7　标准型助行架　　　　图14.8　轮式助行架

附件1:视觉模拟评分

```
    0   1   2   3   4   5   6   7   8   9   10
    ├───┼───┼───┼───┼───┼───┼───┼───┼───┼───┤
  无痛                                      极痛
```

附件2：

国际尿失禁咨询委员会尿失禁问卷简表(ICI-Q-SF)

许多患者时常漏尿,该表将用于调查尿失禁的发生率和尿失禁对患者的影响程度。仔细回想你近4周来的症状,尽可能回答以下问题。

1.您的出生日期： 年 月 日

2.您的性别(在一空格内打√)：

男

女

3.您漏尿的次数(在一空格内打√)：

0分:从来不漏尿

1分:1周大约漏尿1次或经常不到1次

2分:1周漏尿2次或3次

3分:每天大约漏尿1次

4分:1天漏尿数次

5分:一直漏尿

我们想知道您认为自己漏尿的量是多少？在通常情况下,您的漏尿量是多少(不管您是否使用了防护用品)(在一空格内打√)

0分:不漏尿

1分:少量漏尿

2分:中等量漏尿

3分:大量漏尿

总体上看,漏尿对您日常生活影响程度如何？

请在0(表示没有影响)~ 10(表示有很大影响)之间的某个数字上画圈

0 1 2 3 4 5 6 7 8 9 10

没有影响 　　　　　　　　　　有很大影响

ICI-Q-SF评分(把第3、4、5个问题的分数相加)：

什么时候发生漏尿？

从不漏尿

未能到达厕所就会有尿液漏出

在咳嗽或打喷嚏时漏尿

在睡着时漏尿

在活动或体育运动时漏尿

在小便完和穿好衣服时漏尿

在没有明显理由的情况下漏尿

在所有时间内漏尿

附件3：

简易精神状态检查表(MMSE)

项目		积分(请将得分画圈)				
1	今年是哪一年?					1	0
	现在是什么季节?					1	0
	现在是几月份?					1	0
	今天是几号?					1	0
	今天是星期几?					1	0
2	咱们现在是在哪个城市?					1	0
	咱们现在是在哪个区?					1	0
	咱们现在是在什么街?					1	0
	现在是在哪个医院?					1	0
	这里是第几层楼?					1	0
3.告诉你三种东西,我说完后,请你重复一遍。国旗、皮球、树木(各1分,共3分)				3	2	1	0
4.100−7=? 连续5次(各1分,共5分)		5	4	3	2	1	0
5. 现在请你说出我刚才让你记住的那些东西(各1分,共3分)				3	2	1	0
6.(出示手表)这个东西叫什么?						1	0
(出示钢笔)这个东西叫什么?						1	0
7.请你跟我说"瑞雪兆丰年"						1	0
8.我给您一张纸,请按我说的去做,现在开始:"用右手拿着这张纸,用两只手把它对折起来,放在您的左腿上"。(每项1分,共3分)				3	2	1	0
9.请您念这句话,并按上面的意思去做:"闭上您的眼睛"						1	0
10.请您给我写一个完整的句子(不可以写名字)						1	0
11.(出示图案)请您照着这个样子画下来						1	0

附件4：

简易智力状态评估表(Mini-Cog)

步骤	内容
第一步	请受试者仔细听和记住3个不相关的词,然后重复
第二步(CDT检查)	请受试者在一张空白纸上画出钟的外形,标好时钟数,给受试者一个时间让其在钟上标出来。(画钟试验CDT正确:能正确标明时钟数字位置顺序,正确显示所给定的时间)
第三步	请受试者说出先前所给的3个词

附件5：

老年抑郁量表(GDS-15)

指导语:选择最切合您最近1周来的感受的答案。

内容	是	否
1.你对生活基本上满意吗?	0	1
2.你是否已经放弃了许多活动和兴趣?	1	0
3.你是否觉得生活空虚?	1	0
4.你是否常感到厌倦?	1	0
5.你觉得未来有希望吗?	0	1
6.你是否因为脑子里有一些想法摆脱不掉而烦恼?	1	0
7.你是否大部分时间精力充沛?	0	1
8.你是否害怕会有不幸的事落到你头上?	1	0
9.你是否大部分时间感到幸福?	0	1
10.你是否常感到孤立无援?	1	0
11.你是否经常坐立不安,心烦意乱?	1	0
12.你是否希望在家里而不愿意去做些新鲜事?	1	0
13.你是否常常担心将来?	1	0
14.你是否觉得记忆力比以前差?	1	0
15.你觉得现在生活很惬意?	0	1
16.你是否常感到心情沉重、郁闷?	1	0
17.你是否觉得像现在这样生活毫无意义?	1	0
18.你是否常为过去的事忧愁?	1	0
19.你觉得生活很令人兴奋吗?	0	1

续表

内容	是	否
20.你开始一件新的工作困难吗?	1	0
21.你觉得生活充满活力吗?	0	1
22.你是否觉得你的处境毫无希望?	1	0
23.你是否觉得大多数人比你强得多?	1	0
24.你是否常为一些小事伤心?	1	0
25.你是否常觉得想哭?	1	0
26.你集中精力困难吗?	1	0
27.你早晨起得很快活吗?	0	1
28.你希望避开聚会吗?	1	0
29.你做决定很容易吗?	0	1
30.你的头脑像往常一样清晰吗?	0	1

附件6:

焦虑自评量表(SAS)

焦虑是一种比较普遍的精神体验,长期存在焦虑反应的人易发展为焦虑症。本量表包含20个项目,分为4级评分,请您仔细阅读以下内容,根据最近1周的情况如实回答。

填表说明:所有题目均共用答案,请在A、B、C、D下划"√",每题限选一个答案。

姓名＿＿＿＿＿＿＿＿　性别:□男　　□女

答案:A没有或很少时间;B小部分时间;C相当多时间;D绝大部分或全部时间。

内容	A	B	C	D
1.我觉得比平时容易紧张或着急				
2.我无缘无故会感到害怕				
3.我容易心里烦乱或感到惊恐				
4.我觉得我可能将要发疯				
5.我觉得一切都很好				
6.我手脚发抖打战				
7.我因为头疼、颈痛和背痛而苦恼				
8.我觉得容易衰弱和疲乏				
9.我觉得心平气和,并且容易安静坐着				
10.我觉得心跳得很快				

续表

内容	A	B	C	D
11.我因为一阵阵头晕而苦恼				
12.我有晕倒发作,或觉得要晕倒似的				
13.我吸气呼气都感到很容易				
14.我的手脚麻木和刺痛				
15.我因为胃痛和消化不良而苦恼				
16.我常常要小便				
17.我的手脚常常是干燥温暖的				
18.我脸红发热				
19.我容易入睡并且一夜睡得很好				
20.我做噩梦				

附件7:

汉密尔顿焦虑量表(HAMA)

评定项目	评定内容	得分				
		无	轻	中	重	极重
1.焦虑心境	担心、担忧,感到有最坏的事情将要发生,容易激惹	0	1	2	3	4
2.紧张	紧张感、易疲劳、不能放松,情绪反应,易哭、颤抖、感到不安	0	1	2	3	4
3.害怕	害怕黑暗、陌生人、一人独处、动物、乘车或旅行及人多的场合	0	1	2	3	4
4.失眠	难以入睡、易醒、睡得不深、多梦、梦魇、夜惊、醒后感到疲倦	0	1	2	3	4
5.认知功能	或称记忆、注意障碍。注意力不能集中,记忆力差	0	1	2	3	4
6.抑郁心境	丧失兴趣、对以往爱好缺乏快感、抑郁、早醒、昼重夜轻	0	1	2	3	4
7.躯体性焦虑(肌肉系统症状)	肌肉酸痛、活动不灵活、肌肉抽动。肢体抽动、牙齿打战、声音发抖	0	1	2	3	4
8.感觉系统症状	视物模糊、发冷发热、软弱无力感、浑身刺痛	0	1	2	3	4
9.心血管系统症状	心动过速、心悸、胸痛、血管跳动感、昏倒感、心博脱漏	0	1	2	3	4

续表

评定项目	评定内容	得分				
		无	轻	中	重	极重
10.呼吸系统症状	胸闷、窒息感、叹息、呼吸困难	0	1	2	3	4
11.胃肠道系统症状	吞咽困难,嗳气,食欲不佳,消化不良(进食后腹痛、胃部烧灼感;腹胀、恶心、胃部饱胀感),肠动感,肠鸣,腹泻,体重减轻,便秘	0	1	2	3	4
12.生殖泌尿系统症状	尿意频数、尿急、停经、性冷淡、过早射精、勃起不能、阳痿	0	1	2	3	4
13.自主神经系统症状	口干、潮红、苍白、易出汗、易起"鸡皮疙瘩"、紧张性头痛、毛发竖起	0	1	2	3	4
14.会谈时的行为表现	(1)一般表现:紧张、不能松弛、忐忑不安、咬手指、紧紧握拳、摸弄手帕、面部肌肉抽动、不停顿足、手发抖、皱眉、表情僵硬、肌张力高、叹息样呼吸、面色苍白 (2)生理表现:吞咽、打嗝、安静时心率快、呼吸快(20次/分以上)、腱反射亢进、震颤、瞳孔放大、眼睑跳动、易出汗、眼球突出	0	1	2	3	4
总分:	评定时间:	评定者:				

附件8:

汉密尔顿抑郁量表(HAMD)

评定项目	得分
1.抑郁情绪 0分:无症状 1分:只在问到时才诉述 2分:在言语中自发地表达 3分:不用言语也可从表情、姿势、声音或欲哭中流露出这种情绪 4分:患者的自发和非自发语言(表情、动作),几乎完全表现为这种情绪	
2.有罪感 0分:无症状 1分:责备自己,感到自己已连累他人 2分:认为自己犯了罪,或反复思考以往的过失和错误 3分:认为目前的疾病,是对自己错误的惩罚,或有罪恶妄想 4分:罪恶妄想伴有指责或威胁性幻觉	

评定项目	得分
3.自杀 　0分:无症状 　1分:觉得活着没有意义 　2分:希望自己已经死去,或常想到与死有关的事 　3分:消极观念(自杀念头) 　4分:有严重的自杀行为	
4.入睡困难 　0分:无症状 　1分:主诉有时有入睡困难,即上床后0.5h仍不能入睡 　2分:主诉每晚均有入睡困难	
5.睡眠不深 　0分:无症状 　1分:睡眠浅,多噩梦 　2分:半夜(晚上12点以前)曾醒来(不包括上厕所)	
6.早醒 　0分:无症状 　1分:有早醒,比平时早醒1h,但能重新入睡 　2分:早醒后无法重新入睡	
7.工作和兴趣 　0分:无症状 　1分:提问时才诉述 　2分:自发地直接或间接表达对活动、工作或学习失去兴趣,如感到没精打采,犹豫不决,不能坚持或需强迫自己去工作或活动 　3分:活动时间减少或成效下降,住院患者每天参加病房劳动或娱乐不满3h 　4分:因目前的疾病而停止工作,住院患者不参加任何活动或者没有他人帮助便不能完成病室日常事务	
8.迟缓:指思维和语言缓慢,注意力难以集中,主动性减退 　0分:无症状 　1分:精神检查中发现轻度迟缓 　2分:精神检查中发现明显迟缓 　3分:精神检查进行困难 　4分:完全不能回答问题(木僵)	

续表

评定项目	得分
9.激越 0分:无症状 1分:检查时表现得有些心神不定 2分:明显的心神不定或小动作多 3分:不能静坐,检查中曾站立 4分:搓手,咬手指,扯头发,咬嘴唇	
10.精神性焦虑 0分:无症状 1分:问到时才诉述 2分:自发地表达 3分:表情和言谈流露明显忧虑 4分:明显惊恐	
11.躯体性焦虑:指焦虑的生理症状,包括口干、腹胀、腹泻、打嗝、腹绞痛、心悸、头痛、过度换气和叹息以及尿频与出汗等。 0分:无症状 1分:轻度 2分:中度,有肯定的上述症状 3分:重度,上述症状严重,影响生活或需加处理 4分:严重影响生活和活动	
12.胃肠道症状 0分:无症状 1分:食欲减退,但不需他人鼓励便自行进食 2分:进食需他人催促或请求或需要应用泻药或助消化药	
13.全身症状 0分:无症状 1分:四肢、背部或颈部沉重感,背痛,头痛,肌肉疼痛,全身乏力或疲倦 2分:上述症状明显	
14.性症状:指性欲减退、月经紊乱等。 0分:无症状 1分:轻度 2分:重度 不能肯定,或该项对被评者不适合(不计入总分)	

评定项目	得分
15.疑病 0分:无症状 1分:对身体过分关注 2分:反复考虑健康问题 3分:有疑病妄想 4分:伴幻觉的疑病妄想	
16.体重减轻 0分:无症状 1分:1周内体重减轻1斤以上 2分:1周内体重减轻2斤以上	
17.自知力 0分:知道自己有病,表现为忧郁 1分:知道自己有病,但归于伙食太差、环境问题、工作过忙、病毒感染或需要休息等 2分:完全否认有病	
18.日夜变化:如果症状在早晨或傍晚加重,先指出哪一种,然后按其变化程度评分 0分:早晚情绪无差别 1分:早晨或傍晚轻度加重 2分:早晨或傍晚严重	
19.人格解体或现实解体:指非真实感或虚无妄想 0分:无症状 1分:问及时才诉述 2分:自发诉述 3分:有虚无妄想 4分:伴幻觉的虚无妄想	
20.偏执症状 0分:无症状 1分:有猜疑 2分:有牵连观念 3分:有关系妄想或被害妄想 4分:伴有幻觉的关系妄想或被害妄想	
21.强迫症状:指强迫思维和强迫行为 0分:无症状 1分:问及时才诉述 2分:自发诉述	

续表

评定项目	得分
22.能力减退感 　0分:无症状 　1分:仅于提问时引出主观体验 　2分:患者主动表示有能力减退感 　3分:需鼓励、指导和安慰才能完成病室日常事务或个人卫生 　4分:穿衣、梳洗、进食、铺床或个人卫生均需要他人协助	
23.绝望感 　0分:无症状 　1分:有时怀疑"情况是否会好转",但解释后能接受 　2分:持续感到"没有希望",但解释后能接受 　3分:对未来感到灰心、悲观和绝望,解释后不能排除 　4分:自动反复诉述"我的病不会好了"或诸如此类的情况	
24.自卑感 　0分:无症状 　1分:仅在询问时诉述有自卑感不如他人 　2分:自动诉述有自卑感 　3分:患者主动诉说自己一无是处或低人一等(与评2分者只是程度的差别) 　4分:自卑感达妄想的程度,例如"我是废物"或类似情况	
总分: 　　　　　评估时间: 　　　　　评估者:	

附件9:

改良Barthel指数评定表

项目	评分标准
1.大便	0=失禁或昏迷 5=偶尔控制(每周<1次) 10=能控制
2.小便	0=失禁或昏迷或需由他人导尿 5=偶尔控制(每24h<1次,每周>1次) 10=能控制
3.修饰	0=需帮助 5=独立洗脸、梳头、刷牙、剃须
4.如厕	0=依赖他人 5=需部分帮助 10=自理

续表

项目	评分标准
5.吃饭	0=依赖他人 5=需部分帮助(夹菜、盛饭、切面包) 10=全面自理
6.转移 (床←→椅)	0=完全依赖他人,不能坐 5=需大量(2人及以上)帮助,能坐 10=需少量人帮助(1人)或指导 15=自理
7.活动(步行)在房间及其周围,不包括走远路	0=不能动 5=在轮椅上独立行动 10=需1人帮助步行(体力或语言指导) 15=独立步行(可用辅助器)
8.穿衣	0=依赖 5=需一半帮助 10=自理(系上纽扣,关、开拉锁和穿鞋)
9.上楼梯(上下一段楼梯,用手杖也算独立)	0=不能 5=需帮助(体力或语言指导) 10=自理
10.洗澡	0=依赖 5=自理
总分	

附件10:

工具性日常生活活动能力量表(IADL)

(以最近1个月的表现为准)

项目	评分标准
一、上街购物【□不适用(勾选"不适用"者,此项分数视为满分)】 □3.独立完成所有购物需求 □2.独立购买日常生活用品 □1.每一次上街购物都需要有人陪 □0.完全不会上街购物	勾选1.或0.者,列为失能项目
二、外出活动【□不适用(勾选"不适用"者,此项分数视为满分)】 □4.能够自己开车、骑车 □3.能够自己搭乘大众运输工具 □2.能够自己搭乘出租车但不会搭乘大众运输工具 □1.当有人陪同可搭出租车或大众运输工具 □0.完全不能出门	勾选1.或0.者,列为失能项目

续表

项目	评分标准
三、食物烹调【□不适用(勾选"不适用"者,此项分数视为满分)】 □3.能独立计划、烹煮和摆设一顿适当的饭菜 □2.如果准备好一切佐料,会做一顿适当的饭菜 □1.会将已做好的饭菜加热 □0.需要别人把饭菜煮好、摆好	勾选0.者,列为失能项目
四、家务维持【□不适用(勾选"不适用"者,此项分数视为满分)】 □4.能做较繁重的家事或需偶尔家事协助(如搬动沙发、擦地板、洗窗户) □3.能做较简单的家事,如洗碗、铺床、叠被 □2.能做家事,但不能达到可被接受的整洁程度 □1.所有的家事都需要别人协助 □0.完全不会做家事	勾选1.或0.者,列为失能项目
五、洗衣服【□不适用(勾选"不适用"者,此项分数视为满分)】 □2.自己清洗所有衣物 □1.只清洗小件衣物 □0.完全依赖他人	勾选0.者,列为失能项目
六、使用电话的能力【□不适用(勾选"不适用"者,此项分数视为满分)】 □3.独立使用电话,含查电话簿、拨号等 □2.仅可拨熟悉的电话号码 □1.仅会接电话,不会拨电话 □0.完全不会使用电话	勾选1.或0.者,列为失能项目
七、服用药物【□不适用(勾选"不适用"者,此项分数视为满分)】 □3.能自己负责在正确的时间用正确的药物 □2.需要提醒或少许协助 □1.如果事先准备好服用的药物分量,可自行服用 □0.不能自己服用药物	勾选1.或0.者,列为失能项目
八、处理财务能力【□不适用(勾选"不适用"者,此项分数视为满分)】 □2.可以独立处理财务 □1.可以处理日常的购买,但需要别人协助与银行往来或大宗买卖 □0.不能处理钱财	勾选0.者,列为失能项目

注:上街购物、外出活动、食物烹调、家务维持、洗衣服等五项中有三项以上需要协助即为轻度失能。

附件 11：

社会支持评定量表(SSRS)

项目	得分
1.您有多少关系密切,可以得到支持和帮助的朋友?(只选一项) (1)一个也没有 (2)1~2个 (3)3~5个 (4)6个或6个以上	
2.近一年来您:(只选一项) (1)远离家人且独居一室 (2)住处经常变动,多数时间和陌生人住在一起 (3)和同学、同事或朋友住在一起 (4)和家人住在一起	
3.您与邻居:(只选一项) (1)相互之间从不关心,只是点头之交 (2)遇到困难可能稍微关心 (3)有些邻居都很关心您 (4)大多数邻居都很关心您	
4.您与同事:(只选一项) (1)相互之间从不关心,只是点头之交 (2)遇到困难可能稍微关心 (3)有些同事很关心您 (4)大多数同事都很关心您	
5.从家庭成员得到的支持和照顾(在合适的框内划"√") □无　□极少　□一般　□全力支持 A.夫妻(恋人) B.父母 C.儿女 D.兄弟妹妹 E.其他成员(如嫂子)	
6.过去,在您遇到急难情况时,曾经得到的经济支持和解决实际问题的帮助的来源有: (1)无任何来源　(2)下列来源:(可选多项) A.配偶;B.其他家人;C.朋友;D.亲戚;E.同事;F.工作单位; G.党团工会等官方或半官方组织;H.宗教、社会团体等非官方组织; I.其他(请列出)	

续表

项目	得分
7.过去,在您遇到急难情况时,曾经得到的安慰和关心的来源有: (1)无任何来源 (2)下列来源(可选多项)。 A.配偶;B.其他家人;C.朋友;D.亲戚;E.同事;F.工作单位; G.党团工会等官方或半官方组织;H.宗教、社会团体等非官方组织; I.其他(请列出)	
8.您遇到烦恼时的倾诉方式:(只选一项) (1)从不向任何人诉述 (2)只向关系极为密切的1~2个人诉述 (3)如果朋友主动询问,您会说出来 (4)主动倾诉自己的烦恼,以获得支持和理解	
9.您遇到烦恼时的求助方式:(只选一项) (1)只靠自己,不接受别人帮助 (2)很少请求别人帮助 (3)有时请求别人帮助 (4)有困难时经常向家人、亲友、组织求援	
10.对于团体(如党团组织、宗教组织、工会、学生会等)组织活动,您:(只选一项) (1)从不参加 (2)偶尔参加 (3)经常参加 (4)主动参加并积极活动	
总分	

附件 12:

Tinetti平衡与步态量表

一、平衡测试

患者坐在没有扶手的硬椅子上。

测试项目	得分
1.坐位平衡 (0)斜靠或从椅子上滑下 (1)稳定	
2.起身 (0)没有帮助就无法完成 (1)用胳膊帮助才能完成 (2)不用胳膊就能完成	

测试项目	得分
3.试图起身 (0)没有帮助就无法完成 (1)需要尝试1次以上才能完成 (2)1次尝试就能完成	
4.立即站起来时的平衡功能(站起的头维持5s) (0)不稳(摇晃,移动脚步,明显躯干摆动) (1)稳定,但是需要助行器或手杖,或抓住其他物体支撑 (2)稳定,不需要助行器或手杖,或抓住其他物体支撑	
5.坐下时平衡 (0)不稳 (1)稳定,但是两脚距离较宽【足跟中点间距离大于4英寸(1英寸=2.54cm)】,或使用手杖、助行器或其他支撑 (2)稳定,两脚距离较窄且不需要支撑	
6.轻推(患者双脚尽可能靠拢站立,用手轻推3次) (0)开始就会摔倒 (1)摇晃并要抓东西,但是只抓自己 (2)稳定	
7.闭眼(同第6姿势) (0)不稳 (1)稳定	
8.转身360° (0)不连续的步骤 (1)不稳定(手臂及身体摇晃) (2)稳定	
9.坐下 (0)不安全 (1)用胳膊或动作不连贯 (2)安全且动作连贯	

注:根据后退的危险性,如果从后方拉患者可能更安全;总分满分16分。

二、步态测试

以舒适速度,使用辅具_____,走3米,需_____s。

测试项目	得分
1.起步 (0)有迟疑,或须尝试多次方能启动 (1)正常启动	

续表

测试项目	得分
2.抬脚高度 a.左脚跨步 (0)脚拖地,或抬高大于1~2英寸① (1)脚完全离地,但不超过1~2英寸 b.右脚跨步 (0)脚拖地,或抬高大于1~2英寸 (1)脚完全离地,但不超过1~2英寸	
3.步长 a.左脚跨步 (0)跨步的脚未超过站立的对侧脚 (1)有超过站立的对侧脚 b.右脚跨步 (0)跨步的脚未超过站立的对侧脚 (1)有超过站立的对侧脚	
4.步态对称性 (0)两脚步长不等 (1)两脚步长相等	
5.步伐连续性 (0)步伐与步伐之间不连续或中断 (1)步伐连续	
6.走路路径(行走大约3米长) (0)明显偏移到某一边 (1)轻微/中度偏移或使用步行辅具 (2)走直线且不需辅具	
7.躯干稳定 (0)身体有明显摇晃或需使用步行辅具 (1)身体不晃,但需屈膝或有背痛或张开双臂以维持平衡 (2)身体不晃,无屈膝,不需张开双臂或使用辅具	
8.步宽(脚跟距离) (0)脚跟分开(步宽大) (1)走路时两脚跟几乎靠在一起	
总分(满分12分)	

①1英寸=2.54厘米。

附件13：

Morse跌倒评估量表(MFS)

项目	评分标准	MFS分值
近3个月有无跌倒史/视觉障碍	没有＝0 有＝25	
超过一个医学诊断	没有＝0 有＝15	
使用助行器具	没有需要/完全卧床/护士扶持＝0 拐杖/手杖/助步器＝15 扶家具行走＝30	
静脉输液/置管/接受药物治疗	没有＝0 有＝20	
步态	正常/卧床/轮椅代步＝0 乏力/≥65岁/体位性低血压＝10 失调及不平衡＝20	
精神状态	了解自己的能力＝0 忘记自己限制/意识障碍/躁动不安/沟通障碍/睡眠障碍＝15	
总得分：		

附件14：

老年人跌倒风险评估工具(FRA)

内容		权重	得分
运动	步态异常/假肢	3	
	行走需要辅助设施	3	
	行走需要旁人帮助	3	
跌倒史	有跌倒史	2	
	因跌倒住院	3	
精神不稳定状态	谵妄	3	
	痴呆	3	
	兴奋/行为异常	2	
	意识恍惚	3	

	内容	权重	得分
自控能力	大便/小便失禁	1	
	频率增加	1	
	保留导尿	1	
感觉障碍	视觉受损	1	
	听觉受损	1	
	感觉性失语	1	
	其他情况	1	
睡眠状况	多醒	1	
	失眠	1	
	夜游症	1	
用药史	新药	1	
	心血管药物	1	
	降压药	1	
	镇静、催眠药	1	
	戒断治疗	1	
	糖尿病用药	1	
	抗癫痫药	1	
	麻醉药	1	
	其他	1	
相关病史	神经科疾病	1	
	骨质疏松症	1	
	骨折史	1	
	低血压	1	
	药物/乙醇戒断	1	
	缺氧症	1	
	年龄80岁及以上	3	

（王小同　胡晓晓）

第十五章 传统健身体育项目

众所周知,中华民族有着悠久的历史和灿烂的文化,数千年的历史长河形成了各具特色、形式多样的传统健身方式,许多健身方式都是经过人们长期的实践而流传下来的。56个民族的经济条件、风俗习惯等千差万别,各民族在不同的历史文化条件下创造、发展起来的民族传统健身体育项目从整体上具有健身性、普及性、传统性、民族性、群众性、对抗性和趣味性等特点,但由于我国人口众多,人们的年龄层次、职业以及地域不同,不同的项目在不同条件下流行的状况,也会有一定的差异。

第一节 太极拳

一、太极拳的简介

太极拳是一种古老的中国武术拳种,它蕴含了深刻的中国传统哲学理论和传统中医养生理论。太极拳缓慢、柔和、不断流动的运动特点表现出了它独特的内在本质。太极拳也是培养一个人的内在能量,让思想和身体结合的身体活动方式,正是这个特点,让它的外在表现如此独特和富有神秘感。太极拳练习需要深层次的注意和敏锐的头脑,从而使意识引领身体的能量。

太极拳不仅是一种武术,同时也被广泛地认为是一个有效的身体锻炼方法。太极拳专注于正确的姿势和呼吸控制,太极拳的动作是流动、优雅和平衡的。在我们的现代生活压力下,太极拳可促进身心平衡,缓解紧张情绪。太极拳的和谐,提供了练习者精神放松和身体健康至关重要的保障。太极拳是一个不寻常形式的武术,不管是年轻还是年长,男性或女性,无论强弱,不管苗条还是丰满,你都可以选择太极拳作为理想的体育锻炼方式。当练习它时,悄悄地,慢慢地,你可以感受自己的点滴变化,充分享受有氧浴。感受太极阴阳的世界,让自然和放松的世界成为你的生活方式。

二、太极拳的起源与发展

太极拳的创始之说,学术界目前有两种不同的观点。一种观点,太极拳创自明末的将领陈王廷。而另一种观点是张三丰创拳说,该观点认为张三丰创建了武当派,首创内家拳。而太极拳作为内家拳之首,尊称张三丰为祖师,是一种自然归属。但是该观点缺少有力的文献证据。从明确文字记载和传承关系来看,河南省温县陈家沟,是太极拳的创始地,它是东方文化的瑰宝,是中华武苑的古老奇葩。明末清初,太极拳由陈王廷潜心研究创编。三百多年后,太极拳已由陈氏一家的独得之秘,变成了传遍海内外的陈式、杨式、武式、吴式、孙式、和式等诸多太极拳流派。

1956年,国家体委组织太极拳专家根据杨氏太极拳创编而成了24式简化太极拳,这套拳术也为太极拳的国内、国际传播起到了巨大的作用。

三、24式简化太极拳

1.完整套路演练

第一式　起势(图15.1)

①左脚向左开步。②两臂上抬与肩同高。③下蹲按掌,与肚脐齐平。

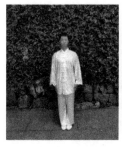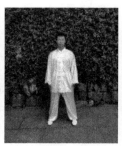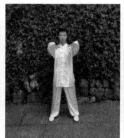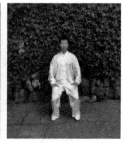

图15.1　起势

第二式　野马分鬃(图15.2)

A.①收左脚成丁步抱球。②两手相合,左转出步。③重心前移,弓步分手。

B.①后坐转手摆脚。②重心前移,跟步抱球。③两手相合,右转出步。④重心前移,弓步分手。

C.①后坐转手摆脚。②重心前移,跟步抱球。③两手相合,左转出步。④重心前移,弓步分手。

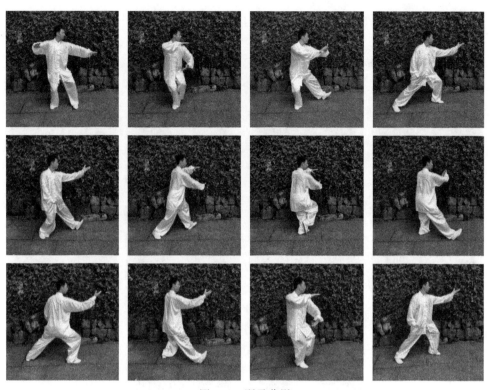

图15.2　野马分鬃

第三式　白鹤亮翅（图15.3）

①后脚向前上半步，两手胸前成抱球。②重心后坐，右转举臂。③左转虚步分手，身体朝前。

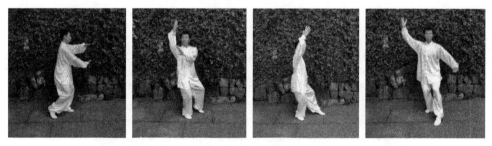

图15.3　白鹤亮翅

第四式　搂膝拗步（图15.4）

A.①左转落右手举左手。②右转收脚举臂成丁步。③出步按掌屈肘。④重心前移弓步搂推。

B.①后坐摆脚转手。②跟步举臂成丁步。③出步按掌屈肘。④重心前移弓步搂推。

C.①后坐摆脚转手。②跟步举臂成丁步。③出步按掌屈肘。④重心前移弓步搂推。

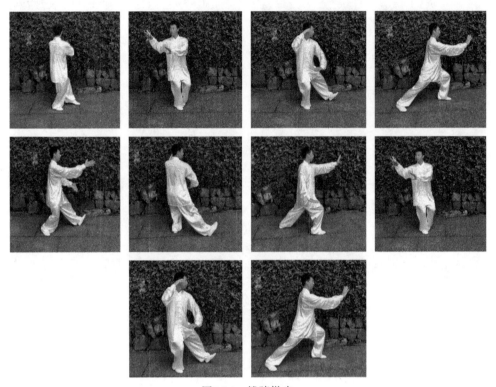

图15.4 搂膝拗步

第五式 手挥琵琶(图15.5)

①跟步摆手。②重心后坐。③虚步合臂(前脚脚尖勾起)。

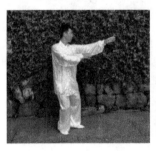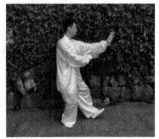

图15.5 手挥琵琶

第六式　倒卷肱(图15.6)

A.①左手转动,右手向后摆,两手与肩同高。②提左膝屈肘至耳侧。③撤步收左掌,推右掌,交错进行。④后坐成虚步推掌。

B.①右手转动,左手向后摆,两手与肩同高。②提右膝屈肘至耳侧。③撤步收右掌,推左掌,交错进行。④后坐成虚步推掌。(左右重复2次)

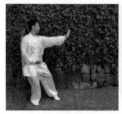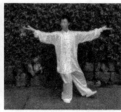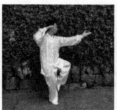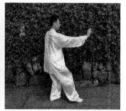

图15.6　倒卷肱

第七式　左揽雀尾(图15.7)

①身体右转,收左脚,成丁步抱球。②左转出步,两手相合。③弓步前棚臂。④左转伸臂展掌,两掌心前后相对。⑤重心后移,右转向右下捋出。⑥左转搭腕,重心不动。⑦弓步前挤,重心前移。⑧分手收掌屈肘,重心向后移动,两手在腰间。⑨重心前移,弓步按掌。

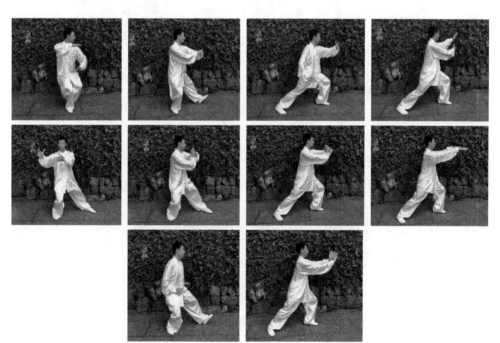

图15.7　左揽雀尾

第八式 右揽雀尾（图15.8）

①后坐扣脚、身体右转分手。②收脚成丁步，收手成抱球。③右转出步，两手相合。④弓步前掤臂。⑤右转伸臂展掌，两掌心前后相对。⑥重心后移，左转向左下将出。⑦右转搭腕，重心不动。⑧弓步前挤，重心前移。⑨分手收掌屈肘，重心向后移动，两手在腰间。⑩重心前移，弓步按掌。

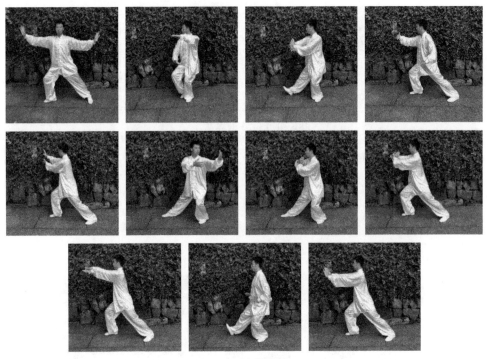

图15.8 右揽雀尾

第九式 单鞭（图15.9）

①身体左转，扣右脚，向左摆手。②右转收脚摆臂。③出步出脚摆左手，右手变勾手。④重心前移成弓步，左手向前按出。

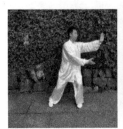
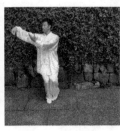
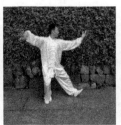
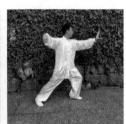

图15.9 单鞭

第十式 云手(图15.10)

①右转云手。②左转云手。③并步按掌。④右转云手。⑤出步按掌。(注:重复3次)

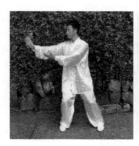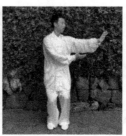

图15.10 云手

第十一式 单鞭(图15.11)

①斜落步右转举臂。②出步出脚摆左手,右手变勾手。③重心前移成弓步,左手向前按出。

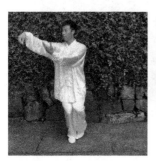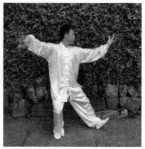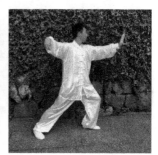

图15.11 单鞭

第十二式 高探马(图15.12)

①跟步后坐展手。②收左手,推右手,虚步交错推掌。

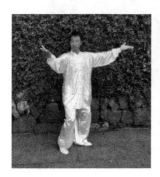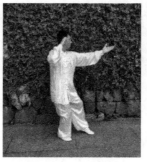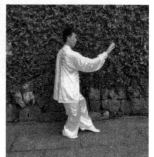

图15.12 高探马

第十三式 右蹬脚（图 15.13）

①收左脚收手。②左转出步。③弓步两手划弧。④两手胸前合抱,提右膝。⑤分手蹬右脚。

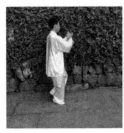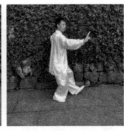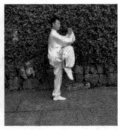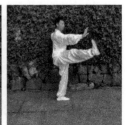

图 15.13 右蹬脚

第十四式 双峰贯耳（图 15.14）

①收右脚落双手。②出步收手握拳。③重心前移,弓步双贯拳。

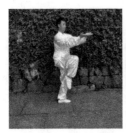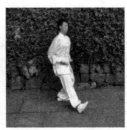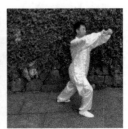

图 15.14 双峰贯耳

第十五式 转身左蹬脚（图 15.15）

①重心后移,扣右脚。②左转展手。③两手胸前合抱,提左膝。④分手蹬左脚。

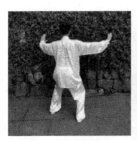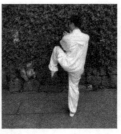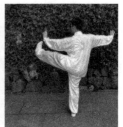

图 15.15 转身左蹬脚

第十六式　左下势独立（图15.16）

①收脚收左手，右手变勾手。②重心下降，下蹲成仆步。③穿掌下势。④摆脚弓腿。⑤扣脚转身。⑥提膝挑右掌。

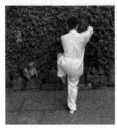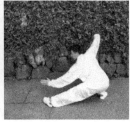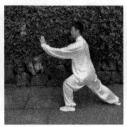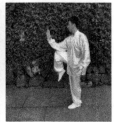

图15.16　左下势独立

第十七式　右下势独立（图15.17）

①落脚左转，左收变勾手。②重心下降，下蹲成仆步。③穿掌下势。④摆脚弓腿。⑤扣脚转身。⑥提膝挑左掌。

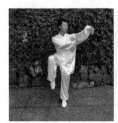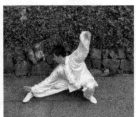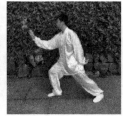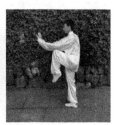

图15.17　右下势独立

第十八式　左右穿梭（图15.18）

①落脚落手。②丁步抱球。③出步出手。④弓步架打。⑤后坐落手。⑥丁步抱球。⑦出步出手。⑧弓步架打。

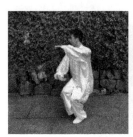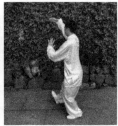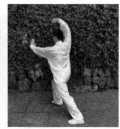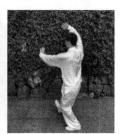

图15.18　左右穿梭

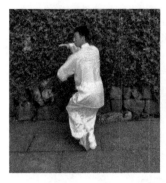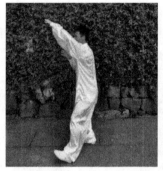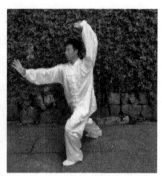

图15.18（续） 左右穿梭

第十九式 海底针（图15.19）

①后脚跟步，手下落。②后坐手上提到耳侧。③左手搂手到左髋，成虚步，右手下插掌。

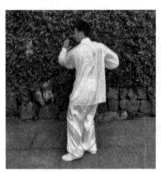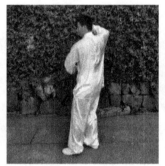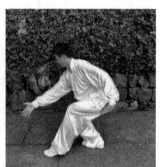

图15.19 海底针

第二十式 闪通臂（图15.20）

①收脚举手搭腕。②出步出脚翻掌。③重心前移，左手前按，右手上架，弓步架打。

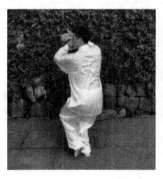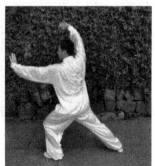

图15.20 闪通臂

第二十一式 转身搬拦捶（图15.21）

①重心后坐，扣左脚，右转摆掌。②收右脚右手握拳。③上右步，从左手内搬拳。④跟步旋臂，右拳到腰间。⑤上步拦掌。⑥重心前移，弓步右冲拳左手在手腕处。

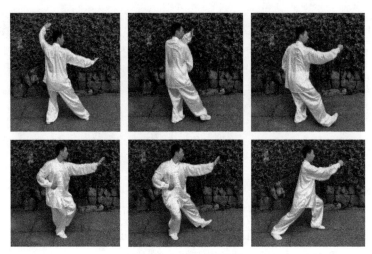

图15.21 转身搬拦捶

第二十二式 如封似闭（图15.22）

①穿手翻掌。②重心后移，收掌到腰间。③重心前移，弓步前按。

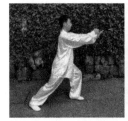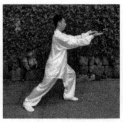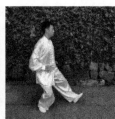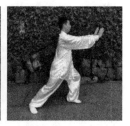

图15.22 如封似闭

第二十三式 十字手（图15.23）

①后坐扣左脚。②右转摆脚分双手。③移重心扣脚划弧。

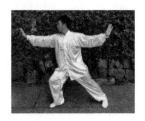

图15.23 十字手

第二十四式　收势(图15.24)

①收脚成马步,两手合抱到胸前。②旋臂分手,两手与胸部同高,掌心朝下。③手下落腿伸直,收势。

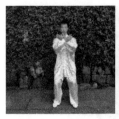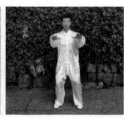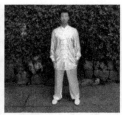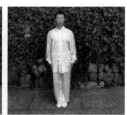

图15.24　收势

2.演练注意事项

(1)心静体松。

所谓"心静体松",安静不是昏昏欲睡的感觉,而是警觉的安静状态,体松不是全身完全放松和懈怠,而是指在练习太极拳时保持正确姿势的基础上,有意识地让全身关节、肌肉和内脏器官达到最大程度的放松状态。

(2)圆活连贯。

太极拳练习所要求的"圆活"指动作的活顺、自然,浑然天成,动作不僵硬。"连贯"是指以下两方面的。第一是指上下肢的连贯,即所谓的"节节贯穿"。上下的连贯是以腰为核心。在动作完成过程中,要求:以腰带髋,以髋带膝,以膝带足;是以腰带背,以背带肩,以肩带肘,再以肘带手。第二是不同动作之间的衔接,即连绵不断,前一动作的结束就是下一个动作的开始,动作之间没有任何停顿。

(3)虚实分明。

一般来说,下肢以支撑重心的一侧为实,另一侧为虚;上肢以体现动作的手臂为实,另一侧为虚。虚实不但要互相渗透,还需在意识指导下灵活变化。

(4)呼吸自然。

练习太极拳时的呼吸方法有以下4种:顺腹式呼吸、逆腹式呼吸、自然呼吸和拳势呼吸。可以灵活运用以上几种方法在拳法的不同阶段中不论练习时采用何种,都应做到自然、均匀,缓缓吞吐,同时要与动作自然相合。另外,不同训练阶段的练习者,采用不同的呼吸方式,一般来说,初学太极拳者采用自然呼吸。

第二节　六字诀

 一、六字诀的功法简介

六字诀是一套动作简单,流传千年的功法,六字分别指"嘘、呵、呼、呬、吹、嘻"。通过正确的口型呼此六字,其发音所产生的气流振动能激发相应器官(肝、心、脾、肺、肾及三焦所包括的器官)产生共振,促进经络运行,补气扶正。六字诀功法的锻炼效果好,锻炼前后的差异明显,由于动作简单易学,锻炼效果显著,所以它不仅为中医所推崇,而且还为道、佛、武术家所接受,同时也在民间广泛流传,受到普通老百姓的青睐。

六字诀的文字记载最早见于战国时的庄子(约前369—前286年)的《庄子·刻意》:"吹呴(xu)呼吸,吐故纳新,熊径鸟伸,为寿而已矣。"此外,在西汉时期《王褒传》一书中,也有"呵嘘呼吸如矫松"的记载。在明朝以前,六字诀是单纯的呼吸吐纳法,并没有动作的配合。到了明朝以后,出现了呼吸和动作协调进行的文字资料。例如,明代胡文焕的《类修要诀》中的"祛病延年六字法"写道:"肝若嘘时目睁睛,肺知呬气手双擎,心呵顶上连叉手,肾吹抱取膝头平,脾病呼时须撮口,三焦客热卧嘻宁。"

2002年国家体育总局组织专家,整合不同版本的六字诀精髓,创编了健身气功六字诀,并于2003年开始在全国范围内推广,在全国各地体育管理部门、气功协会及部分地区医疗部门的积极组织和推动下,大江南北掀起了经久不衰的练习健身气功六字诀的热潮。六字诀是民族的,也是世界的,中国健身气功管理中心成立了对外推广的相关部门,它也被国外的普通大众所喜爱。

 二、六字诀的完整演练

(一)预备式(图15.25)

1.预备

自然站立,立身中正,两脚分开,与肩膀同宽,收髋屈膝,两臂自然下垂,提肛收腹,含胸拔背,舌抵上腭,表情似笑非笑,两眼似闭非闭,宛如垂帘,默想处于一个美好的午后,全身放松,但不懈怠,调整呼吸,使呼吸自然均匀。默想放松时,可意想从下到上逐渐放松,然后开始练功。

2.调息

全身放松后,曲肘,两手从体侧内收,手心向上,十指相对,缓慢上抬至胸部(约与胸口同高）；两小臂内旋，让掌心朝下，然后缓缓下按，直到两臂自然伸直，再曲肘。

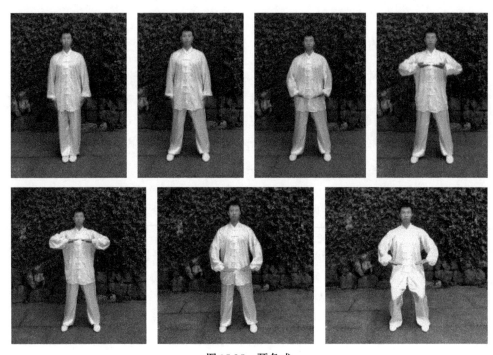

图15.25 预备式

（二）嘘字诀（图15.26）

1.发音

嘘，音虚（Xū），为牙音。

2.气流振动源

在上下槽牙处。

3.动作过程

两手松开，掌心向上，小指轻贴腰际，向后回收到腰间；目视前下方两脚不动，身体向左转90°；同时，右掌由腰间缓缓向左侧伸出，约与肩同高，并配合口吐"嘘"字音，左掌不动；两目慢慢变圆，目视右手伸出的方向，目光远放。右手沿原路线收回到腰间高度；同时，身体转正；目视前下方。身体向右转90°；同时，左掌由腰间缓缓向右侧穿出，约与肩同高，并口吐"嘘"字音；两目渐渐圆睁，目视左掌伸出方向。左掌沿原路收回到腰间高度，同时，身体转正；目视前下方。如此左右穿掌各2遍。本式共吐"嘘"字音4次。

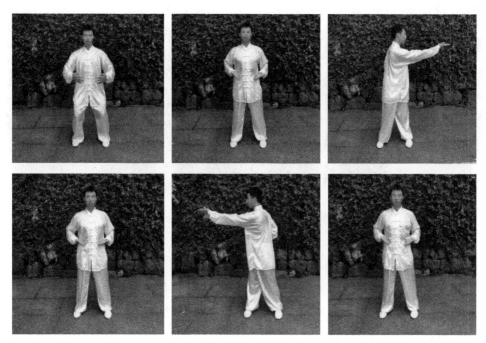

图 15.26　嘘字诀

（三）呵字诀（图 15.27）

1.发音

呵，音喝（Hē），为舌音。

2.气流振动源

在舌根部。

3.动作过程

缓慢吸气，两掌小指轻贴腰际微上提，指尖朝向斜下方；目视前下方。屈膝屈髋，同时，两手缓缓向前下约45°方向送出，两臂保持微屈，目视两掌；微微屈肘收臂，两掌小指一侧相靠，掌心向上，两手成"捧掌"，约与肚脐相平；目视两掌心。缓缓起身，屈肘，两掌向上至胸前，掌心向内旋转，两中指约与下巴同高，目视前下方。两肘外展，约与肩同高；同时，两掌内翻，掌指朝下，掌背相靠。然后，两掌缓缓下插；目视前下方，从插掌开始，口吐"呵"字音。两掌下插至肚脐前时，微屈膝下蹲；同时，两掌内旋外翻，掌心向外，缓缓向前拨出，至两臂成圆；目视前下方。两掌外旋内翻，掌心向上，于腹前成"捧掌"；目视两掌心。两膝缓缓伸直；同时屈肘，两掌捧至胸前，掌心向内，两中指约与下颏同高；目视前下方。两肘外展，约与肩同高；同时，两掌内翻，掌指朝下，掌背相靠。然后两掌缓缓下插，目视前下方。从插掌开始，口吐"呵"字音。

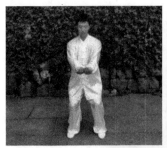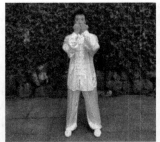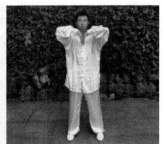

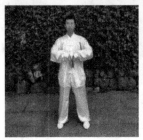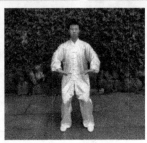

图 15.27　呵字诀

（四）呼字诀（图 15.28）

1.发音

呼,音乎(Hū),为喉音。

2.气流振动源

在喉部。

3.动作过程

最后一动两掌向前拨出后,外旋内翻,转掌心向内对肚脐,指尖斜相对,五指自然张开,两掌心间距与掌心至肚脐距离相等;目视前下方。两膝缓缓伸直;同时,两掌缓缓向肚脐方向合拢,至肚脐前约10cm。微屈膝下蹲;同时,两掌向外展开至两掌心间距与掌心至肚脐距离相等,两臂成圆形,并口吐"呼"字音;目视前下方。两膝缓缓伸直;同时,两掌缓缓向肚脐方向合拢。

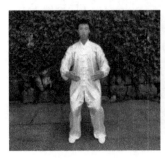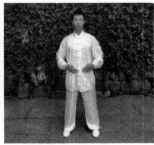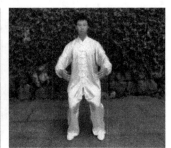

图 15.28　呼字诀

（五）呬字诀

1.发音

呬，普通话读音为戏，俗音读丝，粤语读嘿，吴语读戏，唐韵也读戏，六字诀标准读音（正宗读音）为戏，本六字诀读为戏（Xì），为齿音。

2.气流振动源

在上下门牙。注意呼气吐字时两唇和牙齿不能张开太大，否则发出的音不是戏或谢。

3.动作过程

两掌自然下落，掌心向上，十指相对；目视前下方。两膝缓缓伸直；同时，两掌缓缓向上托至胸前，约与两乳同高；目视前下方。两肘下落，夹肋，两手顺势立掌于肩前，掌心相对，指尖向上。两肩胛骨向脊柱靠拢，展肩扩胸，藏头缩项；目视前斜上方。微屈膝下蹲；同时，松肩伸项，两掌缓缓向前平推逐渐转成掌心向前亮拳，同时口吐"呬"字音；目视前方。两掌外旋腕，转至掌心向内，指尖相对，约与肩宽。两膝缓缓伸直；同时，两掌缓缓向上托至胸前，约与两乳同高；目视前下方。两肘下落，夹肋，两手顺势立掌于肩前，掌心相对，指尖向上。两肩胛骨向脊柱靠拢，展肩扩胸，藏头缩项；目视前斜上方。微屈膝下蹲；同时，松肩伸项，两掌缓缓向前平推逐渐转成掌心向前亮拳，同时口吐"呬"字音；目视前方。

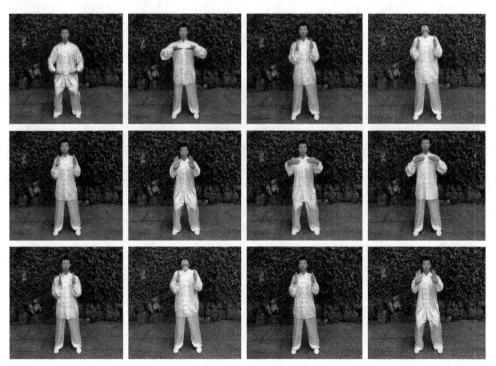

图15.29　呬字诀

（六）吹字诀（图 15.30）

1. 发音

吹，音炊（Chui ），为唇音。

2. 气流振动源

两唇。

3. 动作过程

两掌前推，随后松腕伸掌，指尖向前，掌心向下。两臂向左右分开成侧平举，掌心斜向后，指尖向外。两臂内旋，两掌向后划弧至腰部，掌心轻贴腰眼，指尖斜向下；目视前下方。微屈膝下蹲；同时，两掌向下沿腰骶、两大腿外侧下滑，后屈肘提臂环抱于腹前，掌心向内，指尖相对，约与脐平；目视前下方。两掌从腰部下滑时，口吐"吹"字音。两膝缓缓伸直；同时，两掌缓缓收回，轻抚腹部，指尖斜向下，虎口相对；目视前下方。两掌沿带脉向后摩运。两掌至后腰部，掌心轻贴腰眼，指尖斜向下；目视前下方。微屈膝下蹲；同时，两掌向下沿腰骶、两大腿外侧下滑，后屈肘提臂环抱于腹前，掌心向内，指尖相对，约与脐平；目视前下方。

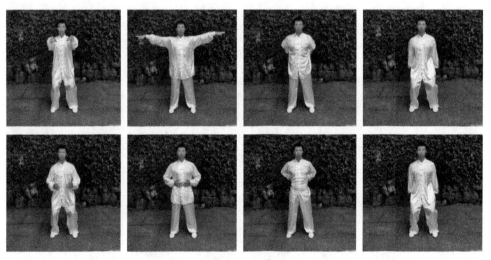

图 15.30 吹字诀

（七）嘻字诀（图 15.31）

1. 发音

嘻，音西（Xī），为半舌音。

2. 气流振动源

在舌尖和门牙之间。

3.动作过程

两掌环抱,自然下落于体前;目视前下方。两掌内旋外翻,掌背相对,掌心向外,指尖向下;目视两掌。两膝缓缓伸直;同时,提肘带手,经体前上提至胸。随后,两手继续上提至面前,分掌、外开、上举,两臂成弧形,掌心斜向上;目视前上方。屈肘,两手经面部前回收至胸前,约与肩同高,指尖相对,掌心向下;目视前下方。然后,微屈膝下蹲;同时,两掌缓缓下按至肚脐前。两掌继续向下、向左右外分至左右髋旁约15cm处,掌心向外,指尖向下;目视前下方。从上动两掌下按开始配合口吐"嘻"字音。两掌掌背相对合于小腹前,掌心向外,指尖向下;目视两掌。两膝缓缓伸直;同时,提肘带手,经体前上提至胸。随后,两手继续上提至面前,分掌、外开、上举,两臂成弧形,掌心斜向上;目视前上方。屈肘,两手经面部前回收到胸前,约与肩同高,指尖相对,掌心向下;目视前下方。然后微屈膝下蹲;同时两掌缓缓下按至肚脐前,目视前下方。两掌顺势外开至髋旁约15cm,掌心向外,指尖向下;目视前下方。从上动两掌下按开始配合口吐"嘻"字音。

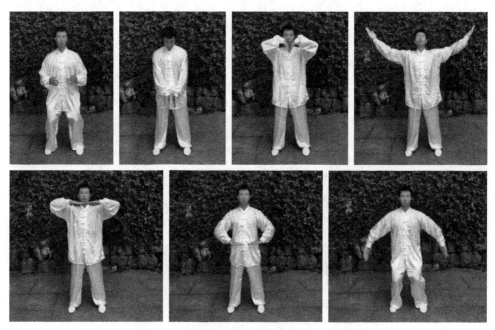

图15.31 嘻字诀

(八)观照丹田,固本扶元(图15.32)

接上势,两腿微屈,两眼微闭,舌抵上腭,两手抱太极按于肚脐,意守丹田。吸气,稍用意提肛收阴(如憋大小便状),意想气入丹田,吸气后稍停再呼气,呼气不用意念,全身放松即可,也可自然呼吸。

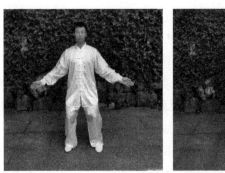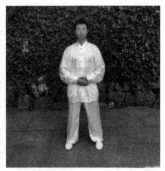

图15.32 观照丹田,固本扶元

(九)收功(图15.33)

默念收功后,轻柔腹部,顺时针转3圈;两手里外位置交换,再逆时针转3圈。收功。收势可进一步调理气机,从功态恢复到自然状态。

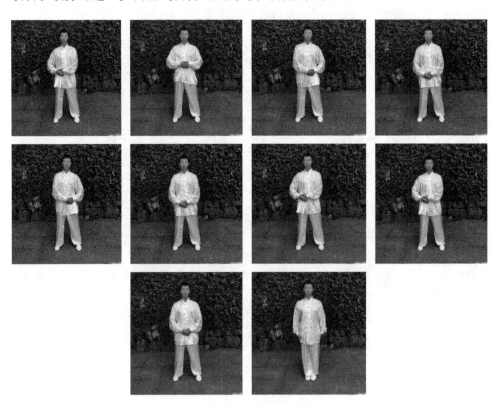

图15.33 收功

第三节　形意拳

一、形意拳的简介

　　形意拳,也称"行意拳",它是中国传统武术拳种之一。关于该拳的起源,姬际可(1602—1680年)创拳说受到广泛的认可。姬际可是明末清初山西蒲州(今永济市)人。此外,民间也流传有岳飞创拳说,但是学术界认为该观点是牵强附会,并无文献证据支撑该观点。形意拳的全称也叫心意六合拳,包括内三合:"心与意合,意与气合,气与力合";外三合:"肩与胯合,肘与膝合,手与足合"。

二、基础套路——五行连环

(一)预备式(图15.34)

1.过程

　　两掌上抬到胸前,两手下降到丹田,同时屈膝下蹲,身体右转45°后,立刻左转钻拳,两手变掌,呈虎抱头动作;左脚向前迈出,脚尖略微内扣,形成三体式。

2.要点

　　形意拳三体式要体现武术的内外三合的动作要求。

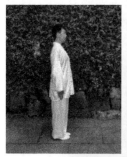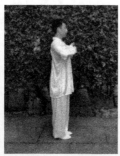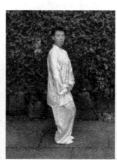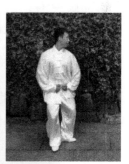
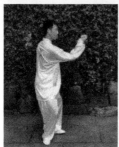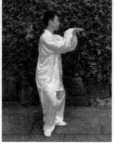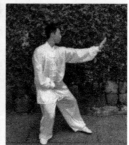

图15.34　预备式

（二）进步右崩拳（图 15.35）

1.过程

两掌变拳握紧，然后左脚前进一步，右脚随之跟进半步，重心偏向右脚；前脚跟与后脚跟相对，两脚距离约20～30cm；同时，右拳顺着左臂方向直向前打出，拳眼向上，拳面微向前倾，左拳撤至腰部左侧，拳心向上；眼看右拳。

2.要点

左脚前进落地与右拳打出要整齐一致，抬脚不要过高，身体平稳，腰要塌住。

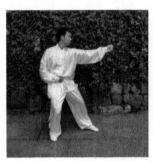 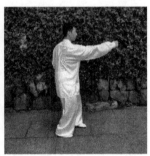

图15.35　进步右崩拳

（三）退步左崩拳（青龙出水）（图 15.36）

1.过程

左脚、右拳不动，右脚向后撤半步，然后左脚再顺着右脚方向撤到右脚后方，两腿交叉，左脚顺，右脚横，左脚跟微离地面，成稍蹲姿势；左脚向后撤时，左拳向前打出，拳眼向上，右拳同时撤至腰部右侧，拳心向上；眼看左拳。

2.要点

退右脚位置不动，右肩也不可随着向后扭转；左脚后撤时先用力有脚跟触地，再离开地面；两腿膝部要靠紧（左膝抵住右膝弯处），左脚后撤与左拳前打，要整齐一致。

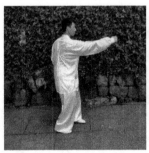 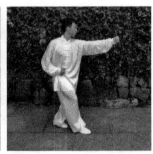

图15.36　退步左崩拳

（四）顺步右崩拳（黑虎出洞）（图 15.37）

1.过程

右脚向前一步，左脚跟进半步；同时右拳顺着右脚方向打出，拳眼向上，高与胸平；左拳撤至腰部左侧，拳心向上，成右拳右脚在前的顺步崩拳姿势；眼看右拳。

2.要点

右脚前进与右拳打出，要整齐一致，两肩下沉，左肘与左肋部要靠紧，头要顶，腰要塌。

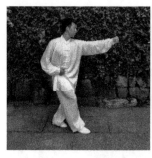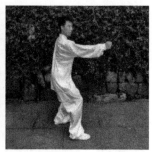

图 15.37　顺步右崩拳

（五）退步抱拳（白鹤亮翅）（图 15.38）

1.过程

①左脚向左后方撤半步，同时右臂屈肘，右拳贴近腹部由上向下插，拳心向上，左拳置于右拳下方，拳心向下。②两臂同时向上摆起（右拳左掌），经头部前上方分开，再由两侧下落划一立圆，收到腹前，右拳落在左掌心内；上体稍右转，同时右脚撤到左脚前方；眼看前方。

2.要点

①右拳向上插与左脚向后撤动作要整齐一致，两臂与腹部要靠紧，两肩要尽力向下沉劲。②两臂分开时，眼要随着看右拳，右拳落在左掌心和右脚撤回要一致，手脚发出一个响音，体现整齐一致，头要顶，肩要沉，腰要塌，两前臂要紧靠腹部，不可离开，气要下沉。

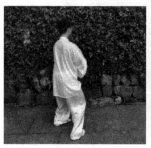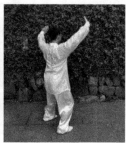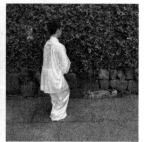

图 15.38　退步抱拳

（六）进步炮拳（图15.39）

1.过程

右脚向前迈进一步（略向右斜），左脚向前跟进半步；同时左掌变拳向前打出，右拳经胸前向上翻转上架，停于头部右上方，成右脚左拳在前的拗步姿势；眼看左拳。

2.要点

右脚前进落地时，要与左拳的打出整齐一致；右拳上起时，拳心要由里转向前，先向上钻，再向外翻转，不要横着向上架；肩要沉，腰要塌。

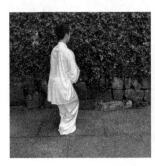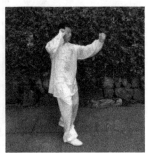

图15.39　进步炮拳

（七）退步左劈掌（图15.40）

1.过程

①右拳向体前下落，拳心向上，左拳收回停于腰部左侧，拳心向上；右脚随之向后撤一步；眼看右拳。②左拳经右前臂上方前伸变掌翻转下按，右拳在左拳变掌翻转时，也变掌下按，停于腹前；眼看左掌。

2.要点

以上两个动作必须连贯起来，中间不要停。右拳向下落时，前臂要向里裹劲，左臂前伸时拳心要先向上再变掌翻转。两臂要下沉坠肘，不要伸直。

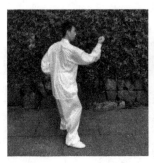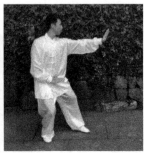

图15.40　退步左劈掌

（八）拗步右钻拳（图15.41）

1.过程

①前式稍停，右脚不动，身体稍向右转，两掌随之由身体左侧下落变拳，收至腹前，拳心均向上，两前臂抱于腰部两侧；同时左脚收回提起，紧靠在右脚踝关节处；眼平看左方。②身体左转，左拳由胸前向上钻出，然后左脚前进一步，右脚随之跟进半步；同时右拳由胸前向上钻出，然后左脚前进一步，右脚随之跟进半步；同时右拳顺左前臂上方钻出，高与鼻尖平，左拳向里翻转，撤回腹部左侧，拳心向下，眼看右拳。

2.要点

①两掌变拳收回和左脚收回要整齐一致；②右拳向上钻出和左脚进步落地也要完整协调，腰要塌，头要顶。

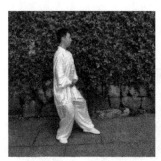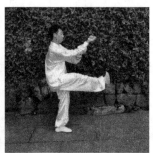

图15.41 拗步右钻拳

（九）跳步双劈掌（狸猫上树）（图15.42）

1.过程

两手不动，左脚直向前垫半步，膝部微屈，右腿随之向上提起，脚尖下勾，然后右脚脚跟用力向前下踩落地，左脚随之跟进半步，脚跟离地，成前脚（右脚）横、后脚（左脚）顺的交叉半蹲姿势；同时左拳变掌顺右臂内侧上伸向前、向上劈，前手高不过口，右拳变掌撤至腹前；眼看左掌食指尖。

2.要点

右腿提起前蹬时，左腿不可伸直，并保持平衡稳定；右脚落地要与左掌劈动作完整一致；两腿交叉坐盘时，后腿膝部要与前腿膝窝抵紧；头要顶，肩要沉，腰要塌。

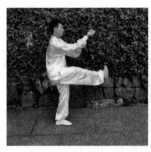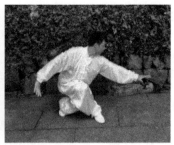

图15.42 跳步双劈掌

（十）进步右崩拳（图15.43）

1.过程

两掌变拳,右脚先向前垫步,然后左脚向前进一步,右脚随之跟进半步,重心偏于后腿;同时右拳顺左臂直向前打出,拳眼向上,左拳撤至左腰侧（拳心向上）;眼看右拳。

2.要点

右脚向前垫步时,身体姿势不变,左脚进步时要远、稳、快,身体不要忽高忽低,要保持平衡。

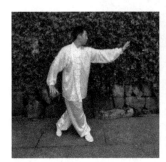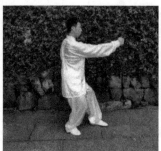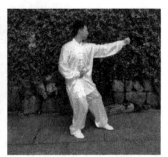

图15.43 进步右崩拳

（十一）回身式（狸猫倒上树）（图15.44）

1.过程

①左脚尖里扣,以右脚掌为轴,身体向右后转180°;同时右拳屈肘收回右腰侧（拳心向上）,重心偏于左脚;眼平看前方。②右拳由胸前经下颏向上、向前钻出,高与鼻尖齐平;右腿向上提起,脚尖上勾,然后右脚脚跟离地,左膝与右膝窝抵紧;成前脚横、后脚顺的交叉半蹲姿势;同时,左拳顺着右臂内侧上伸,向前、向下劈,前手高不过口,右拳变掌撤至腹前;眼看左掌食指尖。

2.要点

转身速度要快,身体不可忽起忽落;右脚提起向前蹬时,左腿不可伸直,并保持平衡稳定;右脚落地要与左掌前劈完整一致;两腿交叉坐盘时,后腿膝部要与前腿膝窝抵紧;头要顶;肩要沉,腰要塌。 如要连续打回,可垫前脚(右脚)进左步,打右崩拳,再找青龙出水等动作。

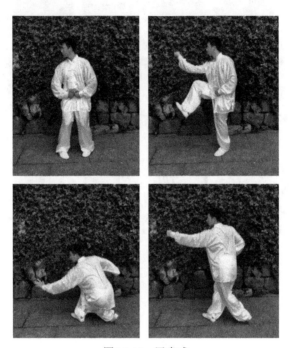

图15.44 回身式

(十二)收式(图15.45)

1.过程

往返打到原来起式的位置,回身后做收式,收式动作与五行拳的崩拳收式完全相同崩拳收式:①打出右崩拳后,右脚向后撤回半步,左脚再撤至后脚后方,两腿交叉,左脚顺,右脚横,左脚跟微离地面,仍成交叉半坐盘式;左脚后撤时,左拳向前打出,右拳收回腰部右侧,拳心向上;眼看左拳。②左臂屈肘由上经胸前下落,两手垂于身体两侧;同时右脚收回靠拢左脚;身体轻缓起立,保持向右半斜方向;两肩向下松沉;眼向前平视。

2.要点

退右脚时,两拳不动,注意右肩不可随着向后扭转,左脚向后撤,先用力以脚跟触地,再提起脚跟;两腿膝部要靠紧;右脚后撤与左拳向前打务必要协调一致。

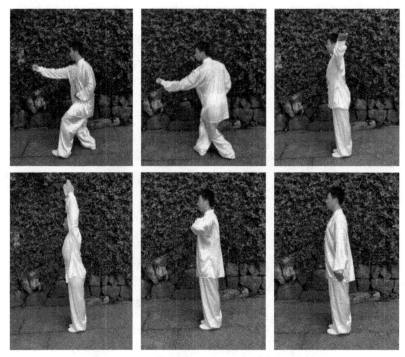

图 15.45　收式

第四节　八段锦

 一、八段锦的功法简介

　　八段锦是一套传统健身技术,它起源于北宋时期。古人将此比喻为"锦",意思是丰富多彩的、美丽的和华贵的。其体现其动作舒展美观,被誉为"祛病健身,效果很好,布局细腻,动作完美",现代八段锦在内容和名称上都有了改变。这项传统健身技术分为八个部分,每段一个动作,所以被称为"八段锦"。练习八段锦的时候,没有训练设备和场地的限制,无论何时何地,只要自己想练,便可随着口令起舞。同时它也容易学会,节省时间,更重要的是它的锻炼效果很明显。

二、八段锦完整功法

　　(一)预备式(图 15.46)

　　左脚开步,约与肩同宽;两臂前屈,两掌捧于腹前,指尖相对,掌心向内,全身放松而不懈怠,目视前方。

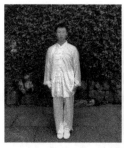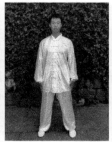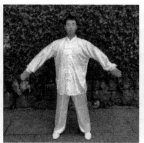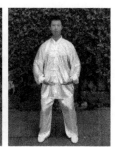

图 15.46　预备式

（二）第一式：双手托天理三焦（图 15.47）

（1）预备姿势：两脚并拢，脚尖朝前。

（2）动作要领：两臂慢慢自左右侧向上高举过头，十指交叉，小臂内旋，掌心向上。两肘用力伸直，两掌用力向上托起，维持托起姿势片刻。两手分开，两手从体测慢慢降下，还原到预备姿势。重复3次。

（3）注意事项：动作应与呼吸协调配合，手臂上举时深吸气，呼吸可稍停顿，两臂放下时深呼气。

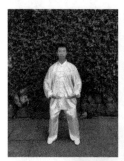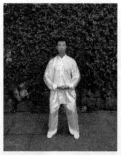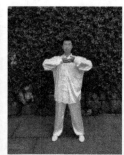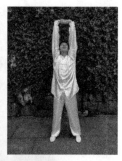

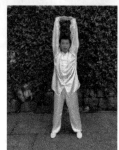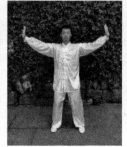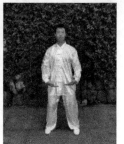

图 15.47　双手托天理三焦

（三）第二式：左右开弓似射雕（图 15.48）

（1）预备姿势：两脚并拢，脚尖朝前。

（2）动作要领：左脚向左跨步，两腿下蹲成马步，上身直立，两臂交叉于胸前，左手在外侧，右手在内侧，手指分开开，头部向左转动，眼睛看左手方向，左手成八字掌，左手慢慢向左推出，左臂伸直，同时右手手指弯曲，屈臂用力向右平拉，作拉弓状。肘尖向侧挺，两眼注视左手食指，从左侧收回到胸前，同时右拳五指张开，从右侧收回到胸前，两臂交叉于胸前，右手在外侧，左手在内侧，恢复到立正姿势。右脚向右踏出一步，两腿弯曲成马步，上身直立，两臂于胸前十字交叉，右手在外，左手在内，手指张开，头向右转，眼看右手，右手手指弯曲，食指向上翘起，拇指伸直与食指成八字撑开，右手慢慢向右推出，右臂伸直，同时左手手指弯曲，屈臂用力向左平拉，作拉弓状。肘尖向侧挺，两眼注视右手食指，从右侧收回到胸前，同时左拳五指张开，从左侧收回到胸前，两臂十字交叉，右臂在外，左臂在内，恢复到立正姿势。如此左右各做一次。

（3）注意事项：肘部要抬平，展臂、拉弓时吸气，还原时呼气。

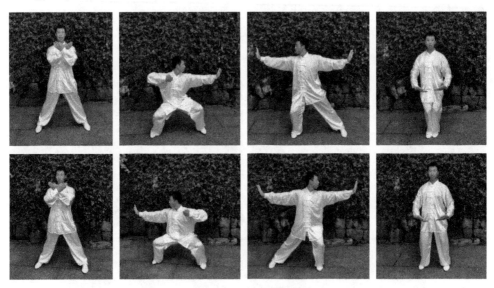

图 15.48　左右开弓似射雕

（四）第三式：调理脾胃须单举（图 15.49）

（1）预备姿势：站直，双臂屈于胸前，掌心向上，指尖相对。

（2）动作要领：先举右手翻掌上托，而左手翻掌向下压，上托下压吸气而还原时呼气。左右上下换做一次。

（3）注意事项：上举、下按要同时进行，举、按时吸气、复原时呼气。

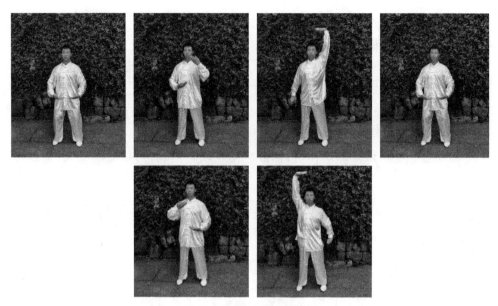

图15.49　调理脾胃须单举

（五）第四式：五劳七伤往后瞧（图15.50）

（1）预备姿势：开腿直立，两臂伸直下垂，掌心向后，指尖向下，目视前方。

（2）动作要领：两臂充分外旋，掌心向外，头慢慢向左后转，目视左后方；两臂内旋，目视前方，复原，再作右转头。

（3）注意事项：转头时，身体不动，保持正直，向后看时吸气，复原时呼气。

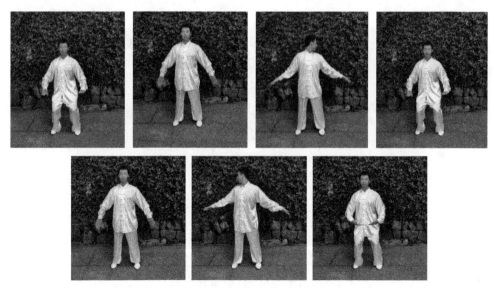

图15.50　五劳七伤往后瞧

（六）第五式：摇头摆尾去心火（图 15.51）

（1）预备姿势：开步直立，比肩略宽。

（2）动作要领：两掌内旋上托至头顶，微屈肘，掌心向上，指尖相对，目视前方。两腿慢慢屈膝半蹲成马步，两掌向外侧下落，两掌扶按于膝上，拇指侧向后。上身先向右弧形摆动，随之俯身，目视右脚。上身由右向前，向左、向后弧形摇动，目视右脚。上身右移成马步，目视前方，左右交替作摇摆。

（3）注意事项：做摆动动作时，四肢应随摆动自然屈伸，摆动时吸气，复原时呼气。

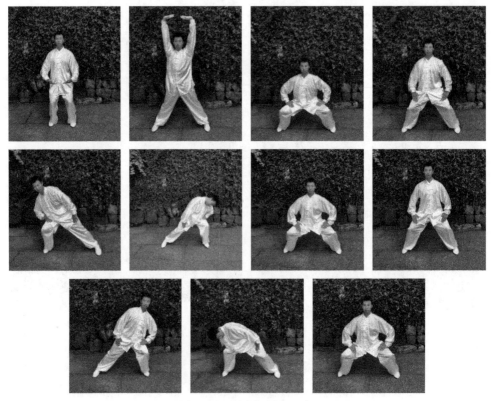

图 15.51　摇头摆尾去心火

（七）第六式：两手攀足固肾腰（图 15.52）

（1）预备姿势：开步直立，与肩同宽。

（2）动作要领：两手向前、向上方举到头，掌心向前，目视前方，两手外旋到掌心相对，两手同时屈肘，两掌下按到胸前，掌心朝下方，指尖相对，目视前方。两臂外旋到掌心朝上，两掌顺腋下后插，掌心向内，沿后背脊柱两侧肌肉，向下摩运至臀部肌肉,上身慢慢前屈弯腰,两掌随之沿腿后向下摩运,至脚面抓握片刻,抬头。目视前下方。

(3)注意事项:采用自然呼吸,动作宜缓慢,身体前屈时,膝部不能弯曲。注意事项:采用自然呼吸,动作宜缓慢,身体前屈时,膝部不能弯曲。

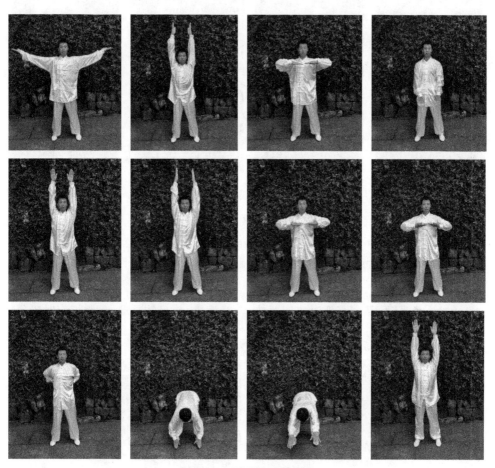

图15.52 两手攀足固肾腰

(八)第七式:攒拳怒目增气力(图15.53)

(1)预备姿势:直立,平视前方。

(2)动作要领:左脚向左开步,两腿缓慢屈膝下蹲成马步;两拳握固,抱于腰部,拳心朝向上方,目视前方。左拳缓缓用力向前方打出,左臂内旋,拳眼朝上,与肩同高,蹬目怒视前方,左拳变掌,向左环绕成掌心向上后,抓握成拳,再缓慢收抱于腰侧,目视前方。左右交替做攒拳怒目,复原。

(3)注意事项:练习时脚掌用力抓地,出拳时要用力,拳紧握。出拳时吸气,睁眼怒目,复原时呼气,全身放松。

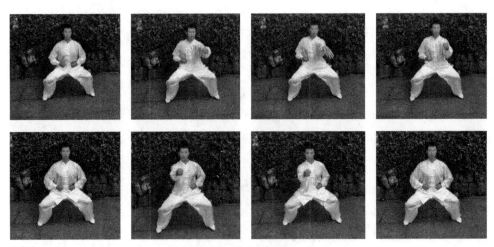

图15.53 攒拳怒目增气力

(九)第八式:背后七颠百病消(图15.54)

(1)预备姿势:并步直立,两掌自然下垂于体侧,目视前方。

(2)动作要领:两脚跟尽量上提,头用力上顶,然后两脚跟下落,轻震地面。做3次。

(3)注意事项:足跟落地时速度要快,全身放松,使身体震动;足跟提起时吸气,落下时呼气。

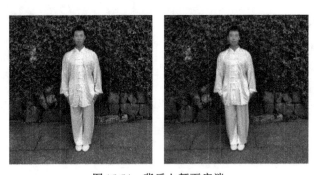

图15.54 背后七颠百病消

(十)收势(图15.55)

双脚并拢,双手自身体两旁环抱叠放置于腹前,左手搭在右手上,注意不要翘起大拇指,全身放松,保持均匀的呼吸。

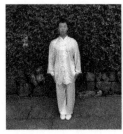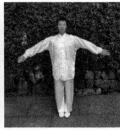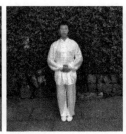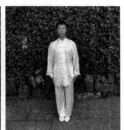

图 15.55　收势

第五节　五禽戏

● 一、五禽戏的功法简介

五禽戏,顾名思义,指模仿5种动物以达到保健身体的目标,它是一种传统体育锻炼的方法,传说它的创编人是东汉末年的华佗。华佗总结了前人锻炼身体的传统做法,创编了一套"戏",包括虎、鹿、熊、猿、鸟,共5种动物的形态与神态,依据此,被称为五禽戏。五禽戏的动作优美大方,动作包含剧情,极具特色,例如猿戏中的"猿摘"包含了猿观察,飞跃摘桃,握紧回收,观察战果的动作过程与细节;熊戏里的"熊晃",将熊走路的神态表现得淋漓尽致,同时该动作又锻炼到了相应的部位,同时具备健身性和观赏性,可谓一举两得。

● 二、基本手型

（一）虎爪（图 15.56）

五指用力分开,虎口打开撑圆,第一、二指关节弯曲内扣。

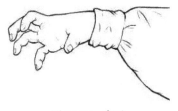

图 15.56　虎爪

（二）鹿角（图 15.57）

拇指伸直外张,食指、小指伸直,中指、无名指弯曲内扣。

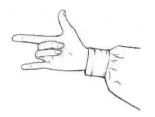

图 15.57　鹿角

（三）熊掌（图 15.58）

拇指压在食指指端上，其余四指并拢弯曲，虎口撑圆。

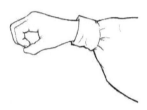

图 15.58　熊掌

（四）猿钩（图 15.59）

五指指腹捏拢，屈腕。

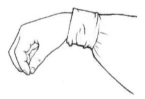

图 15.59　猿钩

（五）鸟翅（图 15.60）

五指伸直，拇指、食指、小指向上翘起，无名指、中指并拢向下。

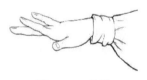

图 15.60　鸟翅

（六）握固（图 15.61）

拇指抵无名指根节内侧，其余四指屈收于掌心。

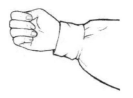

图 15.61　握固

三、五禽戏的完整动作

（一）预备式：起势调息（图 15.62）

（1）动作一：并步站立，身体自然站直；两手自然垂于身体两侧；全身放松而不松懈，头项中正，舌头抵上腭，下颌微微内收，两眼目视前方。

（2）动作二：左脚向左开一步，点起点落，两脚稍宽于肩，两膝微弯曲，松静站立；调息3次，注意力在丹田。

（3）动作三：肘关节微屈，两手在体前向上、向前平托起，高度与胸同高。

（4）动作四：两肘下垂外展，两掌向内翻转，并缓慢下按于腹前；目视前方。两手自然垂于体侧。

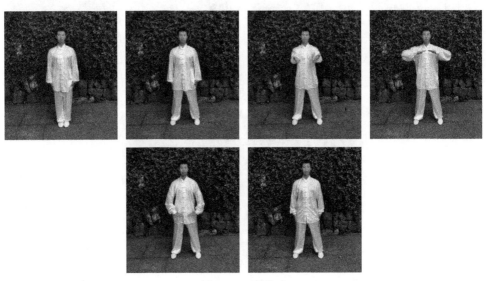

图 15.62　预备式

（二）虎　戏

1. 第一式：虎举（图 15.63）

（1）动作一：两手伸腕，掌心朝下，十指用力分开，再用力成虎爪；目视两掌。

（2）动作二：随后，两手慢慢向外旋，小指先握，其余四指依次握拳，两拳缓慢上提。至肩膀高度时，十指分开，两手举至头上方再成用力虎爪；目视上方。

（3）动作三：两掌缓慢外旋用力握拳，两拳拳心相对；目视上方。

（4）动作四：两拳下拉到肩膀高度时，两手变掌下按。沿体前下落至腹前，十指用力分开，掌心向下；目视两掌。

（5）两手自然垂于体侧；目视前方。

（6）这套动作中，两掌一升一降，疏通三焦气机，调理三焦功能；手成"虎爪"变拳，可增强手指握力，改善上肢末端力量。

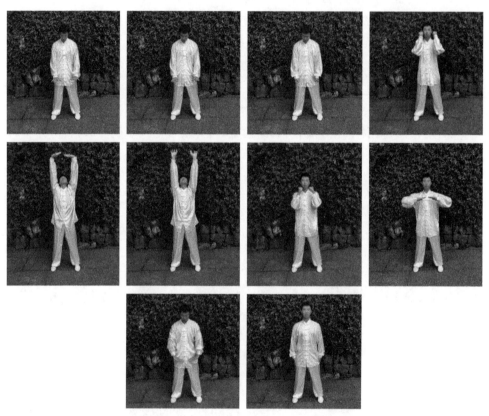

图15.63　虎举

2.第二式:虎扑(图15.64)

（1）动作一：接上式。手握空拳，沿身体前侧缓慢上提至肩膀前上方。

（2）动作二：两手向上、向前划弧，十指弯曲成"虎爪"，掌心向下；同时上体俯身与地面平行，挺胸塌腰抬头；目视前方。

（3）动作三：两腿屈髋屈膝下蹲，收腹含胸；同时，两手向下划弧至两膝侧，掌心向下;目视前下方。随后,两腿伸膝,送髋,挺腹,后仰;同时,两掌握空拳,沿体侧向上提至胸侧;目视前上方。

(4)动作四:左腿屈膝提起,两手上举。左脚向前迈出一步,脚跟着地,右腿屈膝下蹲,成左虚步;同时上体前倾,两拳变"虎爪"向前、向下扑至膝前两侧,掌心向下;目视前下方。随后上体抬起,左脚收回,开步站立;两手自然下落于体侧;目视前方。

(5)动作五至动作八:同动作一至动作四,惟左右相反。

虎扑动作形成了脊柱的前后伸展折叠运动,对常见的腰部疾病,如腰肌劳损、习惯性腰扭伤等症有防治作用。同时,脊柱的前后伸展折叠,牵动任、督两脉,起到调理阴阳、流通经络、活跃气血的作用。

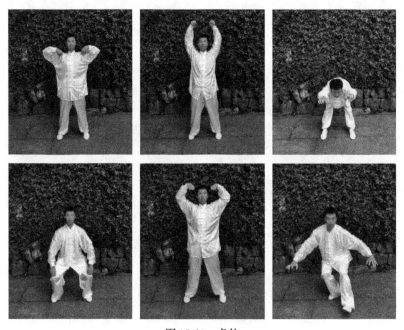

图15.64 虎扑

(三)鹿 戏

1.第三式:鹿抵(图15.65)

(1)动作一:松垮屈膝,身体重心向右移动,左脚经右脚内侧向左前方跨一步,脚跟先落地;同时,身体微微向右转;两手握成空拳,向身体的右侧抬起,两拳的拳心向下,高度约与肩齐平;眼睛随手的方向移动动,目视右拳方向。

(2)动作二:后脚蹬地,重心缓缓向前移动;左腿屈膝外摆,全脚踏实地面;右腿伸直蹬。全脚蹬实地面;同时,身体向左转动,两手型成"鹿角",向上、向左、向后画弧线移动,掌心朝向左,指尖朝后方,左臂弯曲外展平伸,左肘尖抵靠左腰侧;右臂举至头前,向左后方伸出,掌心向外,指尖朝后方;目视右脚后跟。随后,身体右转,左脚收回,开步站立;同时两手向上、向右、向下画弧,两掌握空拳下落于体前;目视前下方。

(3)动作三、四:同动作一、二一致,左右相反。

(4)动作五至动作八:同动作一至动作四完全一致。

中医认为,"腰为肾之府"。尾闾运转,可起到强腰补肾、强筋健骨的功效。另外,鹿抵还能增强腰部的肌肉力量,防治腰部的脂肪沉积,防治腰椎小关节紊乱等症。

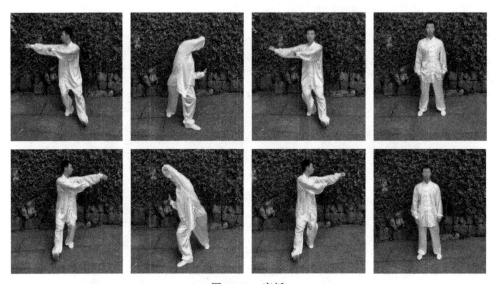

图 15.65 鹿抵

2.第四式:鹿奔(图 15.66)

(1)动作一:接上式。左脚向前方跨出一步,脚后跟先落地,屈膝,右腿蹬地伸直,成左弓步;同时,两手型成"空拳",向上、向前划弧至体前,屈腕,高度与肩平,宽度与肩膀同宽,拳心朝下;目视前方,眼光远放。

(2)动作二:前腿缓缓蹬地,身体重心慢慢向后移动;前腿伸直,全脚掌着地;右腿屈膝屈髋;低头,圆背,收小腹;同时,两臂内旋,两掌前伸,两掌背相对,相互不碰到,手型变"鹿角"。

(3)动作三:后脚蹬地,身体重心向前移动,上体慢慢抬起;右腿伸直,左腿屈髋屈膝,成左弓步;肘尖下垂,两臂向外旋转,"鹿角"变空拳,高与肩膀齐平,拳心朝向下方;目视前方。

（4）动作四：左脚缓缓收回，平开步直立；两拳变成自然掌，回落到身体两侧；目视前方。

（5）动作五至动作八：与动作一至动作四相同，但左右相反。

鹿奔动作中，两臂内旋前伸，肩、背部肌肉得到牵拉，对颈肩综合征、肩关节周围炎等症有防治作用；躯干弓背收腹，能矫正脊柱畸形，增强腰部力量。

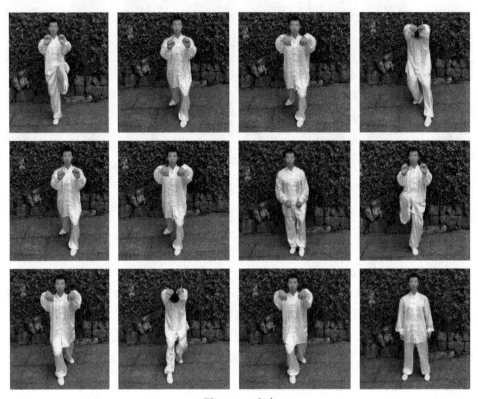

图15.66　鹿奔

（四）熊　戏

1. 第五式：熊运（图15.67）

（1）动作一：两掌握空拳成"熊掌"，拳眼相对，垂手下腹部；目视两拳。

（2）动作二：以腰、腹为轴，上体做顺时针方向的立圆运动；同时，两拳随身体从右肋部、到上腹部、到左肋部、到下腹部画立圆；眼睛随上体运动环视。

（3）动作三、四：同动作一、二。

（4）动作五至动作八：同动作一至动作四，惟左右相反，上体做逆时针立圆运动，两拳随之画圆。

（5）做完最后一个动作，两拳变成自然掌落下，自然垂于身体两侧；目视前方。

活动腰部的关节和肌肉,可缓解腰肌劳损及软组织损伤。腰腹立圆运动,两掌画圆按摩,引导气血运行,可强化脾、胃的功能。

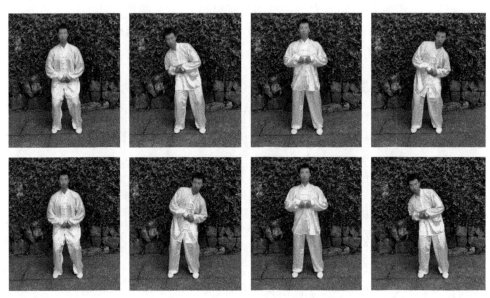

图15.67　熊运

2.第六式:熊晃(图15.68)

(1)动作一:接上式。身体的重心向右移动;核心部位发力,提左髋,牵动脚离开地一点,微屈左膝;两掌变成"熊掌";目视左侧前方。

(2)动作二:身体重心前移;左脚向左前方落地,全脚掌踏实,脚尖朝前,右腿伸直;身体右转,左臂内旋前靠,左拳摆至左膝前上方,拳心朝左;右掌摆至体后,拳心朝后;目视左前方。

(3)动作三:身体向左转动,重心后移;后腿屈膝,前腿伸直;转腰转肩,带动两手前后弧形摆动;右拳摆动到左膝前上方,拳心朝右;左拳摆动身体后侧,拳心朝后侧;目视左侧前方。

(4)动作四:身体向右转动,后脚蹬地,重心向前移动;左腿屈膝屈髋,右腿伸直;同时,左臂内旋前靠,左拳摆至左膝前上方,拳心朝左;右掌摆至体后,拳心朝向后侧;目视左侧前方。

(5)动作五至动作八:同动作一至动作四,但左右相反。

身体左右摆动,意在两胁,可调理肝脾。行走提髋,锻炼核心控制能力,加上落步的微震,可刺激髋关节周围的软组织,单腿支撑时间长,可提高动态平衡能力,有助于防治老年人下肢无力、摔倒等意外情况。

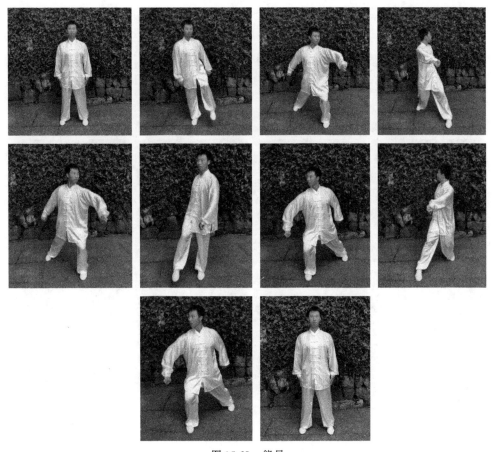

图 15.68 熊晃

（五）猿　戏

1. 第七式：猿提（图 15.69）

（1）动作一：接上式。两掌在体前腹部高度，先伸腕，手指伸直分开，再屈腕捏紧成"猿钩"。

（2）动作二：两掌缓缓上提，至胸口高度，两肩耸起，同时收腹提肛；脚跟提起，头向左转约90°；目光随头而移动，目视身体左侧方向。

（3）动作三：头缓缓转回，两肩放松下沉，松腹落肛，脚跟着地；

"猿钩"变回掌，掌心朝向下；目视身体前方。

（4）动作四：两掌沿身体前缓缓下降落于身体两侧；目视前方。

（5）动作五至动作八：同动作一至动作四，但头向右转。

习练"猿戏"时，"猿钩"的快速变化，目的在增强神经—肌肉反应的快速性。两掌上提下按并与呼吸配合，扩大胸腔体积，可按摩心脏，增强呼吸，改善脑部供血。

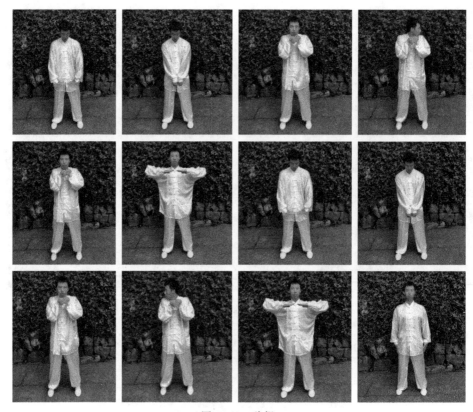

图 15.69　猿提

2.第八式:猿摘(图15.70)

(1)动作一:接上式。左脚向左后方撤一步,脚尖先落地,右腿屈膝屈髋,形成弓步,重心偏右脚;同时,左手屈肘,左掌成"猿钩"放至左腰侧;右掌向右前方自然上抬,掌心朝下,手略高于肩膀。

(2)动作二:身体重心向后移动;重心偏向左脚,踏实,屈膝屈髋蹲下,右脚收到左脚内侧足弓的位置,脚尖点地,成丁步;同时,右手向下经腹前向左上方画弧至头部左侧,掌心对左太阳穴;目光先随右掌移动动,再转头观察右前上方。意想对面有一株果树,观察果树上的果实的位置。

(3)动作三:右掌向内旋转,掌心向下按至左髋高度,目视右掌。左腿蹬地,右脚向右侧前方跨出一大步,身体重心向前移,重心偏向右脚;右腿伸直,左脚脚后跟离开地面;同时,右掌经体前向右上方画弧,举至右上侧变"猿钩",稍高于肩;左掌向前、向上伸举,屈腕成钩,成采摘势;目视左掌。意想快速的摘到树上果实。

(4)动作四:身体重心后移;左掌由"猿钩"变为"握固";右手变掌,自然回落于体前,虎口朝前。随后,左腿屈膝下蹲,右脚收至左脚内侧,脚尖点地,成右丁步;同时,左臂屈肘收至左耳旁,掌指分开,掌心向上,成托桃状;右掌经体前向左画弧至左肘下捧托;目视左掌。意想观察掌心果实,内心生喜悦。

（5）动作五至动作八:同动作一至动作四,惟左右相反。

这套动作中,眼神的左顾右盼,有利于颈部运动,改善脑部的血液循环,通过想象摘果实的过程,摘到果实后的喜悦,可缓解神经系统的过度紧张,对精神忧郁、神经紧张等症有防治作用。

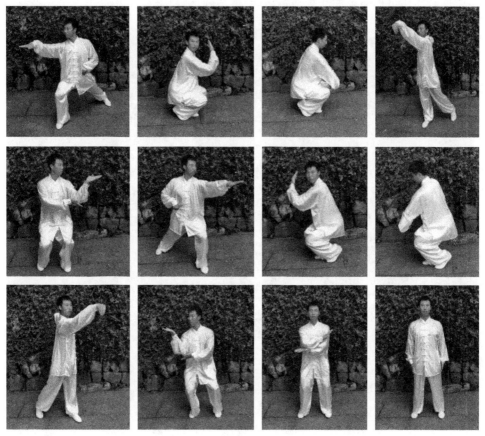

图15.70　猿摘

（六）鸟　戏

1. 第九式:鸟伸（图15.71）

（1）动作一:接上式。屈髋屈膝,两手在小腹高度,左手在上,右手在下,两手上下相叠。

（2）动作二:两掌向上抬起,高度至头前上方,掌心朝下方,指尖朝前方;身体重心微前倾,肩上提,项缩,胸挺起,背挺直,腰踏住;目视前下方。

（3）动作三：屈髋屈膝；同时，两掌下降到小腹高度；目视两掌。

（4）动作四：身体重心移动到右脚；右腿蹬直，左腿伸膝伸髋；同时，两掌慢慢左右打开，手掌成"鸟翅"，肩关节向体侧后方伸，掌心向上；头抬，颈伸，胸挺，腰塌；目视前方。

（5）动作五至动作八：同动作一至动作四，但左右相反。左脚下落，两脚开步站立，两手自然垂于体侧；目视前方。

这套动作可加强肺的吐故纳新功能，增加肺活量。

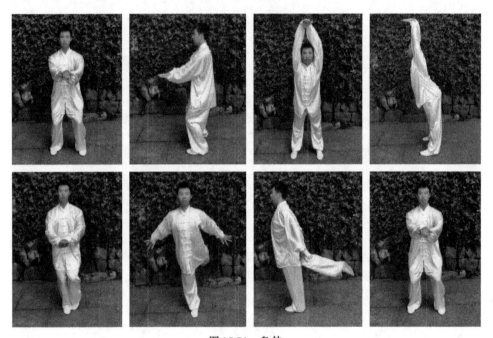

图15.71　鸟伸

2.第十式：鸟飞（图15.72）

接上式。两腿微屈；两掌掌心朝上，捧于腹前，手指相对；目视前下方。

（1）动作一：右腿慢慢伸直独立，左腿屈膝屈髋上提，脚尖自然下垂，朝下；同时，两掌成展翅状，肩关节带动肘关节，肘关节带动腕关节，在身体两侧，侧平举向上，两手稍高于肩，掌心朝向下方；目视前方。

（2）动作二：左脚缓缓下降在右脚旁，脚尖触地，两腿微屈膝屈髋；同时，两掌掌心朝上，捧于腹前，手指相对；目视前下方。

（3）动作三：右腿慢慢伸直独立，左腿屈膝屈髋上提，脚尖自然下垂，朝下；同时，两掌成展翅状，肩关节带动肘关节，肘关节带动腕关节，在身体两侧，侧平举向上，向上举至头顶百会穴上方，掌背相对，但不相碰，指尖向上；目视前方。

（4）动作四：左脚缓慢下降，落到右脚旁，全脚掌着地，两腿微屈；同时，两掌掌心朝上，捧于腹前，手指相对；目视前下方。

（5）动作五至动作八：同动作一至动作四，但左右相反。

两臂的侧举运动可改变胸腔容积，若配合呼吸运动，可起到按摩心肺作用；提膝独立，可提高人体静态平衡能力。鸟飞的动作由大关节带动小关节，节节贯穿，动作优美观赏性较强。

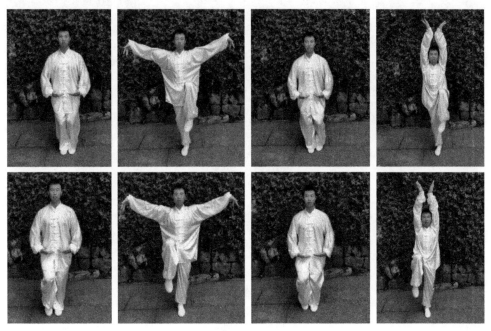

图15.72　鸟飞

（七）收势，引气归元（图15.73）

（1）动作一：两掌经体侧上举至头顶上方，掌心向下

（2）动作二：两掌指尖相对，沿体前缓慢下按至腹前；目视前方。

（3）动作三：两手缓慢在体前划平弧，掌心相对，高与脐平；目观前方。

（4）动作四：两手在腹前合拢，虎口交叉，叠掌；眼微闭静养，调匀呼吸，意守丹田。

（5）动作五：左脚提起向右脚并拢，前脚掌先着地，随之全脚踏实，恢复成预备势；目视前方。

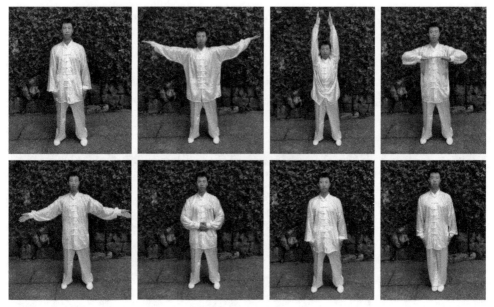

图 15.73　收势

第六节　其他健身项目

中国是一个地大物博的多民族国家,除了人口最多的汉族外,还有 55 个少数民族。我国少数民族地区有许多各民族固有的传统体育项目。

少数民族传统体育是我国体育事业的重要组成部分,同时是我国不可替代的文化遗产,深受广大老百姓的喜爱,传承发展优秀传统文化,促进各民族交往交流交融,丰富少数民族精神文化生活,使各族群众能够就近就便自觉健身、便利健身、科学健身、文明健身,提升各族人民体质健康水平,大幅度提高少数民族群众经常性参加体育锻炼的比例和体质合格率,增强健身参与感、获得感、幸福感。

一、民族传统体育的特点

少数民族传统体育以个体活动方式为主,兼有集体性项目。同有些现代体育项目相比,少数民族体育项目更具有作为全民健身手段的优势。少数民族传统体育运动项目具有因人而异、因地制宜、男女同乐等特点,符合全民健身的基本要求。

二、民族传统体育的内容

(一)赛　马

蒙古族每年都举行 1 次盛大的赛马会。民间的"敖包"和庙会上,赛马是重要内容之一。赛马是非常具有观赏性的项目,每年的赛马会都有成千上万人围观。

(二)摔　跤

摔跤有着悠久的历史。特别值得一提的是彝族在举行婚礼时一定要摔跤。彝族人民每逢火把节,都要举行摔跤比赛。传统摔跤的特点是快、巧两字,追求四两拨千斤的功夫,非常受到青少年的喜爱。

(三)射箭或射弩

射箭在古代是一项重要的军事技能,热兵器时代到来后,射箭慢慢地变为传统健身娱乐项目,很多少数民族都有射箭或射弩传统。

(四)划龙舟

划龙舟是非常强调仪式感和观赏性的传统体育项目,傣族人民每逢节日,例如泼水节都会举行龙舟赛,吸引成百上千人围观。苗族、水族人民还有赛龙舟捉活鸭的风俗。

(五)秋　千

该秋千不是我们熟知的秋千,它是搭起一座座高达约10m的秋千架,看起来非常壮观,玩起来非常刺激,又兼具有观赏性和娱乐性,很受青年男女的喜爱,它既可以比赛,也可以表演,同时一些青年男女还会借荡秋千的机会寻找心爱的伴侣。此外,我国东北地区的朝鲜族在一些节日和农闲季节,也进行荡秋千比赛或表演。

(六)爬　山

侗族、苗族等族人民喜爱爬山。每年夏季,苗族人民举行一年一度的爬山节。羌族人民爬悬崖,这非常具有观赏性,上面放着礼物,以奖给优胜者。每年举办的时候都是人山人海,所有人都想目睹冠军的产生。

(七)跳　高

傣族等的跳高活动的形式非常丰富多彩。傣族人民在丰收的时候,大家经常在劳动之余,一群人围在打谷场上,举行"跳高"比赛,例如:跳谷堆、跳草垛等。彝族人民的跳高形式也很独特,他们在山野放牧时,喜爱比赛跳水牛。而白族人民在传统节日时,还举行极具观赏性的跳花盆比赛。

(八)手打毽子

苗族的青少年喜欢手打毽子。毽子底座的材料是由竹子制作的,上边插的是鸡毛或鸭毛。打毽子的人手持一把木制拍,其形状为四边形,有的青少年还会在拍上绘画。比赛办法是两个人轮流发球、轮流接球,接不住的就会丢失分数。

(卢晓文、毛圣力)

(动作示范:毛圣力)

第十六章

健康管理的职业技能

健康管理是在健康管理学理论指导下的医学服务,以现代健康概念、医学模式和中医治未病理论为指导,采用现代医学和管理学的理论、技术、方法,运用健康管理手段,全面监测、分析、评估个体或群体的健康状态,提供健康咨询和指导,提供科学健康信息,干预不健康因素,利用有限的资源达到最佳的健康效果。

第一节　健康教育与健康促进

健康教育与健康促进是健康管理的重要工具和手段,两者的区别只是关注重点不同:健康教育倾向于群体,关注健康知识、信念和行为改变与提高群体健康素养;健康管理倾向于个体,关注体检指标、健康风险评估、危险因素管理和提高人们的健康水平。因此,学习健康教育的相关理论和方法有助于我们更好地理解健康管理的理论和实践。

一、基本概念

（一）健康教育的基本概念

健康教育的核心是传播科学的健康信息,提供有效的行为干预方法和提高人们的健康素养。但是国内外健康教育实践表明,行为改变是一个长期、复杂的过程。许多不良的行为生活方式仅仅凭借个人主观意愿、观念和认知很难改变,还需要依赖于健康政策、环境和卫生服务等相关因素。因此,健康教育理论无法完全满足行为改变的需求,于是健康促进的相关理论开始萌芽并发展迅速,它是健康教育的进一步拓展和深化。

（二）健康促进的基本概念

国外专家认为:"健康促进是指一切能促使行为和生活条件向有益于健康改变

的教育与环境支持的综合体"。此处的环境包括了社会的、政治的、经济的和自然的环境;支持则指各地区的政策、立法、财政、组织、社会开发等各个系统。其基本内涵为通过健康教育实现个体和群体行为的改变;通过政府行为来改变环境,包括建立促进健康的公共政策;创造健康支持环境;增强社区的能力;发展个人技能;调整卫生服务方向。

　　健康教育与健康促进相辅相成。健康教育重点改变人们的认知、信念和行为,是健康促进的基础和先导,在促进健康行为改变、群众积极参与和健康氛围形成等方面发挥重要作用;而健康促进是综合调动全社会广泛力量,改善人群健康,既有个体和群体的健康教育活动,又有直接改变社会、经济和环境条件的活动,养成健康行为和改善健康环境来保障并提高健康教育的效果。因此,健康促进离不开健康教育,否则就成了无源之水,而健康教育又需要各种社会支持和环境改善的支撑。

二、健康相关行为改变的理论

　　健康教育与健康管理都十分重视行为和生活方式的改变。但这种改变是非常复杂和艰苦的过程,不可能一蹴而就。常用的行为理论模型有助于找到改变行为的方法,指导行为干预。

　　(一)知信行模式

　　"知信行"是知识、信念和行为的简称,认知理论在健康教育中的应用形成了健康教育的知-信-行模式。只有人们了解了相关的健康知识,才能建立正确、积极的信念与态度,进而才可能主动采取有益于健康的行为和改变危害健康的行为。譬如要改变吸烟的行为,则需要让吸烟者先了解吸烟的危害和戒烟的益处以及如何戒烟的知识,形成吸烟有害的观念和想要戒烟的积极态度,有动力采取戒烟行动,并相信自己能成功戒烟。

　　(二)健康信念模式

　　健康信念模式强调感知在健康行为决策中非常重要。

　　(1)感知疾病的威胁:包括自觉易感性和疾病的严重性。前者是指感到自己健康状况受到损害或面临某种疾病的威胁,如发现自己可能患有癌症或癌症复发。后者是指人们对患病或患病得不到治疗的严重后果的认识,如是否会残废、死亡、剧烈疼痛;或自己的工作、家庭生活、社会关系是否会受到严重影响?

　　(2)感知健康行为的益处:对采取某种行为,能够有效地消除健康隐患、避免疾病发生和减轻损害的主观认识。只有认识到其行为能带来实在益处,才会主动采取这种行为。

（3）感知健康行为的障碍：对采取某种健康行为可能遇到的客观困难或心理障碍的主观认识。在考虑行为好处的同时，也存在判断该行为的改变难度、风险、不愉快以及经济和时间成本等障碍，可能会阻碍个体采纳健康行为。

（4）自我效能（自信心）：是人们对自己有能力采取某一特定行为的自信程度。自信心对于改变长期形成的生活习惯和饮食习惯，如吸烟、饮酒、缺乏锻炼等时尤为重要。

（5）提示因素：是指促使某种行为发生的诱因。大众媒体有关疾病的预防和控制的传播、医生的建议、家人或朋友患了此病等，都可能是提示因素，从而诱发个体采纳健康的行为。

（6）社会人口学因素：主要包括个体特征，如年龄、性别、人格特征、社会阶层、同伴影响等，以及其所具有的健康知识和技能。不同个体特征的人采纳健康行为存在差异。具有良好的健康知识和技能的人更容易采纳健康行为。

（三）自我效能理论

自我效能是个体对其采纳健康行为并取得期望结果能力的主观判断。高自我效能有助于采纳健康行为。提高自我效能的方法有：①自己成功的经验；②他人间接的经验；③口头劝说；④情感激发。

（四）行为改变的阶段理论

人的行为变化是一个过程。只有针对性地提供其所需要的干预帮助，才能促进其向下一阶段改变。该理论解释了戒烟过程中行为变化的主要过程。

1.没有打算阶段

最近半年内没有考虑戒烟，或有意不改变；或还未意识到自己存在不健康行为及其危害，或没有兴趣改变，或觉得浪费时间，或认为自己没有能力等。在此阶段应该普及健康科普认识，使其意识到吸烟的危害性。

2.打算阶段

最近半年内开始意识到吸烟危害性，意识到戒烟可能带来的益处和代价，但犹豫不决。在此阶段应该使其充分认识危害性，鼓励其尽快行动。

3.准备阶段

在最近30天内，郑重做出戒烟承诺，如向亲朋好友宣布自己要戒烟，并有所行动，如咨询相关问题、制订计划等。在此阶段应该让其做出承诺更有仪式感，如签字盖章，并监督其行为。

4.行动阶段

半年内已开始行动，但可能没有计划性或未设定具体目标和实施步骤，没有社会网络和环境的支持而最终导致行动失败。在此阶段应了解并帮助解决其困难和障碍。

5.维持阶段

维持阶段指行为已持续半年以上,取得了成果并加以巩固,防止复发。很多人在初步成功后,可能由于懈怠松弛、经不住诱惑等造成复发。在此阶段,应该建立社会支持网络,取得周围人的支持;对行为改变进行奖励或举办竞赛等。

6.终止阶段

戒除成瘾行为可能具有此阶段。不再受物质诱惑,对维持行为改变有高度自信心。可能会有一些不良情绪,但能坚持,确保不再回到过去。此阶段还需较长期的随访,当遇到问题时应给予支持,防止复发。

三、健康传播

要大力广泛而深入地开展健康传播以达到改变行为和预防疾病、促进健康的目的。

(一)传播的基本概念和模式

传播指人与人之间通过一定的符号进行的信息交流与分享,是人类普遍存在的社会行为。健康传播则是传播学的一个分支,运用各种传播媒介和方法,为维护和促进人类健康而制作、传递、分散、交流、分享健康信息的过程。

经典传播模式(5W模式,详见图16.1),包括谁(who/传播者),说了什么(what/信息),通过什么渠道(what channel),对谁(whom/受传者),取得什么效果(what effect)。而双向传播模式(详见图16.2)则是对其进行了补充,体现了信息传播的反馈机制,传播者和受传者之间的信息互动,其角色可随时互换。在信息传播过程中,要根据传播者、信息、渠道、受传者四个要素的特点开展相关工作以保证传播效果,此外还需考虑到环境因素的影响。

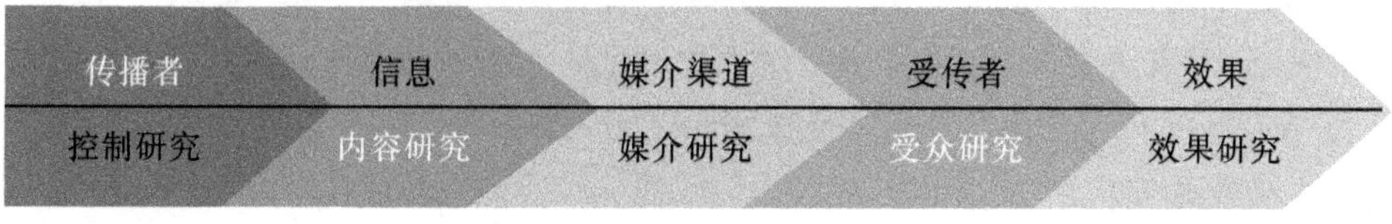

传播者	信息	媒介渠道	受传者	效果
控制研究	内容研究	媒介研究	受众研究	效果研究

图16.1　拉斯韦尔传播模式

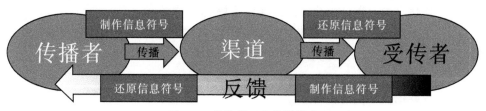

图16.2　施拉姆双向传播模式

（二）常见的传播形式

1.人际传播

人际传播也称人际交流，是指人与人之间进行直接信息沟通的一类交流活动。这类交流主要是通过语言来完成，但也可通过非语言的方式，如动作、手势、表情、信号（包括文字和符号）等。人际传播可以分成个人之间、个人与群体之间、群体与群体之间三种形式。

人际传播具有以下特点：

（1）直接的人际传播不需任何非自然的媒介，不受机构、媒介和时空的限制，因简便易行，成为最广泛应用的基本传播形式。

（2）在同一次人际传播活动中交流双方可以互为传播者和受传者，反馈比较强。

（3）因反馈及时，双方交流也比较容易充分。

（4）相对大众传播而言，人际传播信息量比较少、覆盖范围比较小、传播速度较慢。

（5）在多级人际传播活动中，信息容易走样。

在健康传播领域，常用的人际传播形式有：①讲课/讲座；②同伴教育；③演示与示范；④咨询指导；⑤交谈讨论。讲课/讲座是健康管理者当教师，根据目标人群的特点，选择合适的内容，传递健康知识、信息和技能，启发健康意识和动机的过程。同伴教育则是在具有相同相似特征或背景的群体中（如年龄/生活状况/行为/生理特征等相似）征募具备一定能力的人作为教育者或分享者，并对他们进行适当的专业化培训后，然后以一定的组织方式在社区、学校、工作场所等地开展同伴教育。演示和示范是教育者结合教育内容，采用实物或模型，进行实际操作演示，使对象学习掌握规范的操作步骤。而咨询指导和交谈讨论则较常用于个人与个人之间的传播，教育者要发挥沟通与咨询的技巧，如建立形象和关系、演说、倾听、提问、反馈、非语言传播、强化与自我开放技巧。

2.大众传播

大众传播是指通过广播、电视、电影、报纸、期刊、书籍等大众媒介和特定传播技术，传递信息的过程。大众传播具有以下特点：

（1）传播者是职业性的传播机构和人员，并需借助特定传播设备和技术手段。

（2）信息公开，面向全社会人群。

（3）信息扩散距离远，覆盖区域广，速度快。

（4）受众多，分散。

（5）单向性，很难互换角色，反馈较慢。

（三）常见的传播材料和传播媒介

1.传统的传播材料和媒介

健康传播材料是配合健康教育与健康促进活动所使用的印刷材料和声像材料。针对个体的传播材料有传单、折页、小册子等;针对群体的传播材料有宣传栏、招贴画/海报、标语/横幅、DVD、报纸/杂志、广播/电视等。

2.新型的传播媒介

当前,互联网、手机等媒介成了开展健康教育的信息手段。各种健康网站和健康管理互动平台依赖于互联网。健康管理互动平台通常具有操作页面、健康档案管理模块、健康风险评估模块、智能化膳食/运动管理数据库、个人健康教育资料库、依从性提醒及互动等功能。手机具有阅读方便、即时性和成本低等特点,可通过短信、微信(健康公众号与微信群)、各种健康APP等形式进行健康传播。

 ## 四、健康教育计划的设计

健康教育/健康管理计划的设计是做好健康教育/健康管理的核心。主要步骤如下:

（一）需求评价

需求评价又称健康教育诊断,包括社会诊断、流行病学诊断、行为与环境诊断、教育与组织诊断及管理与政策诊断。

(1)社会诊断是评估目标社区或人群的生活质量,确定影响生活质量的主要健康问题,并充分了解目标社区或人群的社会、经济、文化环境及健康问题相关政策、社区资源等。

(2)流行病学诊断是进一步明确健康问题的严重性与危害,进而明确社区主要健康问题及其主要危险因素,以确定应优先干预的健康问题。

(3)行为与环境诊断是确定影响健康状况的行为与环境因素,并明确应优先干预的行为生活方式以及环境因素。在行为诊断过程中,优先选择重要的、高可变性的行为因素。

(4)教育与组织诊断是分析影响健康相关行为和环境的因素,为制订健康教育干预策略提供依据。一般将影响健康相关行为的因素分为倾向因素、促成因素和强化因素。倾向因素也称动因/前置因素,它是先于行为来决定行为发生的可能性,包括知识、态度、信念、行为动机和意向等;促成因素也称实现因素,它也是先于行为,是实现/形成行为必需的技能和资源;强化因素也称加强因素,是行为发生后提供持续回报或激励,包括正向的和负向的强化。

(5)管理与政策诊断是评估健康教育的资源与环境,确定优先解决的健康问题、干预的行为和健康教育项目。

(二)确定健康教育目标

计划的总体目标指预期达到的最终结果,如针对全人群的控烟健康教育计划总目标,可设定为"减少由于吸烟造成的呼吸道疾病的患病率";针对青少年人群的控烟健康教育计划总目标,可设定为"预防青少年吸烟,造就不吸烟的新一代"。

计划的具体目标是对总体目标更具体的描述,用以解释和说明计划总目标的具体内涵,是具体、量化、可测量的目标。其要素包括:who(对谁)、what(实现什么变化:知识信念、行为发病率等)、when(在多长时间内实现变化)、where(在什么范围内实现变化)及how much(变化程度多大)。根据预期的健康教育项目效果,具体目标可分为教育目标(知识与技能)、行为目标和健康目标。

例如:某社区经过健康教育诊断后,确定高血压是影响社区居民生活质量的主要健康问题,重点干预的行为包括改变高盐饮食,定期测量血压,以及高血压患者遵从医嘱服药。其具体目标可以设定如下。

(1)教育目标:项目执行两年后该社区90%成年人知道正常血压值;90%成年人相信改变高危行为有利于控制血压;85%成年人掌握血压测量技术。

(2)行为目标:项目执行两年后该社区80%成年人每年至少测量1次血压;95%高血压患者遵医嘱服药。

(3)健康目标:项目执行两年后该社区成年人高血压患者血压控制率达85%。

(三)制订干预策略

健康教育干预策略是实现健康教育目标的方针、战略,根据影响健康和行为的主要因素,健康干预策略课分为教育策略、环境策略和政策策略。

(1)教育策略:核心是认知和技能,常用健康教育活动有大众传媒活动(如电视节目)、印刷媒介活动(如分发小册子)、人际传播活动(如入户指导)、因地制宜的社区活动(如义诊)、民俗、文体活动(如庙会、赶集)。

(2)环境策略:主要针对影响行为的促成因素,即物质环境、条件。如在某企业职工预防心脑血管病的健康教育中,食堂提供低脂、低盐的食物;在工作场所为职工提供一些锻炼设施等;使目标人群能便捷地采纳健康行为。

(3)政策策略:通过影响资源配置、环境改善,促进健康行为乃至健康。如减免住院分娩费用的政策能够促使孕产妇到医院分娩,从而降低孕产妇的死亡率。

(四)制订实施和评价方案

健康教育策略和活动执行的质量、是否按时完成关系到项目的成败,还需在计划中制订具体的实施方案和效果评价方案,因篇幅有限不做详细介绍。

第二节　健康保险与健康管理

 一、健康保险的定义与分类

（一）健康保险的定义

保险是分摊意外损失、提供经济保障的一种财务安排。健康保险是保险制度在健康领域的应用，是保险的重要组成部分。健康保险是以人的身体健康为保险目标的，对因保险责任范围内的各种疾病或意外伤害所发生的医疗费用或因疾病、意外失能所致的收入损失，以及因为年老、疾病或伤残需要长期护理而提供经济补偿的保险。

（二）健康保险的分类

1.按保险经营主体分类

按保险经营主体不同，健康保险分为社会医疗保险和商业健康保险。

（1）社会医疗保险是国家实施的基本医疗保障制度，以立法形式强制推行，以保障人民的基本医疗服务需求。社会医疗保险以国家和社会作为经营主体，由多方共同筹资形成保险基金，如投保人因疾病或意外等原因发生医疗费用，由该医疗保险基金给予经济上的补偿。

（2）商业健康保险是以商业保险公司或机构作为经营主体，保险基金主要来自投保人支付的保费，投保人和保险公司在双方自愿的基础上，签订保险合同，在保险合同有效期内，如果发生保险合同约定的风险和损失，由保险公司承担经济损失赔偿的责任。本章所述的健康保险主要是指商业健康保险。

2.按补偿条件和方式分类

根据我国2006年出台的《健康保险管理办法》，健康保险分为疾病保险、医疗保险、失能收入保险和护理保险四大类。

（1）疾病保险：是以约定疾病的发生作为给付保险金条件的人身保险。它有以下特点：保险金给付条件只根据疾病诊断结果进行，与治疗行为和医疗费用无关，即确诊即赔；主要产品类型是重大疾病保险（简称重疾险），即当被保险人罹患保险合同规定的程度和条件的重大疾病或疾病状态时直接给予约定的保险金额的保险；通常设有等待期以降低逆选择风险（如带病投保）；保险金额度是确定的。

重大疾病指的是严重的，可能导致死亡或加速提前死亡，直接影响生存、工作和生活能力的特定疾病，它严重威胁生命且往往需要高额的治疗费用，如恶性肿瘤、急性心肌梗死等。重疾险的目的主要是给罹患重疾的保险人给予财务保障，以避免无钱就医或经治疗后家庭生活质量下降及经济窘境等。根据保险期限不同，重疾险分为一年期、定期(如20年/30年/60岁/70岁)和终身重疾险。根据是否独立存在，分为主险形式和附加险形式；根据投保人群性质，分为全体重疾险和个人重疾险；根据被保人属性不同，还可分为少儿重疾险、女性重疾险、男性重疾险；根据责任不同，可分为纯疾病保障型重疾险和疾病与死亡保障结合的重疾险(终身重疾险)。

(2)医疗保险：是以约定医疗行为的发生为条件，为诊疗期间的医疗费用支出给予赔付保险金。它有以下几个特点：①给付条件是医疗行为发生或医疗费用支出为依据；②有多种分类，按保险金给付性质分费用补偿型和定额给付型；按责任范畴分基本型和补充型，补充型是与社会基本医疗保险相衔接的一系列商业医疗保险，是对社会医疗保险费用补偿不足的部分进行二次补偿，有效提升参保人员的医疗保障程度；③风险因素多，经营管理复杂，为控制经营成本，要求医疗费用控制在合理范围内，为降低道德风险，通常设有免赔额、最高限额、共保比例等。

(3)失能收入保险：是以因约定疾病或意外伤害导致工作能力丧失为条件，为被保险人在一定时期内收入减少或中断提供保障的保险。可分为短期失能和长期失能收入保险，两者均能以个体或团体购买。国际上，团体失能收入损失保险更为普遍，由雇主和雇员共同支付保费或政府强制的社会失能收入损失保险。以工作能力丧失和由此导致的收入损失为核心；主要满足失能后的基本生活需求；给付时间可长可短。

(4)护理保险：是以因约定的日常生活能力障碍引发护理需求为条件，为被保险人的护理费用支出提供保障的保险。主要形式是长期护理保险，以50岁以上中老年为主；需制订理赔判别标准表；保险合同中通常承诺可续保性。

二、健康保险的需求与供给

健康保险的需求：受居民的购买力、保险消费意识、医疗费用上涨和人口老龄化影响。

(1)保险产品的购买力是健康保险保费增长的决定性因素，只有经济收入达到一定水平的人才有能力购买健康保险，而且收入的高低决定了健康保险类型的选择。

(2)保险消费意识反映了人们对保险作用的认知情况，保险意识越强，则相关需求越大。

(3)医疗费用上涨在一定程度上刺激了居民对健康保险的需求，2008—2016年我国卫生总费用复合增长率达14%，增长幅度高于居民收入的增长。

（4）人口老龄化意味着老年人口的比例增加，年老者比年轻者购买健康保险的需求更强。

健康保险的供给：近年来我国健康保险市场快速发展，保费收入大幅增长，保险经营主体数量增加迅速，保险产品品种丰富多样且日新月异，在政府基本医疗保障体系建设中发挥了重要作用。截至2019年12月底，中国银行保险监督管理委员会登记备案的保险机构法人达240家，其中跟生命健康直接相关的专业健康险公司7家、寿险公司74家、养老保险公司8家，其余的大部分保险机构也都开展了健康保险业务。同时，登记备案的保险专业中介机构法人达到了2642家。

三、健康管理在健康保险中的应用

（一）健康保险行业中健康管理的定义与分类

在健康保险行业，健康管理是指保险管理和经营机构，在为被保险人提供医疗服务保障和医疗费用补偿的过程中，利用医疗服务资源或与医疗服务提供者的合作，所进行的健康指导和诊疗干预管理等活动目的是控制医疗风险或实现差异化服务。因此，健康保险行业所提供的健康管理服务主要就是健康指导和诊疗干预管理两大类服务内容：

（1）健康指导类主要提供与健康行为相关的健康指导活动，包括健康咨询和健康维护，而与诊疗无关。健康咨询是为客户建立健康档案和提供专业信息服务，并提供个性化健康和诊疗咨询；健康维护是为客户提供健康体检、健康风险评估和健康指导等健康促进服务，实现便捷、及时的疾病预防保险和护理服务。

（2）诊疗干预类主要提供绿色通道式的就诊服务和专家会诊、医护人员上门等全程式诊疗管理服务，并通过诊疗行为引导降低不合理的医疗费用。

（二）健康管理与健康保险的关系

健康保险是经营健康风险的金融服务行业，健康管理兼具了健康服务和风险管控的双重功能，两者是相辅相成、相互促进的关系。

健康管理延伸了健康保险的服务内容，除传统的投保、理赔、保全服务外，还可为客户提供专业性强的医疗、预防保健服务，树立专业性品牌优势；促进了健康保险的可持续发展。通过健康管理服务降低疾病的发生率和理赔率，进而促使保险产品合理定价和控制保险赔付风险；拓宽了保险投资领域。国外许多保险公司关注健康管理领域的投资，促使管理式健康保险的兴起和发展。

健康保险可促进健康管理的资源配置和整合，将组织松散的健康医疗产业进行有效整合协调，为客户提供便捷、高效的全程服务，并通过激励、市场化机制和客户资源促进医疗资源合理配置和支付体系健康发展；成为健康管理的重要市场渠道,借助保险行业现有市场渠道和销售平台降低市场开拓费用;加强健康保险的良好认同度,通过保险经营者支付费用来提供健康管理服务,使健康管理被市场更快地接受和认可。

因此,健康保险与健康管理的融合是市场发展的必然趋势,两者有机融合可以充分发挥双方的优势,促进双方健康、快速发展。目前,两者的合作模式主要有服务完全外包式模式、自行提供服务模式和共同投资模式三种。

第三节　健康管理服务营销

 一、健康管理服务的概念和特征

健康管理服务是服务业的一部分,它是以预防疾病、促进健康为核心的一系列综合性服务。国务院《关于促进健康服务业发展的若干意见》〔国发(2013)40号〕指出:健康服务业是以维护和促进人民群众身心健康为目标,主要包括医疗服务、健康管理与促进、健康保险以及相关服务(内涵:支柱产业),涉及药品、医疗器械、保健用品、保健食品、健身产品等支撑产业(外延:延伸性行业)。综上所述,健康服务涵盖治疗、疗养、卫生、养生保健、养老、休闲、健康教育和咨询等综合服务。

作为服务类产品,健康管理服务具有以下几个特征:

(1)无形性:产品形式以健康信息的采集、分析、评价及健康处方的出具和执行为主,以此达到健康改善的目标,整个服务过程中是无法看到、触摸和直观衡量描述的。

(2)不可分割性:健康管理服务提供者和消费者需要通过面对面、远程电话、邮件等方式进行信息交互,是一段互动的过程。

(3)不稳定性:个性化的健康管理服务往往受服务提供者和接受者的心理与行为变化而波动。

(4)易逝性:根据健康数据的变化,以往的健康处方会失去时效性,需不断更新。

(5)客户满意标准不同:健康管理服务的质量在购买时难以分辨,客户满意标准也随着个人期望值的不同而有所差异。

(6)客户的参与程度:客户全程参与健康服务的过程中,服务过程的每一步都可能会影响客户的总体印象。

 二、健康管理服务消费行为分析与营销

健康管理服务消费行为可以从健康管理的需求特征、消费行为特征和消费者的购买决策过程进行分析。

（1）健康管理需求特征包括需求的被动性，疾病发生之前，依赖推荐和营销；不确定性，因个人疾病健康风险和健康行为变化而变化；差异性，个性化；外部关联性，环境影响和约束；超前性与滞后性，在疾病发生前的提前投资与疾病发生后的干预；重复性，长期、重复的消费，特别是慢性病。

（2）健康管理消费行为特征分为习惯型，服务依赖性、品牌忠诚度；经济型，重视成本投入，对价格敏感；理智型，多方面对比分析，决策过程较长；盲目型，缺乏知识，易被诱导和盲目冲动。

（3）消费者购买决策过程包括了识别需求（健康体检）、搜索信息（健康评估）、备选方案选择（健康干预方案）、选择购买和售后评价五个过程。

根据上述消费特征分析，健康管理服务营销过程可以分成确定目标客户、分析评价需求、选择和利用资源、确定产品价值、促进顾客购买和实现客户价值等步骤。在营销过程中，需要将产品，价格（成本导向/竞争导向/需求导向定价法），渠道（直销、分销代理、网路营销），促销，有形展示，过程和人员（专业性）7个要素进行深入挖掘与组合以发挥最大的作用。

三、健康管理相关产品

健康管理服务的提供方式通常是商品和服务相结合的，很难完全明确地分门别类，一般情况分为健康服务、健康维护产品和健康管理仪器设备。

（1）健康服务主要包括健康咨询服务、健康体检服务、中医药医疗保健服务、体育健身服务、就医绿色通道服务、慢病管理服务、母婴健康管理服务、健康养老服务、健康保险服务、健康旅游服务。

（2）健康维护产品主要包括保健视频、保健用品、健身产品和医疗器械。

（3）健康管理仪器设备包括健康监测设备、健康评估设备、干预设备和智慧医疗平台。

（王思思）

参考文献

[1]曾强,陈垦.老年健康服务与管理[M].北京:人民卫生出版社,2020.

[2]诸葛毅,王小同.失能老年人护理[M].北京:中国协和医科大学出版社,2020.

[3]美国国家运动医学学会运动表现训练指南(第2版)[M].北京:人民邮电出版社,2020.

[4]国家体育总局体育科学研究所.老年人居家科学健身方法指导[M].北京:人民邮电出版社,2020.

[5]美国国家运动医学学会私人教练认证指南(第6版)[M].北京:人民邮电出版社,2019.

[6]黄岩松,李敏.老年健康照护(临床案例版)[M].武汉:华中科技大学出版社,2019.

[7]臧少敏,王友顺.老年营养与膳食保健[M].北京:北京大学出版社,2019.

[8]刘珊,王秀清.老年护理学[M].北京:化学工业出版社,2019.

[9]孙建琴,张美芳.社区老年营养与慢性病管理[M].上海:上海科学技术出版社,2019.

[10]郭清.中国健康服务产业发展报告2017[M].北京:人民卫生出版社,2018.

[11]郑洁皎,桑德春,孙强三.老年康复学[M].北京:人民卫生出版社,2018.

[12]杨奇美.健康与旅游[M].哈尔滨:哈尔滨工业大学出版社,2018.

[13]吴雪萍.老年人日常运动健身指南[M].北京:科学出版社,2018.

[14]张钧,何进胜.运动健康管理[M].上海:复旦出版社,2018.

[15]凌平.休闲体育概论[M].北京:人民体育出版社,2018.

[16]吴雪萍.老年人日常运动健身指南[M].北京:科学出版社,2018.

[17]尤黎明,吴瑛.内科护理学[M].6版.北京:人民卫生出版社.2017.

[18]陈佩杰,王雪强,王琳.老年人常见骨科疾病运动康复指南[M].北京:科学出版社,2017.

[19]梅陈玉婵,林一星,齐铱.老年社会工作[M].2版.上海:格致出版社,2017.

[20]陈佩杰,王雪强,王琳.老年人常见骨科疾病运动康复指南[M].北京:科学出版社,2017.

[21]郭姣.健康管理学[M].北京:人民卫生出版社,2017.

[22]胡昌军,张跃林,刘建国.预防医学[M].北京:科学技术文献出版社,2017.

[23]周金钟,修海燕.传统华佗五禽戏26式[M].北京:人民体育出版社,2016.

[24]孙雪萍,刘岩.临床营养与膳食[M].西安:西安交通大学出版社,2016.

[25]王春萍,李君.预防医学[M].北京:中国医药科技出版社,2016.

[26]李相如.休闲体育概论[M].北京:高等教育出版社,2016.

[27]徐茂锦,徐晓璐.物理诊断学[M].上海:上海科学技术出版社,2016.

[28]励建安,黄晓琳.康复医学[M].北京:人民卫生出版社,2016.

[29]李惠玲,景秀琛.生命周期健康管理[M].上海:上海科学技术出版社,2016.

[30]李明.浦东新区区域卫生信息平台建设指南[M].上海:上海科学技术出版社,2016.

[31]国家体育总局健身气功管理中心.五禽戏七日练——健身气功科普丛书[M].北京:人民体育出版社,2015.

[32]诸葛毅.健康评估[M].杭州:浙江大学出版社,2015.

[33]成爱华,韩梅海.白癜风养生[M].北京:人民军医出版社,2015.

[34]向瑞玺,殷宇岗.告别衰老:自测自比与自疗[M].济南:山东科学技术出版社,2014.

[35]张虎军.健康身体"管"出来[M].北京:北京邮电大学出版社,2014.

[36]秦银河.研究型医院管理学[M].北京:人民军医出版社,2014.

[37]鲍勇.医患关系现状与发展研究:基于信任及相关政策的思考[M].上海:上海交通大学出版社,2014.

[38]严静.高血压及相关疾病防治指南实践指导手册[M].杭州:浙江大学出版社,2014.

[39]李桂,王士才.现代抗衰老方略[M].2版.北京:人民军医出版社,2014.

[40]陈雪萍,李冬梅.社区护理学[M].杭州:浙江大学出版社,2014.

[41]杨国愉.中老年人心理健康与调适[M].重庆:重庆大学出版社,2014.

[42]杨洋.社区常见心理卫生问题[M].成都:四川大学出版社,2014.

[43]高志雄.运动+饮食+按摩自我调养高血压[M].北京:中国纺织出版社,2014.

[44]国家体育总局健身气功管理中心.八段锦七日练——健身气功科普丛书[M].北京:人民体育出版社,2014.

[45]国家体育总局健身气功管理中心.六字诀七日练——健身气功科普丛书[M].北京:人民体育出版社,2014.

[46]张国.新时期中国城市老年人思想政治教育研究[M].北京:中国社会出版社,2013.

[47]蒋雁峰.中国酒文化[M].长沙:中南大学出版社,2013.

[48]鲍勇,吴克明,顾沈兵.家庭健康管理学[M].上海:上海交通大学出版社,2013.

[49]张宏,苏剑斌.体检中心常态化管理手册[M].北京:人民军医出版社,2013.

[50]王陇德,郭清.健康管理师基础知识[M].北京:人民卫生出版社,2013.

[51]张延庆,李俊怡.少数民族传统体育健身系列项目创新[M].北京:中央民族大学出版社,2013.

[52]张锦花.TIP综合干预在RA治疗中的应用研究[D].北京:中国医学院学院,2013.

[53]王陇德,郭清.健康管理师基础知识[M].北京:人民卫生出版社,2013.

[54]包冀强,刑志宏.医务人员卫生法律法规读本[M].石家庄:河北科学技术出版社,2013.

[55]张宏,苏剑斌.体检中心常态化管理手册[M].北京:人民军医出版社,2013.

[56]陆裕财.我在美国讲中老年健康[M].上海:上海交通大学出版社.2013.

[57]老年营养学[M].上海:复旦大学出版社,2012.

[58]周浩礼.改革开放的医学社会学研究[M].武汉:华中科技大学出版社,2012.

[59]孙淑萍.家庭用药安全指南[M].合肥:安徽科学技术出版社,2012.

[60]王培玉.健康管理学[M].北京:北京大学医学出版社,2012.

[61]刘京生.中国健康保险发展研究[M].北京:中国社会科学出版社,2011.

[62]黄敬亨,刑育健.健康教育学[M].5版.上海:复旦大学出版社,2011.

[63]中国医师协会.临床诊疗指南:临床营养科分册[M].北京:人民军医出版社,2011.

[64]吴华,张韧韧.老年社会工作[M].北京:北京大学出版社.2011.

[65]徐莉.疗养与保健[M].北京:人军医出版社,2011.

[66]张立平.中老年健康管理指南[M].北京:人民军医出版社,2011.

[67]李中南.王正雨内科临证精华[M].合肥:安徽科学技术出版社,2011.

[68]樊新民.中国健康长寿老年人的多维视角[M].北京:中国社会出版社.2010.

[69]张向荣.养老护理基本技能[M].北京:中国工人出版社,2009.

[70]卢晓文,陈伟.倡导健康的生活方式[M].北京:人民体育出版社,2009.

[71]肖健,沈德灿.老年心理学[M].北京:中国社会出版社,2009.

[72]耿洪森.抗衰宝典[M].合肥:安徽人民出版社,2009.

[73]张子和.儒门事亲[M].太原:山西科学技术出版社,2009.

[74]许博.睡出你的好身体[M].北京:中国言实出版社,2008.

[75]林樟杰.中华民族文化十六讲[M].上海:上海教育出版社,2008.

[76]李德印.24式太极拳——教与学(新版)[M].北京:人民体育出版社,2008.

[77]刘一平.生活方式、体育运动与健康[M].福州:福建人民出版社,2007.

[78]郭海英.公务员健康指南[M].杭州:浙江科学技术出版社,2006.

[79]于可红,钱宏颖.休闲体育基础理论[M].北京:高等教育出版社,2005.

[80]刘华,郝文亭.体育策略与评价[M].桂林:广西师范大学出版社,2005.

[81]曾尔亢,宋守忠,赵伯仁.延年益寿面面观:老年医学家谈健康长寿[M].北京:中国医药科技出版社,2003.

[82]徐继宁,秦云峰.健康的冲击波[M].北京:中国工人出版社,2002.

[83]匡培根.药物引起的神经精神不良反应[M].北京:人民卫生出版社,2001.

[84]李俊德.名老中医谈养生之道[M].北京:华夏出版社,1996.

[85]曾熙媛.老年护理学[M].北京:中国医药科技出版社,1995.

[86]路步炎,曲晶毅.长寿指南[M].济南:山东科学技术出版社,1982.

[87]中华医学会,中华医学会杂志社,中华医学会全科医学分会,等.常规肺功能检查基层指南(2018年)[J].中华全科医师杂志,2019,18(6):511-518.

[88]张彩平.肺功能检查在慢性阻塞性肺疾病中临床意义[J].养生保健指南,2019,18(34):34-35.

[89]陈旭娇,严静,等.老年综合评估技术应用中国专家共识[J].中华老年医学杂志,2017,36(5):471-473.

[90]老年医学专科医师教育委员会.老年医学专科医师必备的临床知识与技能[J].中华老年医学杂志,2016,35(6):569-571.

[91]中国牙病防治基金会.《中国居民口腔健康行为指南》医护人员手册[J].口腔护理用品工业,2016,26(5):55-61.

[92]中华人民共和国卫生部办公厅.中国居民口腔健康指南[J].中华口腔医学杂志,2010,45(6):325-330.

[93]中国医学科学院北京协和医院,中国社区卫生协会,首都儿科研究所,等.中华人民共和国卫生行业标准:老年人健康管理技术规范:WS/T484-2015[S].

[94]中华人民共和国国家质量监督检验检疫总局.化学品分类和危险性象形图标识通则:GB/T24774-2009[S].